筋膜手法治疗内部功能失调
实践操作

FASCIAL MANIPULATION
FOR INTERNAL DYSFUNCTIONS
PRACTICAL PART

原　　　著　L. STECCO　　A. STECCO
英文版翻译　JULIE ANN DAY
主　　　译　关　玲
译　　　者　关　玲　张梦雪　杨　垒　元香南
　　　　　　李长明　陈星达　孙丛艳

人民卫生出版社
·北　京·

图书在版编目（CIP）数据

　　筋膜手法治疗内部功能失调：实践操作/（意）路易吉·斯德科（Luigi Stecco），（意）安东尼奥·斯德科（Antonio Stecco）原著；关玲主译. —北京：人民卫生出版社，2023.4
　　ISBN 978-7-117-34143-1

　　Ⅰ.①筋… Ⅱ.①路…②安…③关… Ⅲ.①筋膜疾病-诊疗 Ⅳ.①R686.3

　　中国版本图书馆 CIP 数据核字（2022）第 229390 号

　　图字：01-2017-5534 号

筋膜手法治疗内部功能失调：实践操作
Jinmo Shoufa Zhiliao Neibu Gongneng Shitiao：Shijian Caozuo

主　　译：关　玲
出版发行：人民卫生出版社（中继线 010-59780011）
地　　址：北京市朝阳区潘家园南里 19 号
邮　　编：100021
E - mail：pmph @ pmph. com
购书热线：010-59787592　010-59787584　010-65264830
印　　刷：人卫印务（北京）有限公司
经　　销：新华书店
开　　本：889×1194　1/16　印张：18
字　　数：532 千字
版　　次：2023 年 4 月第 1 版
印　　次：2023 年 6 月第 1 次印刷
标准书号：ISBN 978-7-117-34143-1
定　　价：298.00 元

打击盗版举报电话：010-59787491　E - mail：WQ @ pmph. com
质量问题联系电话：010-59787234　E - mail：zhiliang @ pmph. com
数字融合服务电话：4001118166　E - mail：zengzhi @ pmph. com

主译简介

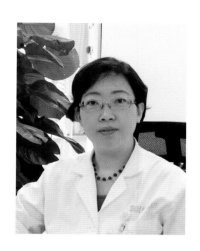

关玲，博士，解放军总医院针灸科主任，主任医师、教授、博士生导师。创办了中国中医药研究促进会非药物疗法分会并担任会长；担任解放军中医药学会针灸专业委员会主任委员。她提倡用现代医学的解剖、生理、病理等知识重新认识针灸，提出了"结构针灸"的学习和应用之路，使针灸在骨科、外科、疼痛领域发挥了更大作用。同时将西方筋膜手法介绍到中国，促进了中医手法的融会贯通。出版专著：《结构针灸刺法经验》《结构针灸解剖基础与刺法精要（周围神经分册）》《针灸基本功》《谢锡亮划经点穴》（DVD）；翻译《解剖列车》第3、4版、《运动筋膜学》《筋膜手法治疗内部功能失调》《筋膜手法治疗骨骼肌肉疼痛》《筋膜手法：实践操作》《触诊大全》。

序　言

几年前，我偶然了解到 Luigi Stecco 的想法，我立刻意识到这是一种理解人体及其功能障碍的新方法。我们通常认为，严重的腰痛可能与便秘有关，体育活动会有助于使排便正常，但到目前为止，这些说法在解剖学和生理学方面都没有很清晰的解释。Luigi Stecco 在这本书中解释了为什么人体肌肉骨骼系统可以影响内脏器官，并介绍了治疗内脏功能障碍的确切方法。传统医学认为，激素、化学物质和神经控制着内脏，其实是忽略了这些系统能够自主移动和运动，只要为它们提供足够的空间就能保证其正常运转。内部筋膜的功能不但包括支撑器官，并为其提供适当的生理空间，使器官与器官之间既保持彼此独立又紧密相连在一起；而且还使得器官与肌肉骨骼系统也联系在一起，这是一项微妙的任务。Luigi Stecco 引入的内部筋膜生物力学模型，首次解释了内部筋膜在内脏器官生理和病理中的作用。Luigi Stecco 非常有远见，他重新考虑了自主神经系统的作用和解剖结构，打破以二元论的方式认识交感神经系统和副交感神经系统，同时强调肠神经系统的作用。筋膜的内部解剖结构，无论在生理学上还是在病理学上，都与自主神经系统的解剖结构连在一起，这样就构建了一个简单、清晰又符合逻辑的概念。

如果 Luigi Stecco 不是一名帮助别人解决健康问题的物理治疗师，那么所有这些概念可能只停留在纯理论层面。从实践角度出发，他觉得有必要出版一本关于实践操作的书籍，与理论书籍配合在一起，可以为处理内部功能障碍提供指导。筋膜手法治疗多种功能障碍非常有效，这是我亲身验证过的。理解这种方法可以让我更好地深入研究并发现不同病理之间的关系，有可能打破人类肌肉骨骼系统与内部器官之间的二元性关系。我现在明白了每个改变可能的原因/后果，这会帮助我建立一套全面且有针对性的治疗方法。在某些情况下，筋膜手法治疗的不是单个肌肉或器官，而是整个人。

我将本书推荐给物理治疗师、整骨医生、医师和所有用手治病的专业人士，因为它有可能解决甚至治愈某些内脏功能障碍。

这是一个至今被传统医学忽略或忽视的领域，筋膜手法治疗学教会了我们如何解读身体的信号，提供了一套阅读和理解它们的方法，并给出了如何更好地解决内脏功能障碍的实践指导。

MARTA IMAMURA 医学博士
圣保罗大学医学院骨科和创伤学系合作医学教授
国际物理康复学会会长
致 Lena，
坚定的妻子和母亲

绪　论

这本书封面上的三幅图片概括了它的基本概念：

- 前躯干壁的图片描绘了器官-筋膜单元的"容器"、脏器系统-筋膜序列和内部整体系统。
- 壁腹膜的解剖图片显示了内脏筋膜的结构及其对牵引力的适应性。
- 该图概述了前-内悬链和3个内部筋膜序列的排列，即内脏、脉管和腺体筋膜序列。

本文介绍了针对内部功能障碍[1]所使用的筋膜操作手法，尤其是与自主神经系统相互作用的方法。

例如，在传统医学中，治疗胃食管反流要用抗酸药，而其实筋膜手法治疗可以通过作用于胸壁或腰壁来恢复贲门的运动。如果筋膜"容器"是刚性的，那么张力就转移到横膈膜上，横膈膜会插入肋骨周围的所有区域。当食管通过横膈膜时，食管本身也通过自身筋膜插入了横膈膜，与之成为一体。对牵拉敏感的壁内自主神经网络调节着贲门的蠕动，如果膈肌的张力和食管筋膜的张力不平衡，那么就会改变贲门蠕动，从而影响贲门闭合的时间。

使用筋膜手法治疗，治疗师要在躯干壁上寻找干扰内部运动的点。如果没有指南，那么找到这些点会非常困难。这本实用手册可以指导读者，如何在受到干扰的一个节段中，或者在整个脏器系统发生功能障碍时，或在特定整体系统受到干扰的情况下，找到这些点。

对于内脏器官疾病并局限于躯干某一个节段的功能障碍，建议对躯干壁张量上的一些点进行操作。这是以张力结构的工程原理为基础的。

对于脏器系统的功能障碍，治疗师会沿着躯干悬链和四肢张量操作。躯干内有六种脏器系统：呼吸系统、消化系统、循环系统、泌尿系统、内分泌系统和造血系统。颅腔中有三种脏器系统：感光器系统、机械感受器系统和化学感受器系统。

对于整体系统功能障碍，本书提出三种不同的手法：

- 针对较软的结缔组织的松解手法，用以治疗淋巴系统功能障碍。
- 刺激更强一些的"提捏"手法，应用于皮下组织，有助于松解脂肪系统支持带。
- 针对深筋膜的操作手法，可使周围神经从紧绷的胶原纤维粘连中释放出来。

我们的身体会根据某种需要来构造结构，通过适当的引导，整个身体可以重复某些构造。

为了在肌肉骨骼系统中找到这些镜面反应点，我们放弃了单一肌肉的概念，而提出了具有定向作用的肌筋膜单元的概念。

现在，我们已经放弃研究单个器官内部功能障碍的想法，而是研究具有特定功能的器官-筋膜单元。

通过肌肉骨骼系统，我们将肌梭活动与筋膜联系起来。筋膜通过对张力的感知和反应参与协调周围运动。

利用器官-筋膜单元，我们将自主神经节的活动与内脏筋膜联系起来。事实上，壁内神经节和壁外神经节对食物、血液和激素通过时引起的牵拉很敏感。

如果将肌梭插入弹性筋膜框架内，使其能够收缩或拉伸，那么肌梭的功能就完美了。

类似地，要保证器官-筋膜单元和脏器系统的蠕动正常运行，嵌入和插入筋膜具备的张力至少要能感知各种内容物的通过。

然而，整体系统不能通过牵拉工作，因为它们

---

[1] 求诊于内科专家的内部功能障碍患者中有40%以上有胃肠功能紊乱，其中功能性障碍占一半。这些患者的肠道功能很差，但没人能解释为何如此，因为没有明显的器质性病变。（Ghershon M.D.，2003）

与浅筋膜相连。它们通过自主神经的传入、传出纤维与椎旁神经节相联系。

筋膜手法治疗使用的点与治疗肌肉骨骼功能障碍的操作使用的点相同。这些点与针灸穴位一致。

几乎所有的针灸穴位都标明了其对肌肉骨骼和内部功能障碍起作用。接下来出现的问题是"区别在哪里？"

针灸和筋膜手法治疗的区别在于刺激穴位的方式以及所用穴位的组合。

筋膜手法治疗使用不同手法来刺激穴位或小区域，其理论基础是筋膜是我们身体中唯一柔韧和可塑的组织。

筋膜与肌肉骨骼系统内的肌梭相互作用，并且还与内部器官的神经元网络相互作用。筋膜只有在具有弹性、流动性并且有适当基础空间结构的条件下，才能正常发挥作用。

每处筋膜都是根据其所执行的功能构造的。四肢的肌筋膜是根据肌筋膜序列和螺旋链的逻辑构造的。

躯干肌筋膜不仅在运动功能中起作用，它也是内脏的容器。后一个功能是非自主的，也与内脏张力的相互作用。因此，躯干前方筋膜的致密化有时会导致肌肉骨骼功能紊乱，但更常见的是，它会导致内部功能紊乱。

在肌肉骨骼功能障碍的情况下，会有明显的局部症状，这可以引导我们找到需要治疗的部位。然而，要找到内脏功能失调的起源，就需要精确的治疗指南。

虽然运动检查可以为肌肉骨骼系统功能障碍提供一些指引，但对于内脏器官功能障碍，只有触诊检查才能确定需要治疗的部位。

在针灸中，前躯干壁的左侧有 64 个穴位，右侧有 64 个穴位。对所有 128 个穴位进行触诊检查需要花费大量时间。因此，在筋膜手法治疗中，躯干分为 3 个部分（胸部、腰部和骨盆），并且在每个部分中，已经确定了区别于其他点的关键点。

本书与针灸参照有两个原因：
- 说明我们所选择的治疗点疗效确切，这已经在数千年的临床上得到了证实。
- 从解剖学和生理学的角度解读源自道家哲学的传统中医药的价值。

本书中，术语"脏器系统"和"整体系统"与英语文本中的定义有些不同，其含义如下：
- 脏器系统：执行单一功能的一组器官，例如消化系统。
- 整体系统：由椎旁和椎前神经节支配，与浅筋膜和皮肤相连的复杂结构。

此外，在英语文献中，"交感"一词被用作"正交感"的同义词，而在意大利解剖学家 Giulio Chiarugi 的论文中，"交感"一词是"自主神经系统"的同义词。

在本书中，"自主神经系统"一词将用于表示"自主神经系统"；有时，"交感神经"一词会与英语含义一样，即"正交感神经"的同义词，该词包含所有腹膜后神经丛以及椎旁和椎前神经节。本书对自主神经系统设定了新解释，"正交感神经"一词仅用于表示由中枢神经系统产生、对脉管序列有兴奋作用的神经冲动。

目　　录

第三部分　整体系统的治疗

基 本 原 理

要了解筋膜手法是怎样治疗肌肉骨骼和内脏功能紊乱的,先要研究外层筋膜及内脏器官的微观和宏观结构(图1)。

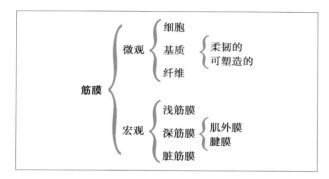

图1　筋膜的组织学和解剖学组成

从微观角度看,所有筋膜都由细胞、纤维和基质(结缔组织的细胞外基质)构成。筋膜的微观研究有助于我们了解筋膜手法的作用部位和作用机制。筋膜手法主要作用于基质,当承受足够大的压力时,基质就会表现出柔韧易变形、有延展性、可耐受应力以及可改变等特点(图2~图5)。

从宏观角度看,筋膜可分为三种类型:浅筋膜(皮下层)、深筋膜(肌肉的)和内脏筋膜(内脏、脉管和腺体的)。对筋膜进行宏观研究有助于了解筋膜在肌肉神经(肌梭)和自主神经(神经节)的活动中是如何参与的。

筋膜的微观结构

随意肌和不随意肌的微观筋膜结构直接与肌纤维相接。对于随意肌,这些结构被称为肌内膜和肌束膜。对于不随意肌或者平滑肌,它们有许多名称,如:支持性结缔组织、包膜、浆膜、脏腹膜、脏胸膜以及脉管外膜、鞘、囊等。

肌筋膜和脏筋膜很薄,所以它们经常被错认为疏松结缔组织,但它们的作用不仅仅是保证肌纤维之间可以相互滑动,还与神经系统相关。

肌内膜、肌束膜可与肌梭、高尔基腱器官发生相互作用,而内脏胶原骨架可与自主神经或肠壁内神经网络(enteric intramural neuronal network,在本书中,肠神经意译为壁神经,或肠壁神经)发生相互作用。

随意肌的肌内膜要与肌梭发生相互作用[2],可以通过适应梭内肌纤维的延展,或者通过牵拉激活肌梭。

对不随意肌而言,食物或血液通过时对封套筋膜产生的牵拉,可以激活神经网络,沿同一筋膜扩散的压电效应也可以激活壁外神经节。

因为筋膜是由适应性强的弹性纤维和不可拉伸的胶原纤维组成,所以它是唯一一个拥有如此复杂功能的组织。筋膜内纤维只有处于正常的基质(如不太致密)中时,才能伸缩。因此,我们用筋膜"致密化"来描述筋膜的适应性变化。

---

[2] 如果肌梭与发生致密化的筋膜相关联,则其持续处于受牵拉状态,导致基础张力持续增高。这可以解释为什么有研究发现扳机点周边的乙酰胆碱增多。(Stecco A., 2013)

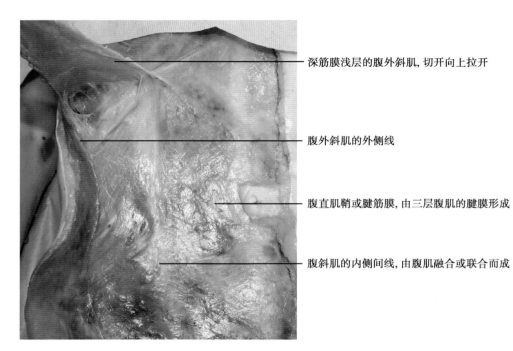

深筋膜浅层的腹外斜肌,切开向上拉开

腹外斜肌的外侧线

腹直肌鞘或腱筋膜,由三层腹肌的腱膜形成

腹斜肌的内侧间线,由腹肌融合或联合而成

图 2　右侧腹外斜肌,切开并拉开

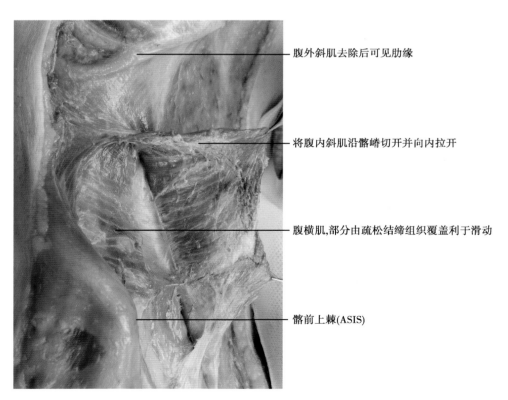

腹外斜肌去除后可见肋缘

将腹内斜肌沿髂嵴切开并向内拉开

腹横肌,部分由疏松结缔组织覆盖利于滑动

髂前上棘(ASIS)

图 3　腹内斜肌,切开向外拉开

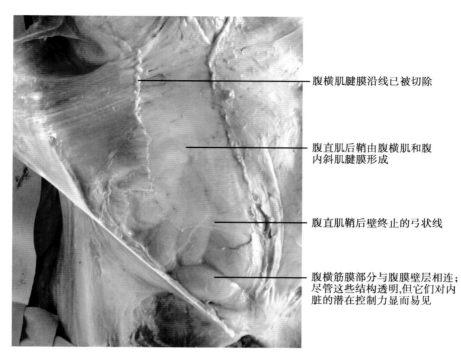

腹横肌腱膜沿线已被切除

腹直肌后鞘由腹横肌和腹内斜肌腱膜形成

腹直肌鞘后壁终止的弓状线

腹横筋膜部分与腹膜壁层相连；尽管这些结构透明，但它们对内脏的潜在控制力显而易见

图 4　去除腹直肌后可以看到腹横筋膜及腹横肌的筋膜

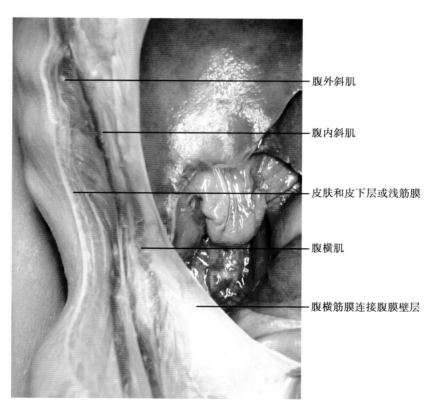

腹外斜肌

腹内斜肌

皮肤和皮下层或浅筋膜

腹横肌

腹横筋膜连接腹膜壁层

图 5　右侧腹壁被完全切开暴露肌筋膜层

为了确切了解筋膜发生变化的类型,我们将讨论它的微观结构。

所有筋膜中都有固定细胞和流动细胞。成纤维细胞是筋膜特有的固定细胞。它们分泌的弹性蛋白和原胶原分子聚集形成胶原纤维。胶原纤维排列方向顺着机械应力的方向,包括:

- 纤维受矢状面上应力或牵拉的作用而纵向排列。
- 纤维受侧向应力的作用而横向排列。
- 纤维受斜向应力或牵拉的作用而螺旋排列。

只有当基质处于流动状态(溶胶)时,胶原纤维才能沿不同方向排列(图6)。透明质酸的成分是决定基质黏度的首要因素,而透明质酸是变得更致密还是更疏松,取决于它承受了什么样的应力。

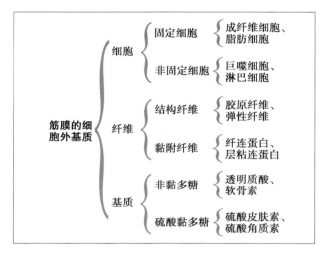

图6　筋膜的组织化学成分

导致基质致密化的原因主要包括劳损、创伤、寒冷和各种类型的代谢综合征(图7)。

肢体的劳损会导致代谢产物堆积于肌筋膜中,

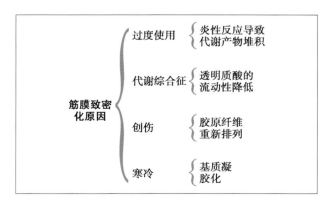

图7　筋膜致密化的原因

这会进一步导致透明质酸逐渐变得致密化[3]。反复或长时间暴露于低温环境也会影响基质的更新速率。

如果成纤维细胞长时间浸在致密的基质中,就容易产生排列异常的胶原纤维,最终会导致筋膜纤维化。

筋膜致密化是由于透明质酸由流态变为凝胶态,而筋膜手法产生的摩擦力可以通过升高局部温度来逆转这个过程。在治疗师进行手法操作时,经常会感觉局部组织的滑动性在一瞬间改善了[4]。

当筋膜致密化成为常态时,这种胶原纤维的异常排列状态可以用纤维化[5]这个术语来描述。随着纤维化的进展,手法必须更加用力,以产生热量和局部炎症来消除多余的纤维,重塑新的胶原纤维。

在创伤和外科手术后,脏筋膜会出现纤维化修复过程和粘连现象。

一般来说,脏筋膜弹性的变化是对腹壁嵌入筋膜的代偿。这种情况下,筋膜手法可以通过恢复腹壁筋膜的弹性,来改善脏筋膜之间的张力平衡。

在开始研究躯干筋膜的宏观结构之前,我们先讨论一下腹壁的微观图像(图8)。

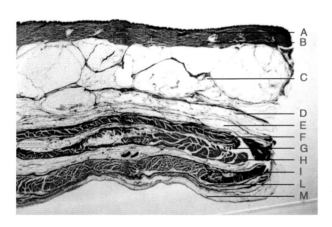

图8　腹壁切片的组织学标本

---

[3] 研究深筋膜层间的疏松结缔组织,尤其强调了透明质酸的组织学分布。如果透明质酸呈现致密的结构,或者更广义地说,如果筋膜内的疏松结缔组织变得致密,整个深筋膜及其下肌肉的功能都将受到影响。这可能是"筋膜痛"这种常见现象发生的原因。(Stecco C. 2011)

[4] 对结缔组织进行手法治疗,可以使温度升高,让保证筋膜滑动的基质从凝胶态变为液态。当温度持续增高时,可以发现透明质酸的性质突然发生改变。(Matteini P et al. 2009)

[5] 成纤维细胞产生并降解细胞外基质蛋白,间接影响其致密性。随着基质弹性的改变,成纤维细胞也可能转变成肌纤维母细胞。这些改变可能改变结缔组织的黏性。(Grinnell F. 2008)

在横切面上,上皮层(A)位于真皮层(B)的正上方。

最厚的一层由垂直排布的脂肪组织构成,其间由被称为浅层皮肤支持带(C)的间隔分隔开。这些支持带连接着真正的浅筋膜层或中间层(D)。

皮下组织这层膜的下方是一层可起润滑作用的疏松结缔组织(E),此处的支持带被称为深层皮肤支持带,呈斜行排列。深筋膜的浅层包绕腹外斜肌(F),由一薄层疏松结缔组织(G)将该肌肉与位于下方的腹内斜肌分开。另一层疏松结缔组织将腹内斜肌(H)与腹横肌分隔开。深筋膜的深层包绕腹横肌(I),使其与下方的腹横筋膜(L)分离开。需注意不要将腹横筋膜与腹横肌的筋膜混淆。

另有一薄层疏松结缔组织将腹横筋膜与腹膜壁层(M)或嵌入的浆筋膜分隔开。

这张微观图像清楚地解释了构成内脏器官包腔的肌肉层之间的滑利性非常重要。

筋膜的宏观结构

从解剖学角度可以将筋膜分为三种功能类型:
- 浅筋膜:它是两个皮肤支持带之间的膜层,不过这一术语常被用来描述整个皮下组织层。
- 深筋膜:包括肌外膜、肌内膜及其他与肌肉骨骼整体系统相关的胶原结构。
- 脏筋膜:它实际上由 3 个筋膜序列组成。

接下来将详细介绍这三类筋膜。

浅筋膜遍布全身,由三层结构构成(图 9):

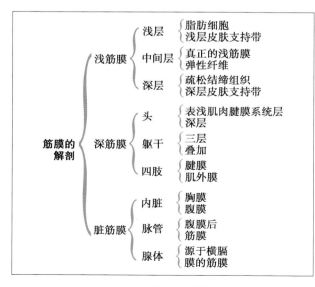

图 9　筋膜的宏观结构

- 外层由位于浅层皮肤支持带内的脂肪小叶组成,浅层皮肤支持带由几乎呈垂直排列的胶原间隔组成[6]。
- 中间层形成了真正的浅筋膜,因为它由水平排布的结缔组织构成。
- 深层由脂肪小叶组成,其厚度因个体体重指数(BMI)的不同而有差异。这些小叶处于深层皮肤支持带内,深层皮肤支持带中有明显斜向排列的胶原间隔。由于深层结构较疏松,浅筋膜与深筋膜之间的滑动性更大。浅筋膜的结构在头部、躯干和四肢存在一定差异。

深层肌筋膜在头部(只存在于咀嚼肌)、躯干(有三层结构)和四肢(腱膜和肌外膜)所呈现的结构不同。

深筋膜不仅能包绕肌肉,也能穿过肌间隔与骨骼相接,它可以形成骨膜的外膜,而外膜又进一步附着在关节囊和许多骨间韧带上。

血管鞘和神经鞘也与深筋膜相连,这些鞘由多层膜样结构构成。在这些鞘内,血管和神经以伸缩的方式滑动。

从宏观上看,脏筋膜包括以下部分:
- 胸膜和腹膜,它们共同形成内脏筋膜序列(见第二部分)。
- 血管鞘和肾脏包膜,位于腹膜后,它们共同形成脉管序列。
- 还有一类筋膜从颅骨到甲状腺、胸腺、心包膜、膈中心腱、肝包膜和肾上腺包膜,止于腹横筋膜,它们共同形成腺序列。
- 脑膜(硬脑膜和软脑膜)。

筋膜的生理功能

从生理学的角度,这三种筋膜有不同的功能。

虽然浅筋膜看起来只由脂肪组织构成,但它实际上容纳了大约 80% 的周围自主神经。这类神经支配起源于椎旁神经节,通过周围神经延伸至四周。当脊髓严重损伤,如在截瘫的情况下,皮肤感觉缺失但自主神经支配仍然存在。自主神经支配会继续调节血液和淋巴液流向下肢,进而流向脂肪组织。有时,截瘫患者不会立刻感受到浅筋膜的刺激,然而短时间后,他们会感受到深度、弥漫性的疼

---

[6] 浅层脂肪组织位于垂直排列的格网中,主要由相对小的脂肪小叶组成,而深层的脂肪组织并不像浅层那样结构鲜明,主要由相对较大的脂肪小叶组成。(Kelley D. 2000)

痛。这个现象说明自主神经的传入能传导一些疼痛冲动。

为了突出单个肌肉，深筋膜通常会被从解剖图上剔除。这类似于去除车身和传动轴——发动机将不再具备移动车的能力。肌肉骨骼系统有三种类型的运动组织，它们在不同时期演变转化，管理节段性运动的肌筋膜单元可演变为调节身体姿势的肌筋膜序列（图10），最后演变为组织复杂运动的肌筋膜螺旋线。

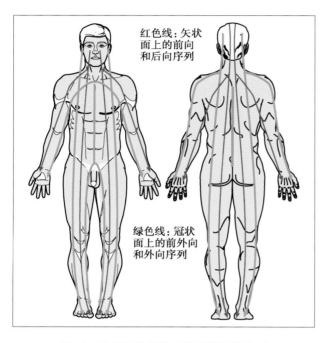

图10　控制姿势保持正位的肌筋膜序列

肌筋膜序列从头部延伸到躯干和四肢。头部是3个方向的感知中心。

在四足动物中，4个肢体的肌筋膜序列意义相当。人类的特殊性在于其下肢肌筋膜序列与躯干肌筋膜序列具有完整的连续性。因为躯干和下肢肌肉必须同步才能保持直立姿势，不仅保持静态姿势必须如此，要完成矢状面、冠状面和水平面上的运动也必须如此。

上肢的肌筋膜序列与躯干的肌筋膜序列之间同步略少，因为上肢主要进行复杂的开链运动。

肌筋膜螺旋线从手和脚开始，因为近端肌肉必须与四肢运动相适应，才能动作协调（图11）。浅筋膜与腕踝韧带、手掌、足底的深筋膜相连接，这种连接有助于调节从四肢向上和沿螺旋线方向的运动传递。与木偶的牵线相似，筋膜内胶原纤维呈螺旋状排列，它们根据远端肌肉的运动调整近端肌肉

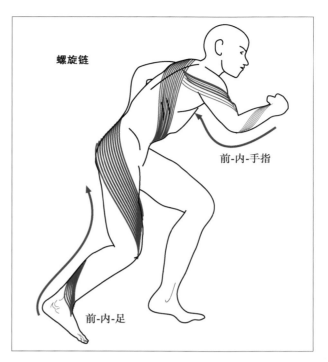

图11　复杂运动所包括的肌筋膜螺旋序列

的收缩。螺旋排列的胶原纤维对肌梭产生的牵拉，将有助于协调复杂运动。

因此，螺旋运动从脚和手开始，并由在腱筋膜内螺旋排列的胶原纤维调节。肌外筋膜通过关节周围韧带与下方的肌肉相连接。例如，前-内-足螺旋线始于足部伸肌韧带，足部的某些肌肉也起源于此，这条螺旋线向上延伸到后-外-踝，转而进入前-内-膝，髌韧带在此处连接股四头肌的股外侧肌肌纤维。这条螺旋线在大腿后方上升至后-外-髋，臀大肌肌纤维在此处替代腱膜纤维。接着，臀大肌嵌插入由对侧背阔肌延续而来的胸腰筋膜[7]。呈螺旋排列的躯干腱筋膜使串联排列的躯干浅层肌纤维之间保持连续性。

因此，筋膜内胶原纤维的牵拉能激活特定受体，从而使定向编码信息向大脑传输。机械感受器在全身都一样，只有他们能与胶原纤维发生紧密接触，从而引导神经冲动的方向（图12）。

脏筋膜像其他筋膜一样，有多种锚定点、有固定的尺寸、在一定参数范围内有弹性。它们的锚定点，或叫作嵌入系膜，可以被拉伸而不发生位移。

---

[7] 髋关节及骨盆在解剖结构上与胸腰筋膜相联为一个整体。这种结构使力学负荷可以在脊柱与下肢之间有效传递。特定的肌电图研究表明，臀大肌与对侧背阔肌在功能上是耦合关系，尤其在躯干旋转过程中最为明显。（Vleeming A.et al.1995）

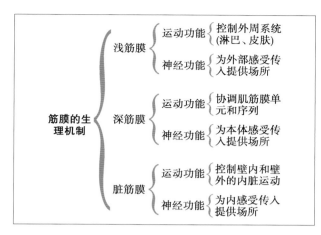

图 12　三种筋膜的生理机制

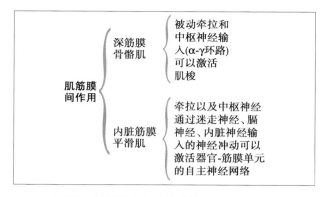

图 13　骨骼肌和内脏肌肉收缩的生理机制

固定的尺寸这一特点可以确保当周围器官的体积明显改变(如在炎症期间的改变)时,筋膜可传递疼痛的感觉。有一定弹性范围让脏筋膜可以随着器官的生理运动拉长和缩短,同时激活相应的神经元网络。脏筋膜通过这种方式影响内脏器官的运动。消化道、腺管和血管均被平滑肌包绕,平滑肌收缩受肌内神经网络支配。由于脏筋膜有固定尺寸且嵌入腹壁,所以拉伸这些筋膜可以激活神经网络。

骨骼肌和平滑肌的生理功能

接下来我们将讨论深筋膜怎样调节肌筋膜单元(骨骼肌)中的运动单元,以及与平滑肌相关的脏筋膜的生理机制。

在医学文献中,随意肌(骨骼肌)和内脏器官的非随意肌(平滑肌)被认为受中枢神经系统的神经冲动支配。对于随意肌,中枢神经冲动发挥主要调节作用,肌梭之间的相互作用以及肌肉的筋膜结构自身所存在的弹性也能起到一定调节作用(图13)。

中枢神经冲动对平滑肌或不随意肌的影响是微弱的。当肠神经网络受到内脏、脉管和腺管的筋膜结构牵拉时,平滑肌会被激活。从丘脑发出,经迷走神经、膈神经和内脏神经传递的信息,在外环境的作用下,可以调节内环境使其稳定。

在肌肉骨骼系统中,骨骼肌纤维被归入肌筋膜单元。

在内脏器官中,平滑肌纤维被归入器官筋膜单元。

这两种情况均是筋膜在管理着肌梭和肠神经元在何时何处被激活。

如果筋膜可以影响到随意肌的收缩以及平滑肌的激活,那么筋膜改变了,肌肉骨骼运动和内脏运动的协调性也会随之改变。

过劳以及物理、化学、热创伤能改变外部肌肉的筋膜。这一变化包括基质(特别是透明质酸成分)从流态(溶胶)到凝胶(致密化)的过程。

因此,深筋膜适应性降低会造成肌筋膜单元或肌筋膜序列内运动单元之间的不协调,进而导致关节活动异常,引发关节周围的受体受到非生理性牵拉,于是,这些受体就成了疼痛感受器(图14)。

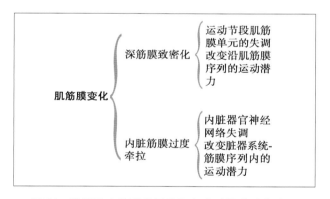

图 14　筋膜致密化引发骨骼肌和内脏器官功能障碍

脏筋膜不会过劳,因为他们基本不受神经支配。此外,脏筋膜不会受到物理损伤和热损伤,因为它们与腹壁分离,并保持恒定温度。

唯一可以让脏筋膜发生改变的是过度牵拉或非生理性牵拉。这种非正常的牵拉一般在两种情况下发生:

1)脏器或脉管的炎症导致脏筋膜突然扩张,进而引起深部的、定义不清的疼痛,这是由特定的、非自主传入神经传入的。

2)粘连引起的持续牵拉会改变内脏或脉管的内腔,从而干扰其正常蠕动。这种牵拉非常弱,不能激活疼痛感受器,所以不会引起疼痛。因此,它通常带来隐性变化,不会使躯干壁(张力结构)产生不适感。随着时间的推移,这种变化会导致沿脏筋膜序列发生自我代偿,从而影响整个脏器运动(比如,沿脏器系统-筋膜序列发生变化)。

对角链的生理功能

协调中心(CC,以下简称 CC)是单向矢量的中心,可以对单个肌筋膜单元或在本方向序列内进行干预。

融合中心(CF,以下简称 CF)是集中于小区域的多种力量的合力,在这个区域中有几个筋膜相互附着。因此,CF 点能够调节多个方向的序列,也具备其他功能。

如果左侧的 CF 点后-外胸、腰、骨盆(图 15)与同侧 CF 点前-外-胸、腰、骨盆协同工作,躯干就会在冠状面弯曲。

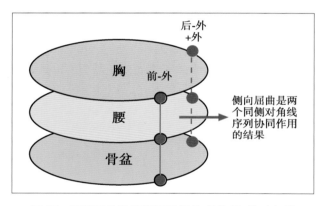

图 15 冠状面的运动需要同侧前-外和后-外对角线序列的协同作用

对侧前-外和后-外线(拮抗)可以控制躯干回到最初的直立位。

如果只激活右侧沿对角线的 CF 点前-外-胸、腰、骨盆,那么躯干就会进行前-外运动(图 16),左侧(拮抗)的 CF 点后-外-胸、腰、骨盆则可以控制躯干回到起始位置。

现在我们来讨论 CF 点在螺旋链中的作用。例如,如果一个人系着安全带(左侧驾驶),那就是 CF 点右侧前-外、前-内胸与对侧 CF 点前-外、前-内骨盆在共同起作用(图 17)。躯干螺旋链前-外和前-内协同作用可以引起内旋,螺旋链后-外和后-内协同作用可以引起外旋。

当连接右侧前胸与左侧前骨盆区域的螺旋链缩短时,连接左侧后骨盆与右后肩的螺旋线将延

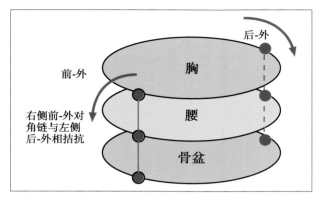

图 16 躯干在前、外之间的中间方向运动,并向相反方向返回

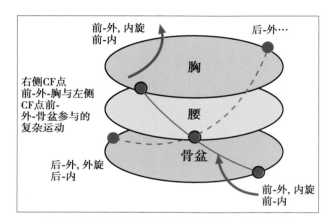

图 17 沿螺旋链的融合中心与复杂运动的关系

长。在这种情况下,腰部区域就成了保障这些反向运动正常进行的支点。4 个胸部 CF 点(左、右前-外-胸和左、右后-外-胸)之间的协同作用可以使胸腔向侧向转(图 18)。沿前-外和后-外对角链(或悬链)的所有前、后 CF 点的协同作用能确保整个躯干腔在侧转时保持一致性。CF 点前-内和后-内(前向-后向)也是同样的情况。

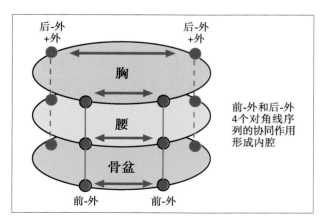

图 18 躯干 4 个对角线序列协同作用在侧向维持了体腔的正常状态

自主神经系统的微观结构

本书第一部分和第二部分所述的筋膜操作手法作用于腹壁（躯干壁），可以恢复自主神经系统微小神经节的常规功能。壁内神经元网络形成旁交感神经系统[8]。构成这个系统的神经元数量与中枢神经系统一样多，它是内脏、脉管和腺体的真正发动机。组成 Meissner 和 Auerbach 神经丛的神经网络（图 19），经常与壁内神经节[9]相混淆。封套筋膜中的壁内神经节是自主神经元的神经丛，它控制着各器官-筋膜单元的运动。

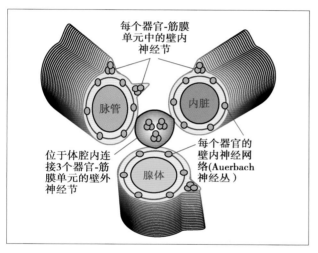

图 19　与每个器官-筋膜单元平行，并且与一个节段中各器官-筋膜单元平行的微小神经节

壁内神经节与每个器官-筋膜单元平行排列，它们在器官-筋膜单元内部。在筋膜内也有单元间微小的壁外神经节（图 19），它们将各体腔（胸腔、腰腔和骨盆腔）中的各器官-筋膜单元连接在一起。

总之，自主神经系统的微观组成是：
- 壁内神经网络：由通过 Meissner 和 Auerbach 神经丛相互连接的神经元组成。
- 壁内肠神经节：由各器官-筋膜单元的封套筋膜内的神经丛构成（单元内）。

- 壁外神经节：位于各体节中连接 3 个器官-筋膜单元的筋膜中（单元间）。

壁内神经网络受牵拉时通过压电效应传递神经冲动，即将牵拉的机械能转化为电荷以激活平滑肌。

每一个器官-筋膜单元的微小神经元都是自主神经元的神经丛，它们能吸收能量，就像充电电池一样。它们可以根据其结构和它们所在器官-筋膜单元的运动需要而释放能量。

因此，内脏器官的生理功能被自主神经系统调节。

我们注意到，在治疗自主神经紊乱患者的过程中，对躯干壁张力进行调节，可以使与内脏运动相关的功能障碍得到良好改善，但全身性功能障碍如过敏或皮炎却没有改善。

内脏运动障碍与内脏有关[10]，因为器官壁含有对牵拉敏感的神经节（壁内神经节）。但是，如果躯干壁坚硬而不能适应其内容物体积的变化，那么器官壁的伸展就会受阻，壁内神经节的激活也会受到阻碍。实际上，壁内神经节要能被牵拉，它们所嵌入的筋膜必须自身可延伸并且有足够可供延伸的空间。

自主神经系统的宏观结构

一旦我们意识到壁肠神经节的重要意义，我们就有理由认为自主神经系统的分类与传统解剖学和生理学不同。

本章针对 Guyton 的《人体生理学》（1980）讨论，它指出："自主神经系统由两个截然不同的部分组成：交感神经和副交感神经。这么分的原因如下：首先，两者神经纤维的解剖分布不同；其次，两者对器官产生的作用通常互相拮抗；再次，两者神经末梢分泌的物质不同"（图 20）。

然而，对于把自主神经系统分为交感神经和副交感神经的观点，很多科学家提出质疑。从解剖学角度看，两者在轴突长度方面的区别不被认可[11]。因

[8] 旁交感神经网络系统包括延展复杂的丛状纤维，在节点上有微小神经节，包含于脏器壁内（心脏、肠、胃、食管、膀胱、子宫）。在很多（也可能全部）腺体的间质结缔组织中也发现含有少量细胞的其他神经节。旁交感神经系统的神经元直接与包含它们的组织相接触。这些小腺体与交感和副交感神经纤维相连。（Chiarugi G.1975）

[9] 内脏内有无数非常微小的终末腺体。最小的腺体代表神经丛的一部分，它在每个器官中延伸并位于囊（腺体外）或器官内部（腺体内）。（Helmut L.1987）

[10] 毫无疑问，胃有识别自身内容物的能力，并可相应作出反应，这可以解释如何在引入 H_2 受体拮抗剂前，外科医生能够通过切断迷走神经治疗胃溃疡而不产生副作用。（Ghershon M.D. 2003）

[11] 不幸的是，大多数人仍将自主神经系统分为两部分：Langley 应用的方法是骶尾部分定义为副交感神经，胸腰部分的连接定义为交感神经。根据 Langley 的方法，交感与副交感神经系统的基础功能差异仅仅在于节前神经的起源。（Ghershon M.D. 2003）

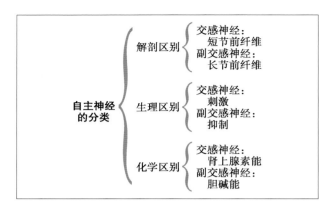

图20　在传统医学中区分交感神经与副交感神经的关键因素

为迷走神经有很多分支能直接连接到内脏壁,还有一些内脏神经能直接连接到血管壁和肾脏[12]。此外,交感神经系统的神经和神经节(内脏神经和所有的椎旁和椎前神经节)的数量及比例与副交感神经不同,实际上可以认为副交感神经仅归属于迷走神经[13]。

从生理学角度看,根据两者的拮抗作用来区分它们不是非常严谨,它们对汗腺[14]和对血管[15]的神经支配就不符合拮抗原则。Bortolami(2004)指出,没有充分的理由可以证明自主神经系统的两部分相互拮抗。其实,抑制和兴奋冲动在两个系统中的传递是没有区别的。

从化学角度看,根据胆碱能和肾上腺素能神经递质的不同来区分两者,也不是无懈可击。节前神经元的交感神经和副交感神经系统都分泌胆碱能神经递质,只有椎前及椎旁神经节的节后神经元分泌两种不同的神经递质[16]。此外,交感神经和副交感神经的神经元和神经节的组织结构相同[17,18]。

传统意义上,椎旁神经节和椎前神经节被定义为交感神经节[19]。

然而,这个定义与它们的结构和功能无关。事实上:

- 椎旁神经节传递肾上腺素(交感神经)和胆碱(副交感神经)的冲动到浅筋膜。
- 椎前神经节接受迷走神经、膈神经和内脏神经的神经纤维[20](图21)。
- 许多支配内脏、脉管和腺体的轴突起源于椎前神经节[21]。不同的神经递质,如肾上腺素、乙酰胆碱和5-羟色胺只出现在椎前神经节后。

因此,这些宏观神经节并不是交感神经节。它们更像是"微型大脑",与位于浅筋膜的外部系统协同调控内部器官的功能。

例如,体温调节不仅调节外周血管的扩张和收缩,它也可将血液从身体的中央传到外周,反之亦然。不同器官之间的协同作用由椎前神经节控制。有个事实可以支持这个假说,那就是只有恒温动物的椎前神经节发育完善,低等脊索动物没有椎前神经节。

我们有必要重新考虑中枢神经系统的作用。例如,迷走神经终止于内脏壁,但也发出分支到椎前神经节。同时内脏神经总是终止于两个主要分支:一个是椎前神经节,另一个是血管壁[22](图21)。

支配内脏和血管壁的神经分支根据感觉器官感知的信息改变内脏运动。相反,支配神经节的神经分支根据内部和外部系统的需求调节器官功能。

因此,有三种类型的自主神经冲动作用于内脏(图22):

---

[12] 内脏神经通过椎旁神经节而不发出突触连接;一些纤维与椎前神经节形成突触连接,而其他则与腹壁直接相连(Benninghoff A., Goettler K.1986)。在胸腔,较大的内脏神经发出细小分支支配主动脉、奇静脉及胸廓。(Chiarugi G.1975)

[13] 迷走神经占所有副交感神经的90%。(Guyton A.C.1980)

[14] 事实上,从解剖学角度可认为支配汗腺的是交感神经,生理学上则认为是副交感神经。(Guyton A.C.1980)

[15] 可能交感神经系统最重要的功能是控制全身的血管系统。它会引起大多数血管收缩,但也会引起一些血管扩张,如冠状动脉。(Chiarugi G.1975)

[16] 去甲肾上腺素,是自然产生的儿茶酚胺类,一种神经激素,由肾上腺素能后神经释放,也由肾上腺髓质因内脏受刺激而释放,并储存于嗜铬颗粒中。乙酰胆碱是胆碱能激动剂,作为自主神经效应细胞的自主神经递质,由自主神经系统的节前神经突触副交感神经支配。(Stedman's Medical Dictionary,1995)

[17] 在周围神经丛,交感神经和副交感神经纤维在解剖学上无法区分。(Chiarugi G.1975)

[18] 根据Langley的说法,肠神经系统不应该归属于交感神经,也不应该归属于副交感神经。蠕动反射协调在肠内容物后方顺行收缩,而在前方放松,推动肠内容物向肛门移动。(Ghershon M.D. 2003)

[19] 自主神经系统分为交感神经或胸腰部分和副交感神经或骶尾部分。交感神经由椎旁两侧的成对神经节组成,它们与胸腰段的脊髓,以及内脏神经和腹腔、肠系膜神经节通过内脏运动神经元的轴突相连(传输分支)。副交感神经由有限的纤维组成。(Taber C. 2007)

[20] 人体迷走神经中只有大约2 000节前神经纤维,而小肠中有超过百万的神经元。这种差异表明,大多数位于胃肠道中的神经元并不接受来自中枢神经系统的输入。(Ghershon M.D. 2003)

[21] 有人指出,由一个交感神经节发出的神经纤维(节后纤维)的数量远远超出进入神经节(节前纤维)的纤维数量。

[22] 在胸腔,较多的内脏神经支配较小的主动脉、奇静脉和胸导管。在腹部,它立即进入腹腔神经节。较少的内脏神经终止于腹部,分为3个分支:上支延伸到腹腔神经节,下支下降到肾经丛。(Chiarugi G.1975)

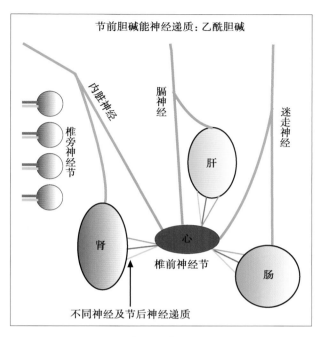

图 21　椎旁及椎前神经节

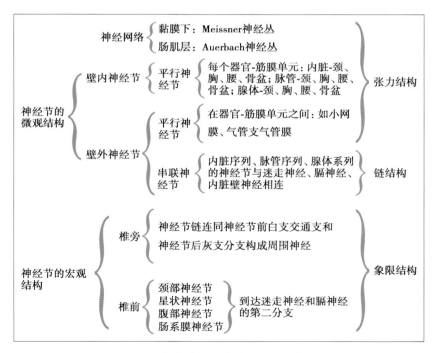

图 22　自主神经系统的新结构示意图

- 来源于微小壁外神经节的自主神经冲动。
- 直接从大脑发出的,通过迷走神经、膈神经和内脏神经第一分支的自主神经冲动。
- 受椎前神经节调节的自主神经冲动。

因大神经节在椎前筋膜内[23],因此不能受到内脏和血管筋膜的牵拉,或躯干壁压迫的影响。

因此,筋膜手法只能通过影响来自浅筋膜的自主神经传入,从而作用于椎旁和椎前神经节(见本书的第三部分)。

外周神经将椎旁神经节与浅筋膜、皮肤、脂肪和淋巴系统相连。

浅筋膜手法可以通过改变外周组织,传导神经冲动到椎旁神经节,也必然可传到椎前神经节。

内脏器官的感觉神经支配仅位于直接与躯干壁相连的嵌入筋膜中[24]。

传入神经分布较浅有其特殊意义。因为如果感觉神经位置较深,任何动物想对感觉有回应就必须作用于深筋膜,这会非常困难。而对于躯干壁的痒或疼痛感,动物可以自己抓挠,这种方式可以使干扰内脏运动的外部和内部紧张得到缓解。

(元香南　李长明　关玲　译)

---

[23] 颈上神经节位于椎前筋膜,并通过此筋膜,与最长肌相连。在前部与颈部的神经血管相连。胸交感干与肋间神经相交联,并被右胸膜壁层覆盖。(Chiarugi G.1975)

[24] 内脏腹膜不包含任何传入神经纤维。内脏疼痛是由于通过腹膜壁层的参与引起的肌肉痉挛、缺血引起的。腹膜壁层含有脊髓神经的节段神经,进而支配下方的肌肉。(Baldissera F.1996)

第一部分
器官-筋膜单元的治疗

本书第一部分将介绍器官-筋膜单元的功能障碍的治疗。

内部功能失调，顾名思义，就是指颈、胸、腰、骨盆以及头部的内在器官的各种功能失调。影像学检查无法针对器官活动或蠕动变化作出灵敏诊断。

自主神经的神经节独立支配内脏器官的运动，肠神经元网络（enteric neuronal network）和壁内神经节（intramural ganglia）嵌入筋膜，每当筋膜受牵拉时，它们就会释放神经冲动。躯干肌肉的异常紧张会干扰这种自主机制。

筋膜手法并非直接作用于内脏筋膜，准确地说，它通过作用于躯干筋膜而消除任何存在于腹腔和其内容物之间的影响内脏蠕动的干扰因素。

第一章
张拉结构、内脏-筋膜单元和壁内自主神经节

为了理解作用于躯干上的筋膜手法如何影响位于内脏-筋膜单元中的腹腔脏器的蠕动，我们应首先了解腹腔的结构（即张拉结构）、神经元网络及其内部的自主神经节。

总体来说，自主神经系统的壁内神经节（intramural ganglia）相对于起源于大脑的神经（例如迷走神经）来说属于二级中枢，但在筋膜手法治疗中，这些神经节在调节内脏蠕动方面发挥的作用至关重要。

张拉结构

意大利的 Treccani 在线百科全书这样描述张拉结构："能够专门抵抗简单牵引力的结构（建筑中可见）。钢索及钢索网络是典型的张拉结构；膜结构具有不能弯曲、扭转的特点，对压缩的阻力最小，也可视为一类张拉结构。"另外，应注意的是，属于张拉结构的膜需要通过锚定点、枢轴和支撑张力才能保持正确位置，以上这些因素使得张拉结构与张拉整体结构[25] 呈现出显著的不同。

筋膜手法治疗中的张拉结构

筋膜手法治疗将躯干的每段都视为圆柱体，富有弹性的躯干前壁与更具刚性的后壁共同构成张拉结构（图 1.1）。前壁所包绕的体腔中包含三种器官-筋膜单元（即内脏、脉管和腺体器官-筋膜单元）。为了限定这些器官-筋膜单元的位置，躯干壁不能与内部器官（图 1.1,1）发生作用。所以，躯干壁需要始终保持其内外部压力相等，并且躯干前壁有足够的弹性来适应内容物的变化。如果外部压

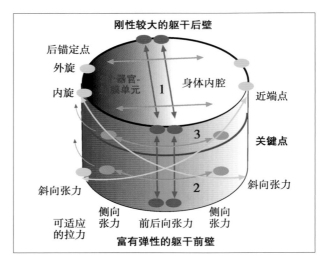

图 1.1 身体张拉结构模型

力不能与肌肉的张量（tensors）平衡（后者来自肌肉的基础张力），那么躯干体壁就会向内塌陷。张量沿着前-后向、侧向以及斜向分布。

每个张量的关键点（图 1.1,2）都在本节段的易动端，而近端点（图 1.1,3）往往与内部器官的筋膜附着点相对应。例如，右侧和左侧的两个前-后张量具有两个远端点和两个近端点。同样地，侧向张量和斜向张量也是如此。

每个张量必须具备稳定的锚定点。侧向和斜向张量直接锚定于躯干后壁，因此具有连续性。前-内张量不直接附着于后-内锚定点，而是通过充当支点的脊柱与锚点相互作用。所有这些张量与肌肉骨骼的拮抗作用相一致，而这些肌肉协同作用形成了内腔。

---

[25] 张拉整体结构：由一组不连续的受压构件与一套连续的受拉单元组成的机械结构。（Treccani.2014）

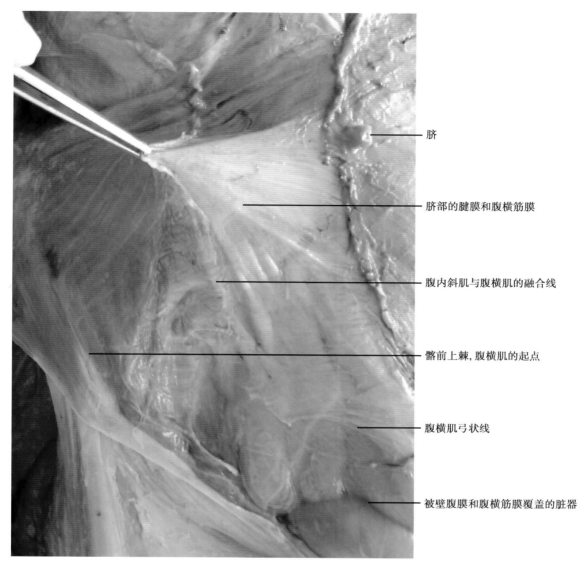

脐

脐部的腱膜和腹横筋膜

腹内斜肌与腹横肌的融合线

髂前上棘,腹横肌的起点

腹横肌弓状线

被壁腹膜和腹横筋膜覆盖的脏器

图 1.2 将腹外斜肌切开上翻,并对右侧前腹壁结构进行解剖

腹部筋膜形成了腰部和骨盆区域的张拉结构。在解剖学文献中,腹横筋膜通常被认为属于腹部筋膜[26]。出现这种分类错误的原因是没有考虑到不同筋膜有不同功能。肌肉筋膜与肌梭相互作用,可以调节肌肉的基础张力并协调肌肉的收缩运动。

内脏筋膜与自主神经节相互作用,可以激活神经节。腹横筋膜类似于壁腹膜的内脏筋膜,尽管它们不影响那些控制躯干的肌肉的运动,但对这些肌肉产生的各种张力却非常敏感(图 1.2~图 1.4)。

[26] 腹横肌的腱膜参与了弓状线以上的腹直肌鞘后叶的形成。在该区域下方,腹横肌腱膜参与构成了腹直肌鞘的前层,而更纤薄、更靠近内侧的腹横筋膜则覆于腹部肌肉的深面。在脐部的腹横筋膜更强健,被称为脐筋膜。向尾侧方向,腹横筋膜与腹股沟韧带共同构成腹股沟管的后壁;在头侧方向,腹横筋膜则抵于横膈下方。(Kahle W.1987)

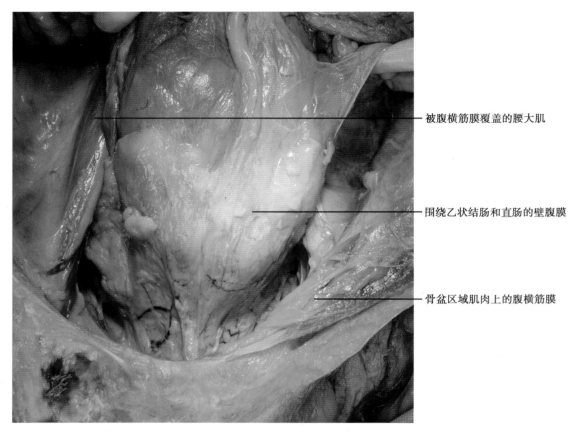

被腹横筋膜覆盖的腰大肌

围绕乙状结肠和直肠的壁腹膜

骨盆区域肌肉上的腹横筋膜

图 1.3   切开骨盆区的腹壁后显露出内部器官和组织

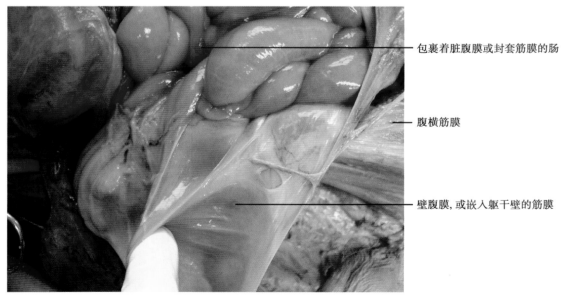

包裹着脏腹膜或封套筋膜的肠

腹横筋膜

壁腹膜,或嵌入躯干壁的筋膜

图 1.4   去除壁腹膜后显露出腹腔内容物

沿多个方向分布的张量使得张拉结构既具有约束强度又具有适应弹性。为了更清楚地把握这个概念，我们可以参考三合板的例子。三合板由胶合在一起的三层木板制成(图1.5)，这种人工制造的板材比相同厚度的木板轻，但它更有弹性，也更容易适应变形。

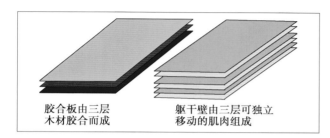

胶合板由三层木材胶合而成　　躯干壁由三层可独立移动的肌肉组成

图1.5　躯干肌肉的深筋膜有三层结构，每层之间都有疏松结缔组织

人体躯干前部由三层肌肉构成，其肌肉纤维沿纵向、横向和斜向走行。这种结构比三合板适应性更强，因为每层肌肉间还有疏松的结缔组织层，使肌肉层间可以相互滑动。如果这种结缔组织变得致密，那么躯干壁外层对于张力的适应性也会降低，这会干扰体内自主神经节的正常功能。

体内自主神经节就像可充电的电池一样，如果它们不能正确充电，就会在随后的放电过程中发出错误的神经冲动，继而影响内脏-筋膜单元的正常蠕动。

张拉结构构成

哺乳动物体内有5个张拉结构，如图1.6所示，分别是：
- 头部张拉结构(TCP)
- 颈部张拉结构(TCL)
- 胸部张拉结构(TTH)
- 腰部张拉结构(TLU)
- 骨盆部张拉结构(TPV)

躯干的各个张拉结构之间由薄的隔膜分隔开，使得它们在一定程度上彼此独立。

每个张拉结构都有关键点和近端点。在这些点所对应的区域内，张量提供了保持各个躯干腔的孔径的大部分力。

斜向张量主要参与躯干的旋转运动。躯干的内旋和外旋肌肉都附着在骨骼上，因此躯干旋转时不会引起腹腔内容物绞窄。如果三层肌肉之间不能正常滑动，那么致密化的张量可能会影响腹部内容物。

器官-筋膜单元

每个器官-筋膜单元由三种内容物组成：

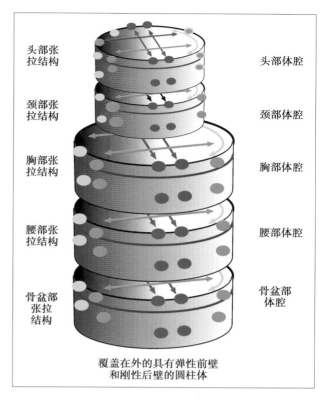

头部张拉结构　　头部体腔

颈部张拉结构　　颈部体腔

胸部张拉结构　　胸部体腔

腰部张拉结构　　腰部体腔

骨盆部张拉结构　　骨盆部体腔

覆盖在外的具有弹性前壁和刚性后壁的圆柱体

图1.6　哺乳动物身体中的张拉结构

- 在同一个体腔内执行相同功能的器官。
- 将各个协同工作的器官连接在一起的内部筋膜。
- 使各器官同步运转的内部神经元网络和自主神经节。

例如，颈部的内脏-筋膜单元由如下内容物组成：
- 咽和喉。
- 包绕在咽和喉外面的筋膜鞘。
- 肠(或副交感)神经元网络和壁内自主神经节。

颈部除了内脏-筋膜单元外，还有：
- 颈部脉管-筋膜单元，由颈动脉和颈静脉构成，它们被包裹在一层血管鞘中[27]。
- 颈部腺体-筋膜单元，由甲状腺和甲状旁腺构成，它们被包裹在气管前筋膜中(图1.7)。

人体的神奇之处在于其对称性！事实上，在躯干的其他3个节段中，每个节段也有3个器官-筋膜单元。

在胸部有：

---

[27] 血管的外膜存在对牵拉敏感的神经，比如颈动脉血管的外膜。当颈动脉周围结构不能伸展时，动脉内部的压力就不能再引起拉伸。在这种情况下，神经元受体不能传输任何神经冲动。(Baldissera F. 1996)

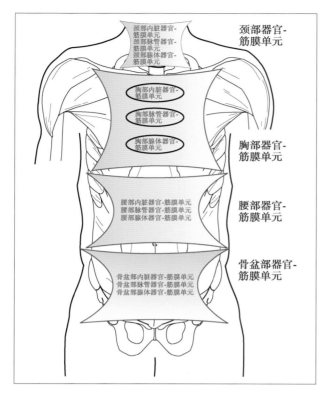

图1.7　躯干的张拉结构以及其下器官-筋膜单元

- 胸部内脏-筋膜单元,包括气管、支气管和肺。
- 胸部脉管-筋膜单元,包括位于纵隔的心脏和血管。
- 胸部腺体-筋膜单元,包括胸腺和心包。

在腰部有:
- 腰部内脏-筋膜单元,包括贲门、胃、幽门和十二指肠。
- 腰部脉管-筋膜单元,包括腹主动脉和肾脏。
- 腰部腺体-筋膜单元,包括胰腺、肝脏和肾上腺。

在骨盆部有:
- 骨盆部内脏-筋膜单元,包括小肠、大肠、乙状结肠和直肠。
- 骨盆部脉管-筋膜单元,包括髂血管、输尿管和膀胱。
- 骨盆部腺体-筋膜单元,包括性腺、前列腺和子宫。

头部各腔(眼、耳、鼻)中各自包含两个器官-筋膜单元,这些将在第七章详细讨论。

研究每个器官-筋膜单元需考虑到单个器官的解剖结构及其生理机制,特别是它们之间的相互作用。例如,胃位于食管的远端贲门和十二指肠的近端幽门之间。胃、贲门、幽门都在其各自浅层筋膜的协调下独自运动,同时三者又通过筋膜的彼此附着连成一个整体。在整体效应下,一个括约肌张开,另一个括约肌必须同步闭合,否则当胃活动时,若贲门、幽门的括约肌同时关闭,那胃就无法正常工作了。

大脑无法感知关于器官蠕动的传入信息,也无法管理此类变量。

同一节段内,每个器官-筋膜单元都有独特的运动节律。例如,胸部的脉管-筋膜单元(心脏和纵隔血管)的运动节律就与胸部内脏-筋膜单元(肺、气管等)不同。

器官-筋膜单元有封套筋膜和嵌入筋膜这样的结构,所以器官-筋膜单元有以下特征:
- 两个器官-筋膜单元的运动节律可以不同,因为筋膜之间可以彼此滑动。
- 每个器官-筋膜单元可以实现独立收缩,因为受到牵拉的筋膜中包含不同的自主神经节。

但是,两个器官-筋膜单元并非完全独立,在某些情况下也是同步的,例如当一个人跑步时,心脏和肺的运动节律必须同步增加。支气管心包膜是另一种筋膜,它可以使两者运动节律同步,在剧烈的体育活动或咳嗽时,它所包含的壁外神经节就会受到牵拉。激活这些神经节可以促使胸部节段的3个器官-筋膜单元相互协作。

器官-筋膜单元功能障碍

器官-筋膜单元的功能障碍,从某种程度来说,同骨骼肌系统的肌筋膜单元功能障碍类似(图1.8)。

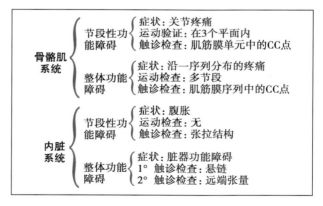

图1.8　对比肌肉功能障碍和内部功能失调

单个肌筋膜单元中的筋膜致密化可能导致单个节段或关节疼痛和/或活动受限。在这种情况下,应首先对该节段进行运动检查,然后对该节段的CC点进行触诊检查。如果肌筋膜序列中有许多点发生致密化,那么疼痛会沿纵向发展(例如坐骨神经痛或肩手综合征)。

类似地,如果筋膜致密化涉及一个张拉结构中的单个躯干壁张量,那么该张拉结构中器官-筋膜单元的运动就可能出现功能障碍。如果筋膜致密化延伸至许多躯干节段(即沿悬链分布),那么整个脏器系统都会发生功能障碍。

为了制订治疗方案,治疗师需要考虑患者的症状。例如,如果患者主诉腹胀,那么治疗就要围绕腰部张拉结构;如果患者主诉是消化相关问题,那么治疗必须考虑消化系统和相关悬链,通常会涉及更多节段。

对于内部功能失调,运动检查并不是最重要的,因为有时检查不出结果,会出现在所有方向上都是阳性或都是阴性的情况。治疗师必须依靠触诊寻找干扰内脏蠕动的异常张量。

发生在单个器官-筋膜单元中的内部功能失调更为常见。患者经常说:“我有吞咽困难;我患有胃食管反流;我患有尿频等。”这些症状是由于器官筋膜内的壁内和壁外神经节(intramural and extramural ganglia)功能障碍影响蠕动而导致的。

颈、胸和腹部的前壁常可改变内在筋膜的张力。筋膜内自主神经节的后续故障可改变这些节段的器官蠕动。

肌筋膜单元和器官-筋膜单元之间的相似之处似乎说明对两者可以用同样的治疗方式。然而事实并非如此,现在我们来讨论治疗肌肉骨骼功能障碍和内部功能失调的筋膜手法有何不同。

筋膜手法治疗肌肉骨骼功能障碍和内部功能失调的区别

若用针刺治疗,对于特定功能障碍可以选用许多点。在一本针刺手册(Marcelli,1995)中,列出了治疗腰痛的 36 个点,治疗呕吐的超过 60 个点。许多点可以用于治疗两种功能障碍。筋膜手法治疗使用相同的协调中心点(CC 点)和融合中心点(CF点)来治疗肌肉功能障碍和内部功能失调,但具有以下差异:

- 症状不同:例如,肌肉骨骼障碍的治疗方法用于治疗颈段的疼痛、斜颈和颈部僵硬等,而对于诸如咽喉肿块、发音困难、咽喉痛、吞咽困难等症状,则需要应用针对内部功能失调的治疗方法。
- 运动检查方法不同:在一个节段(例如颈部)中存在肌肉骨骼功能障碍,运动检查通常会在一个或多个空间平面中找到导致疼痛或运动障碍的动作;而对于内部功能失调,内脏器官活动紊乱是更典型的表现,运动不一定增加疼痛。
- 触诊检查方法不同:对于肌肉骨骼功能障碍,需要对肌肉肌腹上的 CC 点进行触诊并比较,对于内部功能失调,则需要对沿颈部或躯干前融合线分布的 CF 点进行触诊并比较。
- 触诊方式不同:对于肌肉骨骼功能障碍,需要对腱膜和肌外筋膜进行深部触诊;而针对内部功能失调的触诊起初要表浅,之后再向深部进行。
- 触诊点不同:对于肌肉骨骼功能障碍,要对使同一节段协调运动的 6 个 CC 点进行触诊,并进行比较,对于内部功能失调,则要进行比较性触诊,首先要检查 3 个张量关键点,然后是 3 个近端点。
- 解剖学特点不同:肌肉骨骼功能障碍的治疗更关注矢量中心,它是由躯体节段运动单元的张力汇聚而成,而内部功能失调的治疗则更侧重于张拉结构及其张量。
- 治疗方法不同:对于肌肉骨骼功能障碍,治疗重点在于对肌肉上的点进行手法治疗,而针对内部功能失调的手法治疗则沿着张力链进行。
- 治疗点的组合方式不同:肌肉骨骼功能障碍的治疗点位于沿空间平面排列的肌筋膜序列上,内部功能失调的治疗点沿躯干张量分布,也包括体后壁的锚定点。
- 治疗策略不同:对于肌肉骨骼功能障碍,患者的病史资料非常有价值,因为它可以帮助确定沿筋膜序列的代偿是怎样发生的,而对于内部功能失调,对躯干左右两侧进行比较性触诊更有价值,因为这样可以识别出哪里的张力不平衡。
- 治疗目标不同:肌肉骨骼功能障碍的治疗目标是恢复 14 个身体节段的关节活动度,内部功能失调治疗目的是恢复腹部正常张力,纠正其内容物的异常活动。
- 治疗结果不同:治疗肌肉骨骼系统障碍后,患者的关节活动度会改善、疼痛会减轻,治疗内部功能失调后,即刻效果不明显,虽然很多患者会说自己主观感觉有好转。
- 治疗间隔不同:治疗肌肉骨骼功能障碍,建议频次不超过每周一次,治疗内部功能失调的频次要视具体情况而定。例如,治疗咽炎,症状可立即缓解,但要消除水肿可能需要每周治疗一次以上,治疗痛经则需要根据月经周期验证疗效。

筋膜手法治疗中没有预先确定的治疗方案,后期治疗是基于前期治疗效果,因此治疗时间间隔至关重要。若患者症状缓解能达 50% 以上,便可证实最初治疗计划正确,可继续实施,否则需要重新设定假设并制订不同的治疗计划。

壁内和壁外自主神经系统

研究自主神经节通常仅考虑位于椎旁和椎前区域的神经节[28]。

然而,那些埋在封套筋膜(壁内神经节)[29]和嵌入筋膜中(壁外神经节)的微小神经节也应算在内。此外,还有在内脏、脉管和腺体壁内的神经元网络。

大神经节和微神经节之间的根本区别在于生理机制:

- 椎前和椎旁区的大神经节对来自中枢和周围神经的信息作出反应,并通过神经和神经丛传递冲动。
- 微神经节在它们所嵌入的筋膜被拉伸时被激活,并释放神经冲动至与内脏、脉管和腺体平滑肌相连的壁内微神经丛。

神经元网络和壁内神经节

壁内神经网络或肠神经网络(intramural or enteric neuronal network)(也称为近壁神经网络,juxtamural)嵌入胃肠道壁中,其可以分为:

- Auerbach 肌间神经丛,位于两层外部肌肉(external muscular)之间。
- Meissner 黏膜下神经丛,位于肠黏膜下层。

在脉管和腺体中也发现了类似的神经元网络。

根据嵌入筋膜的不同,壁内神经元网络被激活后有着不同的运动节律。例如,通过观察一段孤立的肠道(图 1.9),我们可以注意到肠道壁随着食物团的移动而受到牵拉,同时也会牵拉到筋膜和嵌入其中的神经元网络,并引发神经冲动从神经元到平滑肌逆向释放。

因此,筋膜结构决定了这些神经网络是否被激活。实际上,如果一块切开的肠管被前后翻转并重新连接,那么当食团抵达该段肠管后将不能继续前进。

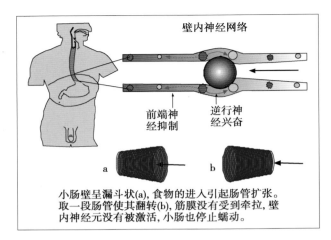

壁内神经网络

前端神经抑制　逆行神经兴奋

a　b

小肠壁呈漏斗状(a),食物的进入引起肠管扩张。取一段肠管使其翻转(b),筋膜没有受到牵拉,壁内神经元没有被激活,小肠也停止蠕动。

图 1.9　壁内(或肠)神经网络的激活

局部神经机制使在没有中枢神经释放冲动的情况下,肠道运动也可以进行。近期以小鼠为模型的研究表明,在切断迷走神经和交感神经的情况下,食管平滑肌在被牵拉时仍能正常收缩[30]。

术语"壁内神经节(intramural ganglia)"经常被错误地用来描述壁内神经元网络(intramural neuronal network)。在脏器壁、血管壁和腺管的平滑肌纤维间,仅有少量的神经元穿插(interspersed neurons)。这些神经元通过树突牢固地附着在器官或脉管壁的胶原和筋膜骨架上,例如,在胃壁的 3 个肌层中存在神经元网络(neuronal network),食物进入胃后引起的牵拉会相继激活这些网络。相反,自主神经节(autonomic ganglion)由一组神经元组成,这些神经元通过神经丛连接到这个神经网络。如胃小弯处的自主神经节(图 1.10)在胃蠕动期间可以自我充电,它们才是真正的壁内神经节,因为它们包含在胃浅层筋膜内。它们以精确的时间间隔对整个内脏-筋膜单元的平滑肌释放神经冲动,控制幽门括约肌的开放和胃的排空。

壁内神经节总是被牵拉所激活。因此,内脏、脉管和腺体的筋膜结构决定了它们何时被激活。例如,所有的血管壁都或多或少具有相同的结构;因此,它们的脉动也很相似。

相反,沿着胃肠道有不同的混合和搅动食物的方式(最初为食团,随后是食糜),因此食物向前推进的速度不同。沿着胃肠道全长的筋膜构造各异,目的是执行不同的任务。例如,小肠与大肠的褶皱

---

[28] 神经节:由大脑或脊髓外的神经元胞体组成的大量神经组织,例如,构成交感神经主干的神经节链。(Taber C.2007)

[29] 自主神经系统的神经节位于较大的神经丛之间,例如腹腔神经丛,或者较小神经丛之间,例如腓肠肌神经丛(myenteric ones)。(Stedman's Medical Dictionary.1995)

[30] 小鼠实验表明,食管的牵伸会引起神经介导的下段食管括约肌活动,并不受双侧迷走神经切断术和交感神经切断术的影响。这种牵伸-激活受位于肌间神经丛中的机械敏感性神经元介导,并不涉及突触传递。(Jiang Y.2009)

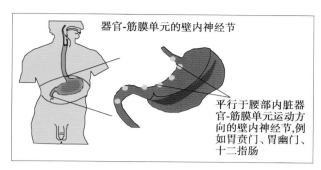

图 1.10 平行于腰部内脏器官-筋膜单元的壁内神经节

类型明显不同。

壁外自主神经节

在每个体腔（颈腔、胸腔、腰腔、骨盆腔）中，都有 3 个器官-筋膜单元，每个单元都可独自蠕动。然而，在正常情况下，这些不同的运动波必须相互同步，连接每个体腔内 3 个器官-筋膜单元的筋膜可以保证它们彼此同步。

每个体腔中，把 3 个器官-筋膜单元连接在一起的筋膜内嵌入的神经节是壁外神经节（图 1.11）。

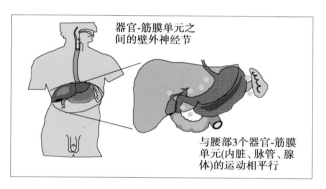

图 1.11 平行于腰部 3 个内脏器官-筋膜单元的壁外神经节

特别是在颈部，咽后筋膜与内脏、脉管和腺体鞘相连，以便在吞咽或发声时使它们同步。

在胸腔，有一个支气管心包膜。该膜或筋膜由一系列纤维构成，它们连接左右侧胸膜、左右支气管、前面的心包、后面的食管、后面的膈肌中央腱和头端的气管。

在腰节段，小网膜[31] 通过各种韧带延伸到脾、胃、肝、胆和胰腺。

在骨盆节段，直肠筋膜可以调节膀胱、直肠和前列腺的蠕动。

在上述每个筋膜内都嵌有许多壁外神经节，这些神经节的分布与节段中的 3 个器官-筋膜单元平行。

每个节段中，3 个器官-筋膜单元的筋膜会在特定的点上插入躯干壁，在筋膜手法术语中，这些特定的插入点被称为"节点（node points）"。

为了说明连接这些节点的筋膜如何让不同器官-筋膜单元保持同步，我们以延续于小网膜的胰腺前筋膜为例来详细解释。

胰头[32] 位于十二指肠的凹陷处，在前方受后壁腹膜的限制，在后方受胰后筋膜或 Treitz 筋膜的限制（图 1.12）。当食物通过十二指肠（腰节段的内脏-筋膜单元）时，该筋膜使胰腺（腰节段的腺体-筋膜单元）受到压力，从而刺激胰腺释放消化酶。

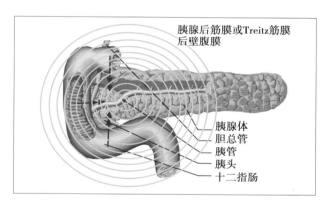

图 1.12 通过胰腺的筋膜连接来解释胰腺向十二指肠分泌消化酶的过程

器官-筋膜序列中的壁外神经节

包含在内脏、脉管和腺体筋膜内的壁内、壁外神经节和神经元本质上相同[33]，然而为了区分它们，也起了不同名称。因此，要表示神经节与脏器（即咽、肺、胃、肠神经节和神经丛）相连的顺序，就用"自主神经"一词。术语"内脏筋膜序列的自主神经系统"已被采用，缩写为"ANS for the SE-VI"。这些神经节主要由迷走神经的第一个分支支配（图 1.13）。

---

[31] 小网膜是连接肝、胃、十二指肠之间的重要的双层腹膜结构，它由连续的两部分组成：肝胃韧带位于胃小弯和静脉导管窝之间；肝十二指肠韧带连接十二指肠球部和肝门。总体来看，它是一个三角形薄层结构。（Benninghoff A.Goerttler K.1986）

[32] 胰腺是腹腔内活动度最小的器官之一，它被牢牢地固定着，十二指肠环绕在胰头周围，壁腹膜将其固定在后腹壁上，其后方有胰腺后筋膜或 Treiz 筋膜。（Testut L.1987）

[33] 外周神经丛中的交感神经和副交感神经纤维在解剖学上是难以区分的。只有在椎旁区和椎前区才表现为不同形式的神经元。（Chiarugi G.1975）

自主神经的壁外神经节	–在体腔筋膜中	自主神经系统×内脏筋膜序列神经节和神经丛
	–在腹膜后筋膜中	自主神经系统×脉管筋膜序列神经节和神经丛
	–在横膈筋膜中	自主神经系统×腺体筋膜序列神经节和神经丛

图 1.13   器官-筋膜序列中连续排列的筋膜和神经丛

腹膜后筋膜环绕血管和肾脏，包括：颈动脉、心脏、肾、主动脉、膀胱神经丛和神经节。这些结构由内脏神经的主要分支支配。我们将包含在脉管筋膜内的所有壁内、壁外神经节称为"脉管筋膜序列的自主神经系统"，缩写为"ANS for the SE-VA"。

起自横膈的筋膜[34]与腺体有关，腺体在希腊语中被称为"adeno"[35]。我们把所有与腺管和囊泡连接的神经丛和神经节（如甲状腺丛、胸腺丛、肾上腺丛、前列腺丛等）称为"腺体筋膜序列的自主神经系统"，缩写为"ANS for the SE-GL"。

现在我们来总结一下将在各章中出现的自主神经系统的新内涵。自主神经系统由分布在脉管、器官和腺体的体壁（壁内）和韧带（壁外）中的神经节和神经丛构成。这类神经元构成了自主神经系统的大部分，可依据它们所在位置命名（参见第八章）：

– 内脏筋膜序列的自主神经系统，位于呼吸系统和消化系统的筋膜中。
– 脉管筋膜序列的自主神经系统，位于循环系统和泌尿系统的筋膜中。
– 腺体筋膜序列的自主神经系统，位于内分泌系统和造血系统的筋膜中。

这些神经元不属于交感神经系统和副交感神经系统，它们形成了旁交感神经系统或肠神经系统（metasympathetic or enteric system）。医学认为，这个系统与内脏神经元网络（Meissner 神经丛、Auerbach 神经丛）相连，由大约 1 亿个神经元构成，在解剖学中，神经元和中间神经元也被认为位于脉管和腺管壁上（见第一章）。

壁外神经元位于脉管、内脏和腺体的韧带和封套筋膜上。当这些神经元聚集成团，就形成了壁外神经节，这些神经节被称为"细胞起搏器"，它们并不像肠神经元那样形成神经元网络，但可以为器官-筋膜单元和脏器系统-筋膜序列提供能够释放节律性电脉冲的膜电位。

沿三条内脏筋膜序列分布的壁内和壁外神经节，下列神经的第一支的末梢与之相连（见第八章）：
– 迷走神经，起自延髓，可改变内脏序列的蠕动。
– 部分内脏神经，可改变脉管序列的活动性。
– 膈神经，可刺激各种腺体分泌激素类物质。

下列神经的第二支的神经末梢连接到椎前神经节（见第十四章）：
– 迷走神经，可传递来自下丘脑代谢中枢的副交感神经冲动。
– 内脏神经，可传递来自下丘脑免疫中枢的交感神经冲动。
– 膈神经，可传递来自下丘脑体温调节中枢的腺交感神经冲动。

这些冲动在椎前神经节会再次被加工，以避免释放的化学介质之间的冲突。上述各个神经均会传导来自延髓核团和下丘脑的特定传入信号。

本书保留了"副交感神经冲动"一词，因为医学已证实迷走神经构成了 90% 的副交感神经系统，它们在内脏功能调节上起着重要作用。

"交感神经冲动"一词被保留下来是因为它对于兴奋循环脏器发挥着重要作用。

术语"腺交感神经"被提出是由于腺体序列需要不同的神经刺激，与脉管序列和内脏序列不同的是，腺体序列的神经刺激通常以自主方式被引导。

（元香南　张梦雪　关玲 译）

---

[34] 横膈在人类胚胎时期位于第二颈节水平。随着生长发育，横膈渐渐向尾侧迁移，当其抵达第四颈节水平时，膈神经及相应的肌节长入其中，并随着该节段继续发育。这些肌节便是膈肌中心腱的起源。（Gray H.1993）
[35] Aden 在希腊语中意思为"腺体"；adenoid，即 aden+eidos：意为腺体样的。（Taber C.2007）

第二章
张力结构的治疗

治疗内部功能失调就要对自主神经系统进行深入研究。无论是治疗内部功能失调,还是治疗肌肉骨骼系统的功能障碍,目标都是恢复运动功能,所以治疗方法是类似的,只是治疗内部功能失调的筋膜手法干预的运动是内脏蠕动。传统医学在治疗重大疾病方面成就非凡,但极少对内脏蠕动的改变(或功能障碍)进行干预。内部功能失调筋膜手法治疗不针对内脏的器质性病变,而是针对健康与疾病之间的亚健康"灰色地带"发挥作用。

病史与症状

患者通常只会对物理治疗师主诉那些表现出来的肌肉骨骼问题。但是,治疗师采集病史和资料时,还要考虑内部功能失调。为了识别是内在问题还是外在问题,治疗师会问患者特定的问题,并判断何时适合进行筋膜手法治疗。例如,如果患者出现颈部疼痛,治疗师就应该进一步了解症状是否会因运动而加重;疼痛是否更多地局限于喉部;肌肉和内脏是否同时存在功能障碍(图 2.1)。如果患者自述同时有肌肉和内脏症状,那么治疗师要在评估表上同时记录这两方面的功能障碍(图 2.2)。

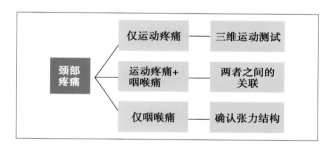

图 2.1　选择治疗方案的逻辑思路示意图

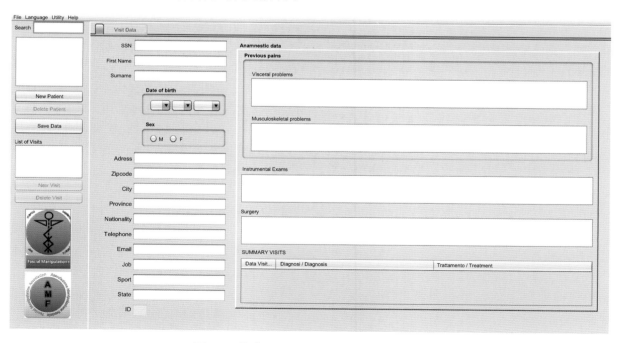

图 2.2　筋膜手法治疗评估表示例:患者病史

在内部功能失调的方面,涉及内脏的外科手术史也应被记录,如5年前行扁桃体切除术就应被记录下来。

治疗师需要评估肌肉疼痛是否是内部功能失调造成的,以及肌肉骨骼(腹壁)运动受限是否引起了内部功能失调。不要将治疗的决定权交给患者,因为患者往往低估或者忽视内脏症状,而且他们往往有偏见,认为外部功能障碍不会影响内脏。为了准确评估腹壁对内脏的影响,要同时记录内、外功能障碍的相关资料。

例如,表现出来的颈部疼痛的相关资料(Pa Max=最疼痛的部位),在评估表的第一行以如下的顺序记录(图2.3):

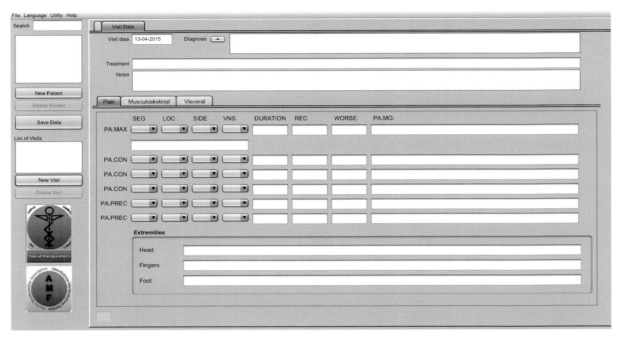

图 2.3　筋膜手法治疗评估表示例:患者症状表现

- 第一列为疼痛节段:颈节段(记作 cl)等。
- 第二列为疼痛部位:后、前、外、内(记作 re、an、la、me)。
- 第三列为哪侧身体疼痛:右侧、左侧、双侧(记作 rt、lt、bi)。
- 第四列为疼痛程度评分:采用1~10分评分(记作 VNS)。
- 第五列为疼痛的持续时间:1年、2个月(记作 1y、2m)。
- 第六、七列为症状是否反复发作及发生频率如一年发作4次(记作 4xy)、一个月发作2次(记作 2xm),以及何时加重如早、中、晚。
- 最后一列为诱发疼痛或其他症状出现、加重的特定动作。

与患者主要症状相关的其他伴随功能障碍,以与上相似的缩写形式记录在图表的第二行(图2.3)。

在采集病史时,没必要把患者所说的话全部记下来,只记录对治疗过程有意义的内容即可。可能的诊断信息也要记录下来。下一步要根据现有资料确定一个临床假设,再制订接下来的评估计划,并决定治疗方向。

例如,有一点非常重要,就是需要明确判断现有疼痛或功能障碍是仅局限于一个节段,还是由其他部位既往筋膜改变而引发代偿的结果。为了判断准确,要考虑了解患者既往创伤、感染、手术等病史的时序。采用这种类模式化框架,可以搞清楚代偿是如何随着时间推移,从一个节段发展到另一个节段的。

假设

为形成假设和制订治疗方案,必须对收集的资料进行深入分析。然而,有时仅仅靠资料不能准确选择治疗方法。例如,患者的颈部疼痛和咽喉功能障碍可能确实是同时发生,表现出来的强度也相同,这种时候,触诊检查就非常重要。通过触诊检查可以判断是肌肉的问题,还是张力结构的问题。

首先要对张力结构进行触诊。

因为要辨识特定的、已经发生改变并需要进一步治疗的点，所以建议将触诊检查的对比结果记录在评估表中（图 2.4）。

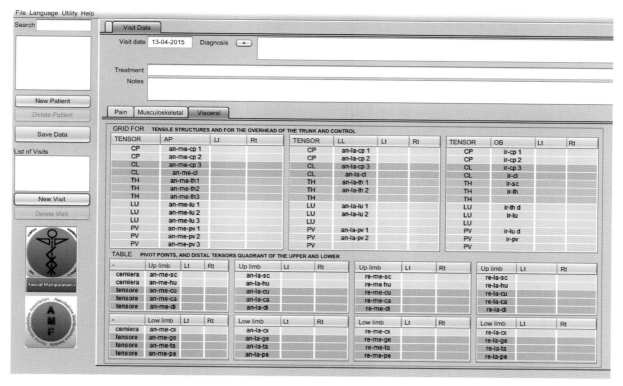

图 2.4　筋膜手法治疗评估表示例：比较触诊检查表

触诊检查

如果我们在肚脐和剑突之间观察腰节段的横切面（图 2.5），可以看到切面四周大约有 20 个点。在更近端的节段，即肋骨缘上方，也可以观察到大约相同数量的点。

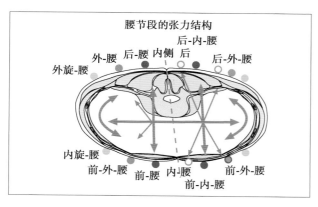

图 2.5　腰节段脐上横截面

在腹腔正常和开放的状态下，这些点不全是活跃的。肌腹上的点更重要的作用是协调躯干在 3 个空间平面的运动。三条躯干筋膜线融合成一条线，这条线上的点从前后、侧向、斜向 3 个方向协调腹部内容物的张力结构。

对躯干每个节段的所有点进行触诊检查是非常费时的。通过经验我们知道，CF 点更多地与内部功能失调有关，所以可以不检查那么多点。

观察解剖结构发现，躯干前壁相当薄，像一层脏器外膜一样在内脏表面延伸，而躯干后壁则相对比较厚，它为前壁的张力结构提供锚定点。因此，针对内部功能失调的触诊范围可以再缩小至躯干前壁的 CF 点。

用于评估张力结构的表格（图 2.4）包括每个节段（头、颈、胸、腰、骨盆）及其相应的关键点，以及近端、远端的 CF 点。

触诊比较 3 个躯干壁张量（前-后、侧向和斜向）的关键 CF 点（图 2.6）。在评估表格上使用 1～3 个星号对每个关键的张量点进行评分，包括患者自述的疼痛强度，以及治疗师触诊感受到的致密化程度。

触诊从位于前-内线（前-内 CF 点）位置开始，然后是第二点（前-外点）和第三点（内旋点），触诊

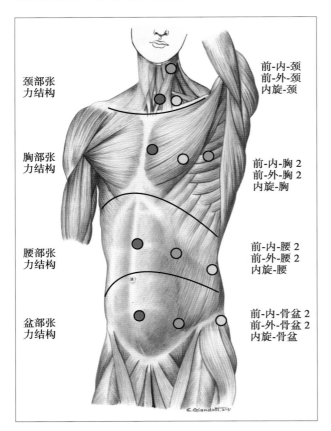

图 2.6　躯干张力结构的关键点（摘编自 G. Chiarugi and L. Bucciante, Istituzioni di anatomia dell' uomo, Vol. 2, Piccin Nuova Libraria, 1983）

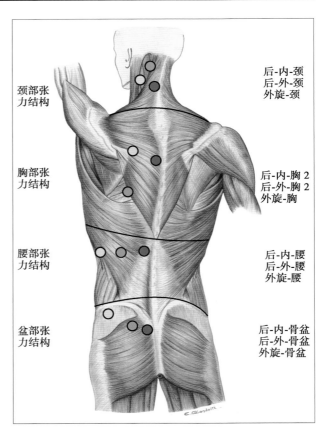

图 2.7　张力结构的锚定点
黄：内旋；蓝：后-内；绿：后-外（摘编自 G. Chiarugi and L. Bucciante, op. cit.）

时使用的压力相同。触诊期间，治疗师会要求患者指出最痛的点。根据患者主诉和治疗师感觉到的致密化程度，用 1 到多个不同数量的星号表示致密度大小，将其记录在评估表上。

如果患者主观感觉 3 个关键点疼痛程度相同，那么就需要更深入、更精确的触诊检查。如果更深层次的触诊无法检查出特别致密的张量，那么下一步就要触诊近端的点。近端点及其相关点将在介绍单个张力结构的章节中呈现。

躯干后壁的位点是锚定点，它们经常被当作前壁张量的对应点。如果治疗前壁的前-内 CF 点，就要检查后壁的后-内 CF 点；如果治疗前壁的前-外 CF 点，就要检查后壁的后-外 CF 点（图 2.7）。与触诊肌肉骨骼一样，触诊躯干后壁时，不仅要作用于肌腹，还要关注以下结构：

- 棘突与竖脊肌之间的沟（与前-后张量有关）。
- 两层胸腰筋膜的融合线（侧向张量）。
- 胸节段、腰节段和骨盆节段的外旋点（斜向张量）。

针对内部功能失调进行触诊还需要了解每个

身体节段中深筋膜的解剖学变量，这是因为位于融合线上的张量与位于肌腹的 CC 点不同。

绷紧或僵硬的张量会影响内脏蠕动，因为这会使得内脏无法做适当的生理性伸展。

另一种情况是张量过于松弛，当食物通过时，松弛的张量无法提供足够的反作用力，不足以支持器官蠕动。

肌筋膜致密化会导致张量功能障碍[36]，逐渐发展就会影响内脏。Bossy（1981）在关于针灸症状学的文章中指出："医生对前胸部和腹部的募穴施加较大的压力[37]，目的是检测其敏感性，并检查出哪些区域与深部器官相关。躯干后壁上的疼痛敏感区域与俞穴所在位置一致，这些区域可提示相应内脏的变化。"

---

[36] 通过与疾病的斗争，中国古代医家发现，当外部干扰延伸到内脏时，病症会恶化。而且，他们还意识到可以通过刺激一系列特定点治疗内脏病变。（Manuale di Agopuntura.1979）

[37] 募穴位于中线或胸腹两侧。它们与背俞穴相似，每个点都与内脏有关。这些点是中医常用穴位。（Manuale di Agopuntura.1979）

对深筋膜用力触诊是两种力量的结合：
- 压力，这是穿越浅筋膜所必需的。
- 切向振荡力，这是检查组织是流体还是致密化所必需的。

手要达到目标区域，按照治疗师的思路进行探寻。如果腹壁健康，那么它会灵活而富有弹性；相反，如果存在内部功能失调（如肠易激综合征），那么腹壁会僵硬和处于高张力状态。

健康人的腹壁处于放松状态，能够适应所有姿势变化。如果一个人患有胃炎或膀胱炎，那么他会有腹部肿胀感，而且躯干采取某些姿势会带来不适。

脏筋膜健康时没那么敏感，也不会有内脏蠕动声。但如果脏筋膜发生病变，就会有内脏蠕动声，也会引发疼痛。

这些感觉可以帮助判断内脏是处于健康状态还是功能障碍状态。

治疗

治疗师要重新平衡张力结构的张量，就要遵从以下两个基本规则：
- 根据"张力结构推理"，让近端-远端点和右侧-左侧点相关联。
- 治疗沿着前-后、侧向和斜向张量延伸。

各点之间的关联

完全平衡的躯干壁张量会在不干扰蠕动的情况下发挥"牵制"功能。相反，如果躯干前壁发生致密化，则可能以下面的形式产生干扰：
- 如果颈部右侧的前-后张量向远心端牵拉，则颈部左侧的前-后张量会通过向近心端牵拉进行代偿（图 2.8）。
- 胸部侧向张量的致密化可以引起同侧肺的横向扩张，而引发损伤。
- 身体一侧斜向张量的改变通常会使对侧发生同样的变化。

单独一个点很少会引发内部功能失调。更常见的是，张力结构上有至少 2 个点病变，从而引起器官-筋膜单元的功能障碍。

此外，每个躯干前壁张量在后壁上都有相应的锚定点，前、后壁张量都要治疗，可以一次完成前后治疗，也可以在下一次就诊时再治疗后壁。

在治疗前壁张量时，治疗师会遇到以下情况：

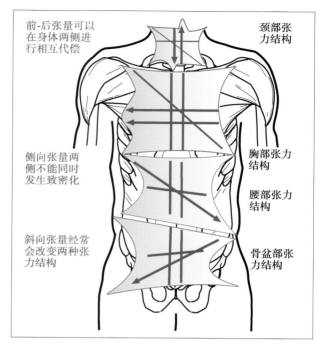

图 2.8 与躯干前壁张力结构改变有关的点

图中标注：
- 前-后张量可以在身体两侧进行相互代偿
- 颈部张力结构
- 侧向张量两侧不能同时发生致密化
- 胸部张力结构
- 腰部张力结构
- 斜向张量经常会改变两种张力结构
- 骨盆部张力结构

- 腹白线（前-内张量）或腹直肌侧向融合线（前-外张量）可能过度紧张，在这种情况下，手法治疗可以放松这些张量。
- 腹白线或腹直肌侧向融合线也可能过度松弛，由于肌肉张力低，这时手法操作要更多地针对肌肉，通过肌梭反射弧的刺激使肌张力正常。

触诊检查的延伸

当触诊诊断出某张量的关键 CF 点发生致密化时，手法治疗必然不仅限于这一点，而是要向近端和远端拓展延伸。

因此，一旦确定某张量需要治疗，治疗师就需要沿着这条张量进行触诊，检查是否存在其他致密化的痛点。

从针灸穴位图（图 2.9）可以看到，针灸学中的经络与筋膜手法治疗学的张量是相对应的，它们上面都有很多点，而且所有这些点都极其重要。因此，在按程序治疗关键点之前，必须沿着整条张量线进行检查。

此外，每个张量还包含相邻肌筋膜序列上的点：
- 前-内张量（对应肾经）包含内向运动序列（对应任脉）（图 2.9、图 2.10）。
- 前-外张量（对应脾经）包含前向运动序列（对应胃经）。

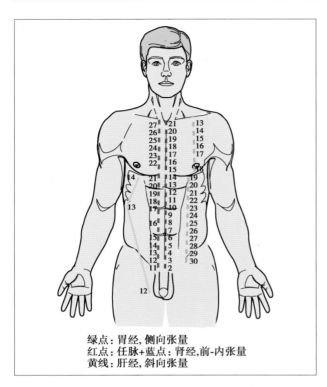

绿点：胃经，侧向张量
红点：任脉+蓝点：肾经，前-内张量
黄线：肝经，斜向张量

图 2.9　躯干前壁经络和前后、侧向及斜向张量的比较

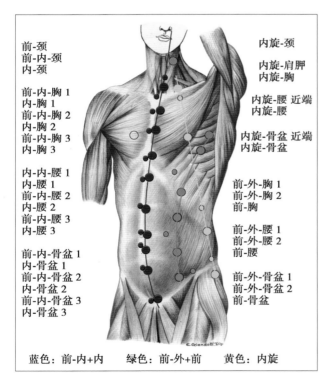

蓝色：前-内+内　　绿色：前-外+前　　黄色：内旋

图 2.10　关键张量和相关肌筋膜序列（摘编自 G. Chiarugi and L. Bucciante，op. cit.）

前部的斜向序列（内旋）包括旋转序列点和两个新点：内旋-腰近端点和内旋-骨盆近端点。

内旋-腰近端 CC 点位于第七肋间（在内旋-腰

CC 点的上方），相当于脾经上的大包穴[38]或经外奇穴 14 或 41。

内旋-骨盆 CC 点近端于髂骨上（CC 点内旋-腰的下方），对应于针灸学中的带脉穴[39]。

躯干后壁也可能导致内部功能失调，其实许多治疗内脏疾病的针灸穴位都位于躯干后壁。对所有点进行手法治疗非常费力和耗时。除了膀胱经上的穴位（图 2.11），还有 28 个的经外奇穴位于脊柱两侧，刺激这些点，可以有效治疗内部功能失调[40]。

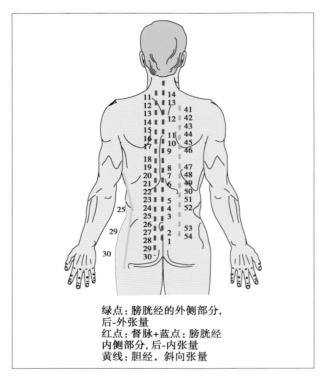

绿点：膀胱经的外侧部分，后-外张量
红点：督脉+蓝点：膀胱经内侧部分，后-内张量
黄线：胆经，斜向张量

图 2.11　躯干后壁经络与后锚定点的比较

内脏筋膜手法治疗学试图通过阐明这些区域的工作原理来简化治疗师的工作：
- 采集病史可以确定需要重点检查哪些张力结构（胸部张力结构、腰部张力结构、盆部张力结构）
- 对 3 个前壁关键点进行触诊检查（前-内、前-外、内旋），确定导致功能障碍的张量。

---

[38] 大包穴，脾经的主要络脉从大包穴开始，位于第 7 肋间的腋窝中线上。这些实质上是分支遍及整个胸腔和胁部的小络脉，它们与全身的络脉相通。（Manuale di Agopuntura.1979）

[39] 带脉穴位于第 11 肋骨末端下 2 寸。刺激带脉穴可以激发下焦气机，适应证包括月经紊乱、闭经、白带异常、子宫内膜炎、膀胱炎。（Manuale di Agopuntura.1979）

[40] 如果某一器官发生病变，那么沿着脊柱会产生痛点，治疗 28 个椎旁点会有显著疗效。（Manuale di Agopuntura.1979）

- 治疗时,也要针对目标张量的近端和远端做手法。
- 对于躯干后壁,仅治疗与前壁张量有关的后锚定点即可。

与躯干前壁一样,躯干后壁的关键锚定点连线与针灸经络相对应,并包括相邻的肌筋膜序列(图2.12):

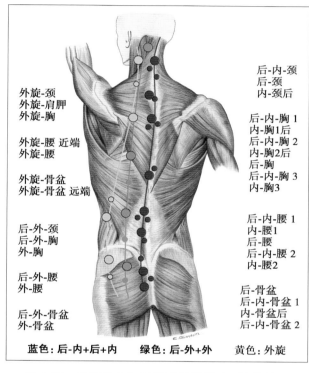

外旋-颈
外旋-肩胛
外旋-胸

外旋-腰 近端
外旋-腰

外旋-骨盆
外旋-骨盆 远端

后-外-颈
后-外-胸
外-胸

后-外-腰
外-腰

后-外-骨盆
外-骨盆

后-内-颈
后-颈
内-颈后

后-内-胸 1
内-胸1后
后-内-胸 2
内-胸2后
后-胸
后-内-胸 3
内-胸3

后-内-腰 1
内-腰1
后-腰
后-内-腰 2
内-腰2

后-骨盆
后-内-骨盆 1
内-骨盆后
后-内-骨盆 2

蓝色:后-内+后+内 绿色:后-外+外 黄色:外旋

图 2.12 后锚定点和相关的肌筋膜序列(摘编自 **G. Chiarugi and L. Bucciante, op. cit.**)

- 后-内锚定线对应于 28 个经外奇穴(华佗夹脊穴),包含后向运动和后-内运动的肌筋膜序列。后向运动的肌筋膜序列对应于膀胱经的中间部分,后-内运动的肌筋膜序列对应于督脉。
- 后-外锚定线,或肌筋膜对角线,包含侧向运动序列,对应于膀胱经的侧面部分。
- 斜向锚定线,对应于外旋序列和胆经,并具有 2 个新位点:外旋-腰近端和外旋-骨盆远端。

CC 点外旋-腰近端在外旋-胸的方向上,位于外旋-腰的上方。

CC 点外旋-骨盆远端位于大转子上方,在臀小肌和臀中肌肌腱上。

在治疗张量及其对应后壁锚定点时,治疗师可能会遇到致密化或纤维化的筋膜。在第二种情况下,要采用摩擦的手法,促使结缔组织发炎,进而刺激组织重塑。

要提醒患者,这种治疗方法可能会导致治疗区域在两三天内非常敏感。治疗后触诊治疗点,如果患者仍然感到疼痛,则应对痛点进一步治疗,因为这表明此处的基质仍然不能完全呈流动态。

致密化或纤维化区域一般不能自动修复,因为它们的血液循环减少,而且通常很少能被刺激到。因为身体也会尽量避免使用任何可能牵拉到僵硬筋膜的肌肉纤维,这是为了避免疼痛。用得越少,刺激越少,血液循环更少,就越发不能修复,这样,身体因失用和停滞而建立了闭合循环,问题会变得更难解决,会长久存在。

总结各节段内部功能失调指征

1. 患者会因身体不适而寻求治疗,由筋膜基质致密化引起的功能障碍经过手法治疗可好转,而对于解剖结构损伤引起的器质性骨关节炎和病理改变,手法治疗则无法使其好转。此外,这些病变不一定引发疼痛,只有它发展到一定程度时才会有疼痛症状。

2. 许多内部功能失调有可能是躯干肌筋膜致密化导致的,通过局部症状可以确定哪个节段干扰了内脏功能。

3. 一般来说,涉及肌肉骨骼功能障碍的点非常明显,而导致内部功能失调的点几乎都是隐性,只有先以张力结构解剖学为基础预设治疗方案,然后再通过验证,识别出这些沉默的点。

4. 每个躯干节段都有一个解剖结构提供内脏支撑:前-后(白线和棘上韧带)、侧向(沿腹直肌鞘和竖脊肌边缘的融合线)和斜向(腹斜肌和肋间肌)。

5. 躯干肌肉组织组成张力结构,包括器官-筋膜单元。每个躯干节段都有自身张力结构,特定的内部隔膜使其独立于近端和远端张力结构。

6. 在躯干的每个节段内都有 3 个器官-筋膜单元:内脏、脉管和腺体。每个器官-筋膜单元由许多协同器官和筋膜构成,使在特定躯干节段中的器官可以同步运动。

7. 牵拉筋膜可刺激嵌入其内的和外部的自主神经系统,这决定了每个器官-筋膜单元的运动。脏筋膜锚定在腹壁上,可以提供无牵引力的固定。

8. 肌筋膜的致密化像黑洞一样吸引着周围筋膜以及内部筋膜。这种适应性改变激发的一连串异常的兴奋会刺激到肌梭和自主神经节,从而影响筋膜张力结构的正常平衡。

9. 要确定某功能障碍涉及了哪些躯干壁张量,首先要触诊前壁[41]的关键点,然后根据已确定的前壁张量再选择性地触诊后壁锚定点。

10. 对前壁筋膜的 3 个关键张量点比较触诊时,需要评估组织的滑利性。一开始施加的压力一般较轻,如果没有发现明显的致密点,可以逐步增加压力。

11. 一旦比较触诊确定了致密化张量(前后、侧向、斜向),就可以开始治疗了(图 2.13)。治疗要持续到患者不再感到疼痛,并且治疗师确定筋膜致密化已经消解为止。

12. 治疗后,患者会立即感觉好转或轻松。然而,要确定内脏运动的生理节律是否已恢复需要治疗后至少一周时间。

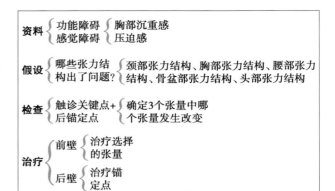

图 2.13 张力结构治疗流程概述

(元香南 张梦雪 关玲 译)

---

[41] 每个内脏器官都有相应的背俞穴和腹募穴,这些穴位与器官功能密切相关。当内部器官受到干扰时,就可以治疗俞穴或募穴,也可以两者一起治疗。(Manuale di Agopuntura.1979)

第三章
颈部张力结构

颈腔内有三类鞘膜包绕着器官-筋膜单元：
- 脏鞘膜，包绕咽喉，构成颈部内脏器官-筋膜单元。
- 脉管鞘膜，包绕颈动脉、颈静脉、淋巴，构成颈部脉管器官-筋膜单元。
- 甲状腺鞘膜，包绕甲状腺及甲状旁腺，构成颈部腺体器官-筋膜单元。

病史与症状：颈部张力结构的功能障碍

在颈部器官-筋膜单元的问题发展为功能障碍以前，患者会有很多异常症状，包括咽喉部紧束感、总觉得有痰而反复清嗓、咽部异物感（图 3.1）。

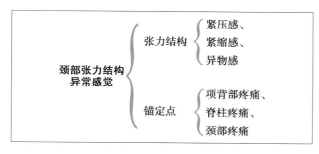

图 3.1　颈部张力结构的感觉异常

筋膜治疗师通过问诊将患者的主诉记录在筋膜手法治疗评估表上，例如，"痰堵喉咙"的症状。功能失调的部位若是局部的（记为 LOC），就要进一步确定具体部位（如前部记为 an，外侧部记为 la），并记录症状持续时间及程度。

患者也会有颈背区域的伴随疼痛，表现为肌肉疼痛，但实际是由后锚定点的张力引起的。

另外，患者可能还会提到颈部张力结构中器官-筋膜单元的特定功能障碍，如吞咽困难、咽炎、水肿、颈总动脉硬化、引发紧张的甲状腺功能障碍、甲状腺囊肿和结节，以及与甲状腺功能减退有关的疲劳等（图 3.2）。如前所说，将这些症状记录在评估表中。

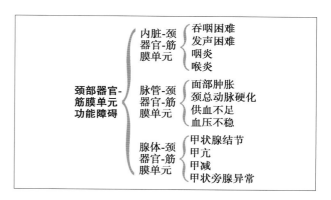

图 3.2　颈部张力结构最常见的功能紊乱

假设

筋膜治疗师假设，引起咽部异物感、咳痰不净等诸多异常感觉的原因是颈部肌筋膜的弹性降低了。

僵硬的筋膜会影响气管纤毛摆动，使得黏液无法自发清除，无论在什么情况下，筋膜治疗的目的都是恢复筋膜的正常滑利状态，以解决病症。

颈部张力结构由前向、侧向及斜向肌肉构成，这些肌肉协同维持容纳内脏、脉管、腺体器官-筋膜单元的空间。这些器官-筋膜单元的运动由咽部（内脏-颈）、颈动脉（脉管-颈）、甲状腺（腺体-颈）的自主神经丛决定，而肌张力过大会造成这些神经丛的紊乱。

有时,皮肤与浅筋膜之间以及浅筋膜与深筋膜之间都是靠结缔组织支持带连接,这种支持带会将深层的病变紊乱反映在体表。由于结缔组织支持带的联系作用,可以使下面的器官-筋膜单元通过筋膜的相互牵拉实现直接的互动,通过从浅筋膜延伸到椎旁和椎前神经节的自主神经系统实现间接的互动。

Chiarugi[42] 认为,颈阔肌起自降下唇肌,止于胸肌筋膜和三角肌筋膜,而 Benninghoff 则认为颈阔肌[43] 止于皮肤。因为颈阔肌不参与颈部屈伸、旋转运动,而推断颈阔肌连接于皮肤而不是肌筋膜。

颈部 4 个解剖图(图 3.3~图 3.6)显示了浅筋膜与颈阔肌,以及包含深筋膜浅层、中层的肌肉如何形成内脏器官的弹性结构。在这些解剖图中看不到躯干壁张量,所以需要进一步描述:
- 前后向张量,由降下唇肌、二腹肌前腹、下舌骨肌和颈白线构成。
- 侧向张量,由咬肌与胸锁乳突肌构成,这两块肌肉通过胸锁乳突肌的角韧带和筋膜结合在一起。
- 斜向张量,由茎突舌骨肌[44] 和肩胛舌骨肌构成,也被称为深层肌筋膜中层的张量。

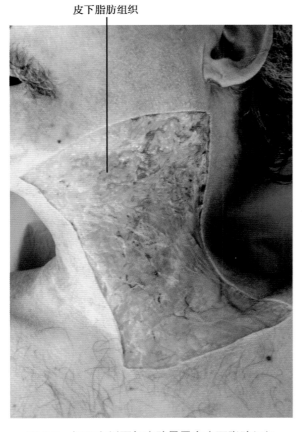

图 3.3　切开左侧颈部皮肤暴露出皮下脂肪组织

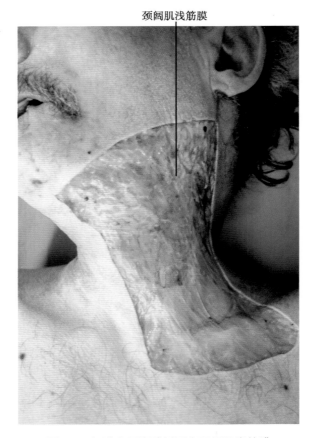

图 3.4　切除皮下脂肪暴露出颈阔肌浅筋膜

[42] 颈阔肌在上胸部起于胸肌筋膜,起点还包括三角肌筋膜,止于降口角肌或口三角肌基底部以及降下唇肌,与后者没有明显界限。(Chiarugi G.1975)
[43] 颈阔肌起于筋膜部位,止于胸上部的皮肤。它是皮肤表层肌肉的剩余物,而在一些哺乳动物体内,颈阔肌延伸到躯干上,作为肉膜样结构的一部分,有驱赶昆虫的自我防御功能。(Benninghoff A,Goerrtler K.1986)

[44] 茎突舌骨肌将舌骨向上向后牵拉,肩胛舌骨肌仅将舌骨向下牵拉。肩胛舌骨肌使颈中部筋膜保持张力。此筋膜沿颈底大静脉排列形成鞘,该筋膜张力在吸气时保证静脉不会塌陷。(Chiarugi G.1975)

舌骨肌被提起　　　　　甲状腺

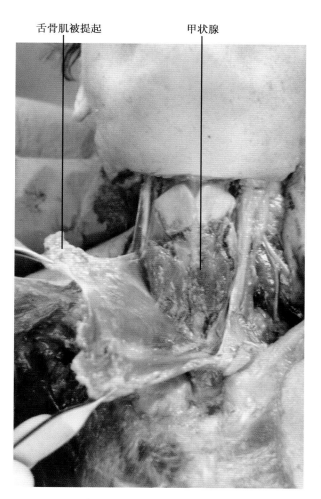

图 3.5　去除颈前部肌肉暴露出甲状腺鞘膜

血管鞘

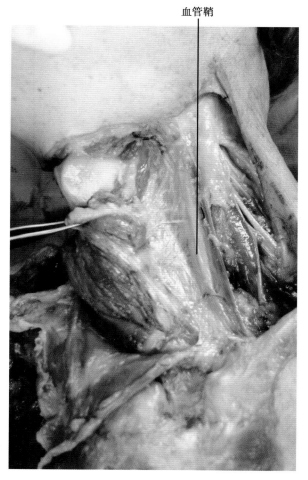

图 3.6　向前移甲状腺鞘膜暴露出其与血管鞘膜的连续性

颈部张力结构的触诊检查及治疗

为了理解颈部张力结构的结构组成,就要研究颈部肌肉的排列(图3.7)。

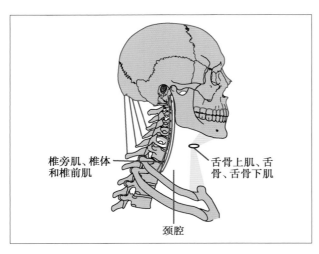

图3.7   颈部张力结构将下颌骨与颈部器官-筋膜单元的活动连在一起

在前后方向上,有两种类型的肌肉:
- 颈部运动的肌肉,分布于颈椎前和椎旁。
- 舌骨上下肌群,其与舌骨的位置关系密切,构成了颈部的张力结构。

舌骨上下肌群以下颌骨为杠杆,所以下颌骨是颈部张力结构必不可少的组成。而且,这些肌肉连接于颈部筋膜中层,包绕肩胛舌骨肌。肩胛舌骨肌属于筋膜张量。

下颌骨及与其连接的肌肉参与咀嚼、吞咽和发声,这些功能都与颈部张力结构有关。

为了确定哪个躯干壁张量影响了体腔和嵌入的自主神经节,需要对关键点进行触诊检查。

一个张量代表了一条线,当它致密化时,沿该力线的其他点也会改变。

因此,治疗张量不应像治疗矢量中心或CC点那样仅局限于一个特定点,触诊应延伸至张力线的近端和远端。也并不是说整条力线都要治疗,但治疗师要在这条力线上寻找更多的致密点。操作要遵循以下有效原则:处理的面积越小,滑动性恢复得越快。对多个点进行手法治疗的目的是使躯干深筋膜3个层次之间恢复滑利性,而不是解决单块肌肉外膜的致密化。

一旦触诊确定了致密化张量,就要开始治疗。在治疗过程中,还要进一步沿该张量进行触诊检查以发现可能发生致密化的其他点(图3.9)。

内脏筋膜手法治疗与肌肉骨骼系统治疗的区别在于,CC点致密化引发关节活动异常,而张量的致密化使得躯干壁干扰内脏蠕动。因此,治疗张量时,应采取的方式是将关键点(principal point)与同侧或对侧的近端点(ipsilateral or contralateral proximal points)交替处理,然后处理后壁锚定点。

在一些关于颈部前-后张量的特定案例中,交替处理前-内-颈和前-内-头3非常有意义,可以刺激它们同时膨胀。治疗完前壁张量,治疗师要询问患者是否有特殊感觉。即使患者感觉良好,也必须治疗后壁锚定点。后壁的紧张经常是长时间缓慢形成的,患者很难察觉。治疗师仅触诊与之前处理的前壁张量相对应的后壁点即可。更明确地说,如果治疗了前-内张量,那么也应触诊检查CF点后-内-颈和后-内-头3。如果后壁点感觉异常敏感和致密,那么也要治疗它们。

颈部张力结构的触诊检查及治疗(图 3. 8~ 图 3. 11)

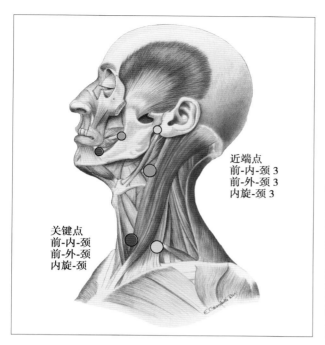

图 3. 8　为确定张量,对关键点和近端点进行触诊检查(摘编自 G. Chiarugi and L. Bucciante , Istituzioni di anatomia dell'uomo , vol. 2 , Piccin Nuova Libraria , 1983 , op. cit.)

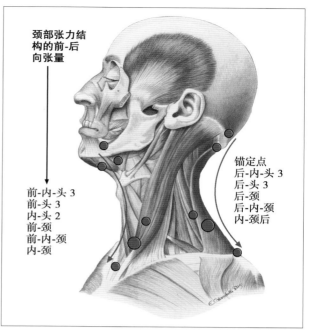

图 3. 9　在颈部张力结构中与前-后张量相连并可用于触诊检查和治疗的点(摘编自 G. Chiarugi and L. Bucciante , op. cit.)

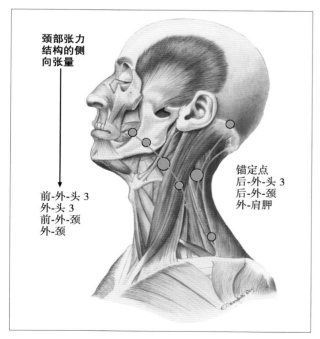

图 3. 10　在颈部张力结构中与侧向张量相连并可用于触诊检查和治疗的点(摘编自 G. Chiarugi and L. Bucciante , op. cit.)

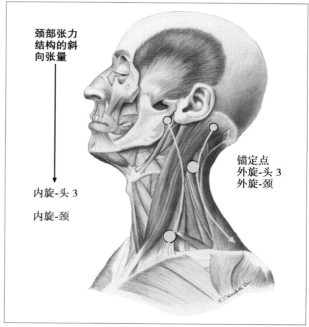

图 3. 11　在颈部张力结构中与斜向张量相连并可用于触诊检查和治疗的点(摘编自 G. Chiarugi and L. Bucciante , op. cit.)

前-后张量的治疗方法（图3.12，图3.13）

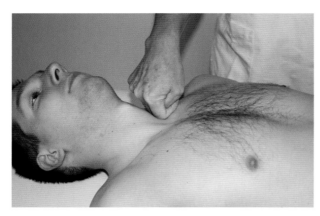

图3.12　治疗前-后-颈 CF 点

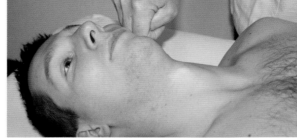

图3.13　治疗前-内-头 3 CF 点

患者仰卧，上肢伸展

治疗师用指关节处理胸锁乳突肌远端头的前部，持续操作直到致密区域消解。

患者仰卧

治疗师用指关节处理嘴角正下方的下颌区域，颈部的前-内-头 3 CF 点有多种功能，也可用以治疗化学感受器。

如果相应的后锚定点发生致密化改变，那么它们也应被处理（图3.14，图3.15）

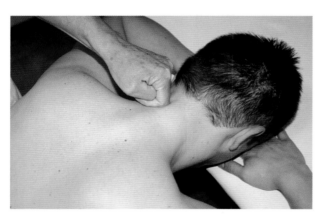

图3.14　治疗后-内-颈 CF 点

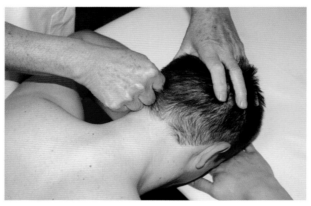

图3.15　治疗后-内-头 3 CF 点

患者呈坐姿，将前额置于手背

这个 CF 点连接于项韧带并位于项韧带中点，起协同作用的后-颈 CC 点位于下方更旁边一点的位置。持续操作直到组织的滑利性恢复，即能感觉到筋膜在不同肌肉平面之间自由滑动。

患者呈坐姿，将前额置于手背

这个点位于枕骨粗隆旁，后-头 3 CC 点和内-头 3 CC 点在枕骨粗隆下方的竖脊肌止点处。根据患者的身形以及对疼痛的耐受力，可以用指尖或示指近端的指间关节处理这些点。

侧向张量的治疗方法（图 3.16，图 3.17）

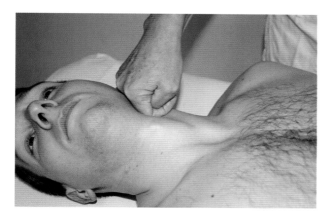

图 3.16　治疗前-外-颈 CF 点

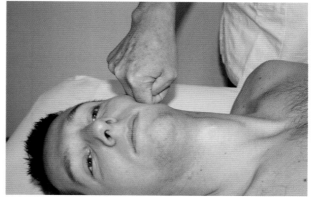

图 3.17　治疗前-外-头 3 CF 点

患者仰卧，头转向对侧

这个前-外-颈 CF 点位于下颌角韧带上，连接咬肌筋膜和胸锁乳突肌筋膜。侧-颈 CC 点在胸锁乳突肌的肌腹上。此点不仅参与颈部的侧向运动，还维持了侧向张力结构的空间。

患者仰卧

治疗师可能发现，咬肌前缘的前-外-头 3 CF 点以及咬肌中心的外-头 3 CC 点均是敏感且致密的。如果这两个点都致密化，可交替处理这两点以及颈部侧向的致密点。

如果相应的后锚定点发生致密化改变，那么它们也应被处理（图 3.18，图 3.19）

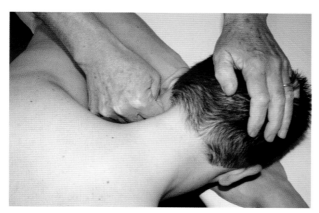

图 3.18　治疗后-外-颈 CF 点

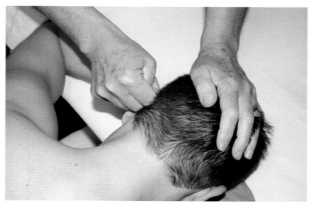

图 3.19　治疗后-外-头 3 CF 点

患者呈坐姿，将前额置于手背

这个 CF 点位于乳突下方，胸锁乳突肌和斜方肌的肌间沟内，CC 点外-肩胛位于斜方肌的前外侧缘，对 CF 点和 CC 点进行交替治疗。斜方肌像一个大帐篷一样固定在枕部、肩胛骨以及颈椎、胸椎上。

患者呈坐姿，将前额置于手背

后-外-头 3 CF 点位于颞骨乳突上方。这个区域非常敏感，可用指尖处理，然后用指间关节环形或横向运动进行操作，滑动下方组织。要垂直骨面施压，不要在皮肤上滑动。

斜向张量的治疗方法（图3. 20，图3. 21）

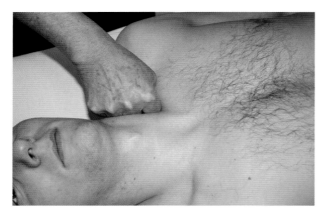

图 3. 20　治疗内旋-颈 CC 点

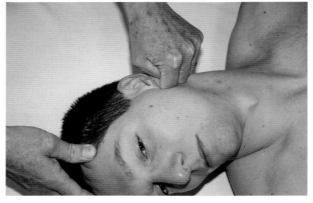

图 3. 21　治疗内旋-头 3 CC 点

患者仰卧

治疗内旋-颈 CC 点，既可用指尖也可用指间关节，处理时应从此点延伸至肩胛舌骨肌的肌腹部，对筋膜的最致密区域进行强化处理。如果发现外旋-颈 CC 点也致密化，可在仰卧体位下同时治疗。

患者仰卧，头旋向侧方

内旋-头 3 CC 点在耳垂的前下方，在通向茎突的沟的方向。

治疗时指尖或指间关节穿过此区域，寻找深层更致密和敏感的点，通过治疗恢复组织滑利性，减少疼痛。

如果相应的后锚定点发生致密化改变，那么它们也应被处理（图3. 22，图3. 23）

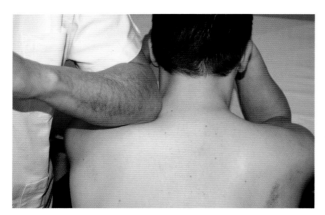

图 3. 22　治疗外旋-肩胛 CC 点

图 3. 23　治疗外旋-头 3 CC 点

患者呈坐姿，一只肘支起，将前额置于手掌

通常情况下，治疗外旋-颈 CC 点时患者呈仰卧位，但当交替治疗此点和外旋-头 3 近端点时，坐姿更合理。外旋-头 3 CC 点经常被外旋-肩胛 CC 点所取代，外旋-肩胛 CC 点位于肩胛提肌在肩胛骨的起点上。

患者呈坐姿，将前额置于手背

外旋-头 3 CC 点位于茎突后方的凹陷处，在胸锁乳突肌插入点的后缘。

对头夹肌筋膜进行操作，头夹肌筋膜连接头夹肌与肩胛提肌。

颈部张力结构的治疗流程示意图（图 3.24）

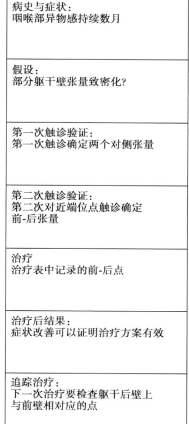

图 3.24　颈部张力结构的治疗流程示意图

病例报告

　　Ivano 是一位 44 岁的男性患者,7 个月来总感觉喉部痰咳不净,耳鼻喉医生未发现异常,X 线检查也未找到病灶。患者不吸烟,在运动时未出现颈部疼痛。对颈部张力结构进行触诊检查,发现两个对侧张量的前-内-颈左侧 CF 点[**]、前-外-颈右侧 CF 点[**]敏感。检查近端点,未发现有 CF 点敏感,但相关的前-颈 3 双侧 CC 点[**]敏感。由于沿前-后张量

的点最多,可以选择以下点治疗:前-内-颈左侧、前-颈 3 双侧。在第一疗程结束时,患者说感觉喉部的痰消失了,但在第二疗程时,他又说喉部的痰好像没有完全消失。让患者呈坐姿,检查后壁锚定点,发现后-头 3 双侧和后-内-颈右侧敏感。治疗完这些点,效果非常理想。

（元香南　张梦雪　关玲　译）

第四章
胸部张力结构

胸腔内有三类筋膜结构包绕以下器官-筋膜单元：

– 胸膜环绕肺和支气管，构成内脏器官-筋膜单元。

– 心外膜和血管鞘包裹着心脏和肺循环的血管，形成胸部脉管器官-筋膜单元。

– 胸腺筋膜和心包[45]与胸腺和膈肌中央腱相连，构成胸部腺体器官-筋膜单元。

病史与症状：胸部张力结构的功能障碍

在没有证据显示心脏有问题的情况下，有以下指征时可以尝试治疗胸部张力结构（图4.1），包括胸廓前壁的感觉异常，如胸闷、胸骨沉重、心悸伴随焦虑等。这一功能障碍列表能够帮助治疗师为患者针对性地解决问题。

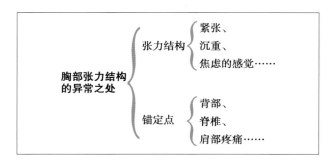

图4.1 与胸部张力结构有关的感觉

当患者主诉背痛时，应询问其是否有内脏疾病。有时，患者主诉的症状不是全身性疼痛，而是轻微心律不齐、低氧血症、呼吸困难或持续性咳嗽，

但这些症状很可能与3个胸部器官-筋膜单元相关（图4.2）。

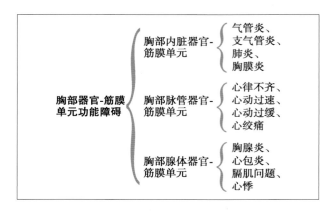

图4.2 最常见的颈部张力结构功能障碍

依据触诊检查的结果就可以确定治疗方案，所以治疗师不必确切知道功能障碍由哪个器官-筋膜单元引起。

假设

在存在心律不齐、呼吸困难或咳嗽等症状又没有特定原因的情况下，治疗师可以假设这些症状是胸腔肌筋膜弹性改变造成的。筋膜的刚性增加会干扰该节段器官-筋膜单元的正常运动。

实际上，胸部筋膜的致密化能诱导出内脏功能障碍[46]的症状。换句话说，筋膜致密化可以引起胸肌的异常收缩，进而影响内部自主神经冲动的释放。

---

[45] 通过RIA/HPL C和免疫组化，证实在心包中存在血管紧张素和试验性钠尿因子样物质或心血管稳态调节剂。报道数据表明，心包除了其已知的机械性质外，还可能具有内分泌功能。（Wen S.1992）

[46] 胸骨旁肌肉触发点引起的疼痛可引起类似心绞痛或心肌梗死的症状。反过来，心肌功能不全会导致胸肌形成一个触发点。（Rachlin E.2002）

各种内部筋膜向后会聚到剑突,膈肌的中央肌腱、一些胸骨心包韧带和支气管心包膜的延伸部分也在此处终止(图4.3)。位于胸骨[47]后面的胸横肌也源自该节点,胸膜前窦黏附在胸横肌的筋膜上。

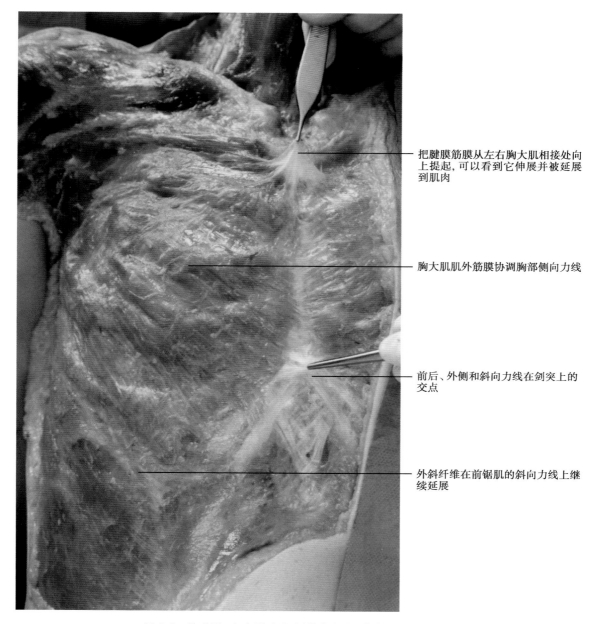

图 4.3　胸前壁,突出的腱-肌纤维在剑突(节点)上的交会点

把腱膜筋膜从左右胸大肌相接处向上提起,可以看到它伸展并被延展到肌肉

胸大肌肌外筋膜协调胸部侧向力线

前后、外侧和斜向力线在剑突上的交点

外斜纤维在前锯肌的斜向力线上继续延展

[47] 几乎由软骨构成的剑突具有非常多变的构象(三角形、椭圆形、矩形、分叉等),并且经常有小的胸骨或剑突孔,皮下结缔组织通过该穿孔与纵隔的结缔组织相连。两侧胸横肌起源于剑突外侧部的小腱膜,并通过不同的指状突向外向上延伸插入第三和第四肋软骨,底部的指状突为横向,与腹横肌的上束相连。(Testut.1987)

胸腔是一个张力结构,骨骼构成其核心张量(principal tensors),胸骨和椎骨位于前后方向;在倾斜方向上有肋骨,肋骨在吸气过程中向上和向外提升产生侧向牵引力;肋间肌也是大的张力结构的一部分,由肌筋膜和壁胸膜[48]调节。由于它上方的筋膜与肋间肌筋膜、壁胸膜相接续,所以膈肌能够与胸廓张力结构同步运动(图4.4)。

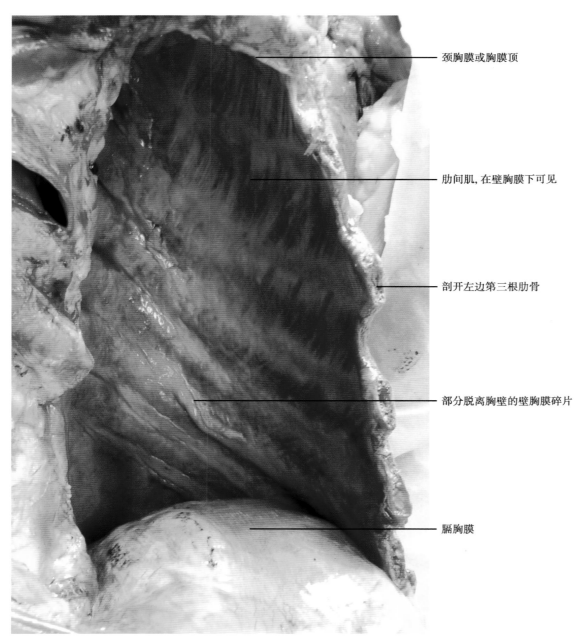

颈胸膜或胸膜顶

肋间肌,在壁胸膜下可见

剖开左边第三根肋骨

部分脱离胸壁的壁胸膜碎片

膈胸膜

图4.4　胸部矢状切面,肺被切除可以看到壁胸膜层

---

[48] 肋胸膜通过胸内筋膜附着在肋骨和肋间肌上,这与靠近腹壁的浆膜下组织相呼应,使结构更为坚固。在第一肋骨上方,壁胸膜形成颈部胸膜(胸膜顶),呈圆顶状覆盖肺顶点。小斜角肌是一种小而不稳定的肌肉,两条韧带(椎-胸膜、肋-胸膜)使颈胸膜呈悬吊状。(Benninghoff A.,Goerrtler K.1986)

胸部张力结构的触诊检查与治疗

为了确定哪个张量影响了躯干壁以及其内容物，治疗师必须对特定点进行触诊检查。

胸肋韧带（图 4.5）对于调控胸廓运动非常重要，尤其在前后方向上。

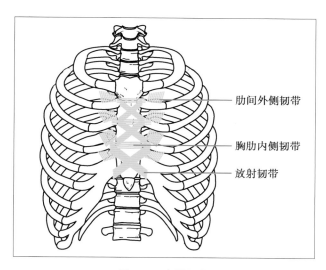

图 4.5　胸骨韧带

胸肋韧带主要有：
- 肋间外侧韧带，其纤维纵向排列。
- 胸肋内侧韧带，其纤维侧向排列。
- 放射韧带，向斜向延伸。

后胸壁上有肋椎韧带（图 4.6），其纤维排列方式与上述前韧带相同：
- 放射韧带。
- 横突间韧带。

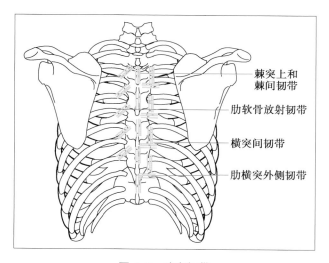

图 4.6　肋旁韧带

- 肋横突外侧韧带。

棘上韧带也应加入这个名单，它们将椎骨棘突与棘突间韧带连接了起来。上述前、后韧带均与骨膜、肌筋膜相连。对前-内-胸 CF 点和后-内-胸 CF 点进行手法操作可以恢复这些韧带的弹性，从而改善胸段张力结构的前后弹性。

当需要治疗的张量已确定，筋膜手法应顺着整个张量，对其上所有点进行手法操作，这对于前-后张量尤其有效，前-后张量也包括肌筋膜序列的内侧和后侧。

在前-中和后-中张量上有一些"节点（node points）"，之所以被称为"节点"，是因为它们位于将 3 个器官-筋膜单元连接为一个整体的筋膜锚定点附近。

前-内-胸 3 是胸段的前节点，因为以下肌筋膜和腱膜外筋膜在这里会聚：
- 腹直肌鞘和胸骨肌。
- 背阔肌和左右腹斜肌的筋膜。
- 胸大肌下降部分的筋膜和对侧的腹外斜肌。

在胸腔内部，膈肌中央腱筋膜、纵隔胸膜和肺韧带在前-内-胸 3 汇合。所有这些筋膜均与支气管心包膜[49] 相关联（图 4.7）。支气管心包膜还与大的肺血管和支气管毛细血管的外膜相连，所有结构产生的机械应力使其内胶原纤维呈纵横交错的网状结构。这些纤维的排列反映了胸骨韧带的排列，特别是 3 个躯干壁张量。

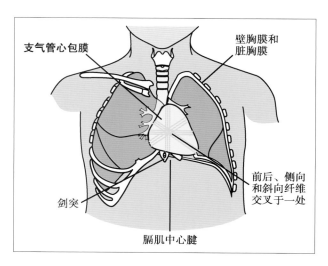

图 4.7　支气管心包膜示意图，用黄色作为突出标识

[49] 坚固的纤维束将肺柄（pulmonary peduncle）和气管分叉连接到心包后壁。这些纤维束从下腔静脉壁向膈肌中央腱后缘辐射，它们一起形成支气管心包膜的结缔组织膜。这种膜可保证胸肌和膈肌的协同运动。（Helmut L.1987）

以下 CC 点和 CF 点影响胸前淋巴结点：
- 前后方向上的前-内-胸 CF 点和前-内-腰 CF 点。
- 侧向上的前-胸 CC 点和前-外-胸 1、2 CF 点。
- 斜向上的内旋-胸 CC 点和对侧内旋-腰 CC 点。
（图 4.8）

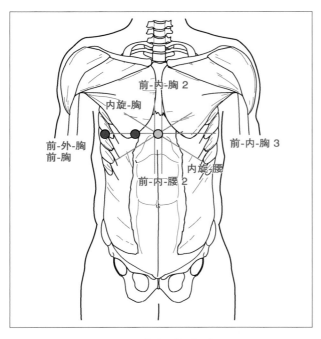

图 4.8　节点：前-内-胸 3

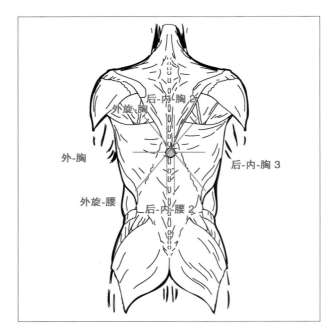

图 4.9　胸部张力结构的后节点（后-内-胸 3）

支气管心包膜是前纵隔和后纵隔之间的分隔壁，它位置重要并且与横膈膜脚连接，所以它也受到胸壁后张力的影响。

后-内-胸 3 是胸部后节点，因为下面的腱膜外筋膜的张力汇聚在这里（图 4.9）：
- 位于深层的竖脊肌（后-内-腰 2）和（后-内-胸 2）。
- 一侧背阔肌的上部（外-胸，右）与对侧背阔肌（外-胸，左）。

- 右侧斜方肌的下降部分（外旋-胸），它的腱膜延续到左侧腹斜肌（外旋-腰）。

因此，后-内-胸 CF 点、后-内-腰 CF 点以及外-胸 CC 点、外旋-胸 CC 点、外旋-腰 CC 点可以影响这个后节点。

因为包含在腰腔内多个器官的悬吊韧带附着在膈肌下表面，所以后节点（后-内-胸 3）也会影响腰椎的器官-筋膜单元。

在膈肌的中心腱下方，肝脏冠状韧带的主要功能是使肝脏在没有任何壁腹膜介入的前提下与膈肌直接相接。肝脏的两个三角形韧带和镰状韧带以及膈韧带、胃膈韧带和肾上腺膈韧带也都附着在膈肌的内表面。

胸部张力结构的触诊检查与治疗（图 4.10~图 4.13）

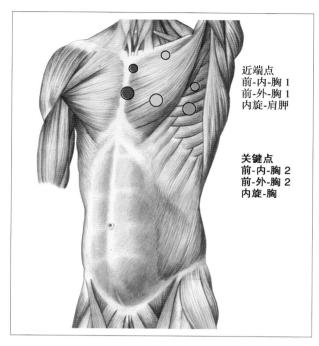

近端点
前-内-胸 1
前-外-胸 1
内旋-肩胛

关键点
前-内-胸 2
前-外-胸 2
内旋-胸

图 4.10　通过对关键点和近端点进行触诊检查来确定张量（摘编自 G. Chiarugi and L. Bucciante, Istituzioni di anatomia dell'uomo, vol. 2, Piccin Nuova Libraria, 1983, op. cit.）

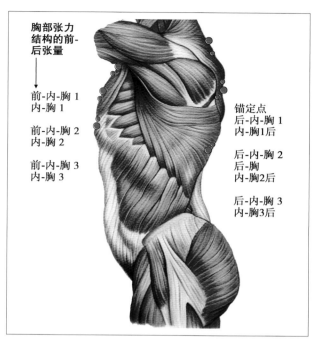

胸部张力结构的前-后张量

前-内-胸 1
内-胸 1

前-内-胸 2
内-胸 2

前-内-胸 3
内-胸 3

锚定点
后-内-胸 1
内-胸1后

后-内-胸 2
后-胸
内-胸2后

后-内-胸 3
内-胸3后

图 4.11　在胸部张力结构中与前-后张量相连并可用于触诊检查和治疗的点

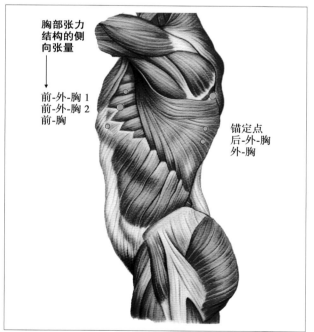

胸部张力结构的侧向张量

前-外-胸 1
前-外-胸 2
前-胸

锚定点
后-外-胸
外-胸

图 4.12　在胸部张力结构中与侧向张量相连并可用于触诊检查和治疗的点

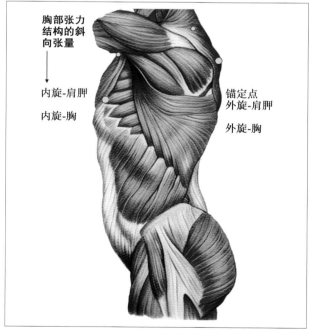

胸部张力结构的斜向张量

内旋-肩胛

内旋-胸

锚定点
外旋-肩胛

外旋-胸

图 4.13　在胸部张力结构中与斜向张量相连并可用于触诊检查和治疗的点

前-后张量的治疗方法（图 4.14，图 4.15）

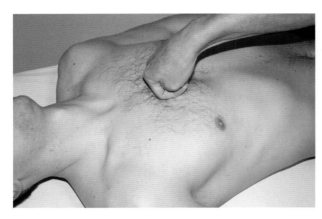

图 4.14   前-内-胸 2 CF 点的治疗

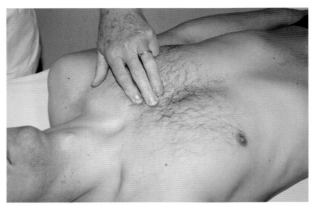

图 4.15   前-内-胸 1 CF 点的触诊

患者仰卧

治疗开始时，治疗师必须在肋骨软骨（前-内-胸 2）之间和胸骨上（内-胸 2）寻找致密点。

如果发现不够滑利，那么便要调动筋膜和韧带；如果发现慢性纤维化，要用指关节在对应点上进行操作，直到引发炎症。

患者仰卧

一旦解决了关键点，治疗师就应该检查近端点；有时外肋间韧带、胸骨上韧带和放射韧带也会发生致密化。如果这些点痛感明显，可以用指尖进行操作。

如果相应的后锚定点发生致密化改变，那么它们也应被处理（图 4.16，图 4.17）

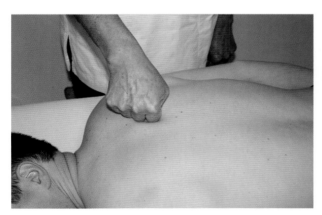

图 4.16   后-内-胸 2 CF 点的治疗

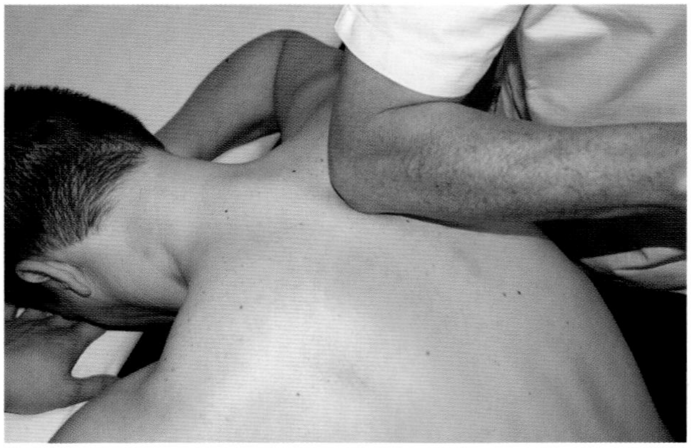

图 4.17   后-内-胸 1 CF 点的治疗

患者俯卧手臂伸直

当存在内部功能障碍时，治疗师不仅要治疗矢量中心，更要注重沿张力线进行手法操作，其实操作可以延伸到棘上韧带。在患者俯卧状态下，将治疗延伸到后-内-胸 3 CF 点，即后节点，也非常有用。

患者头靠手呈坐姿

每当触诊检查也证明后-内-胸 1 CF 点发生致密化时，治疗师可以在患者俯卧时对后-内-胸 2 进行操作，然后在患者呈坐姿时对后-内-胸 1 进行操作。对于后-内-胸 1，可将肘部或指关节放置于第二胸椎棘突旁，对筋膜进行手法操作直到其致密化有效缓解。

侧向张量的治疗方法（图 4.18, 图 4.19）

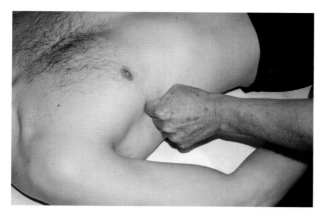

图 4.18　前-外-胸 2 CF 点的治疗

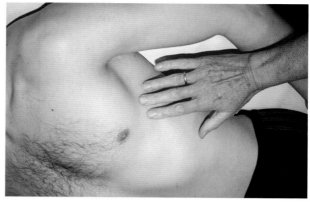

图 4.19　前-外-胸 1 CF 点的触诊

患者仰卧，手臂远离两侧

如果触诊检查发现侧向上的点发生改变，那么治疗师就用拇指或指关节在这个点上进行操作，直到致密化和疼痛消失。

患者再次站起时会感到呼吸更加自由舒畅。

患者仰卧，手臂远离两侧

前胸外侧的两个 CF 点位于前锯肌上方，前锯肌筋膜与腹直肌筋膜相连接，前-胸 CC 点位于两筋膜相接之处。如果该 CC 点敏感和发生致密化，那么应该将它和前-外-胸 CF 点一起进行手法处理。

如果相应的后锚定点发生致密化改变，那么它们也应被处理（图 4.20, 图 4.21）

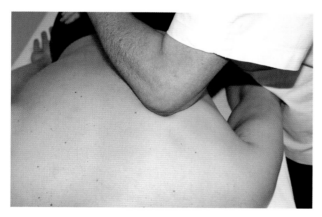

图 4.20　后-外-胸 CF 点的治疗

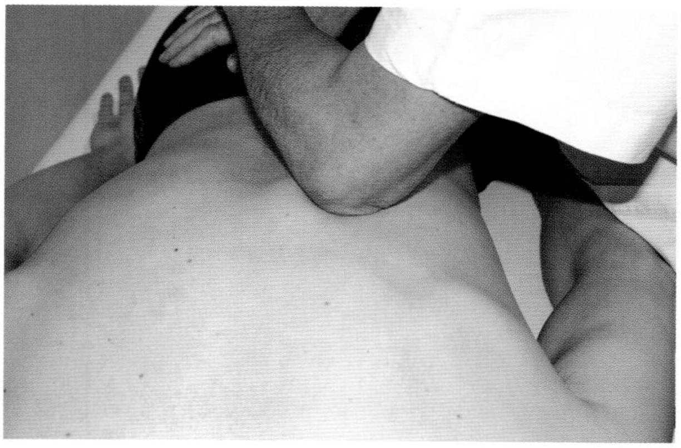

图 4.21　外-胸 CC 点的治疗

患者俯卧，手臂伸直

治疗师对该 CF 点进行操作要在斜方肌下缘或背阔肌上缘区域，或者针对这两块肌肉形成的三角形中心。斜方肌下缘是较常见的致密区域，经常导致肩顶疼痛。

患者俯卧，手臂伸直

外-胸 CC 点对应嵌入第八、第九和第十肋骨的骨骼肌上。因此，可以对延长线上的更多点进行手法操作。

如果患者站立时仍感到疼痛，则需要治疗更近或更远的点。

斜向张量的治疗方法（图 4.22，图 4.23）

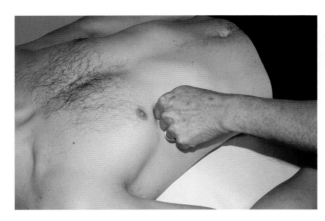

图 4.22　内旋-胸 CC 点的治疗

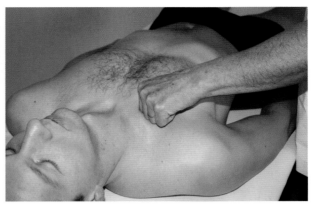

图 4.23　内旋-肩胛 CC 点的触诊

患者仰卧

　　呼吸时，大部分斜向运动发生在第 4~6 肋间。要让胸壁下器官恢复正常生理蠕动，就得恢复筋膜在此区域的弹性。即使旋转运动时不会疼痛，仍可通过治疗这个点来改善内脏功能。

患者仰卧

　　内旋-肩胛 CC 点位于锁骨下，即锁骨同轴筋膜的起源之处。此筋膜使肩胛骨的旋转与肱骨同步，并使胸小肌和肋间肌的活动同步。

　　如果遇到女性患者，这一点可以作为触诊检查的要点。

如果相应的后锚定点发生致密化改变，那么它们也应被处理（图 4.24，图 4.25）

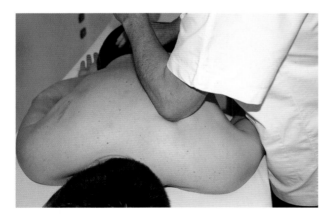

图 4.24　内旋-胸 CC 点的治疗

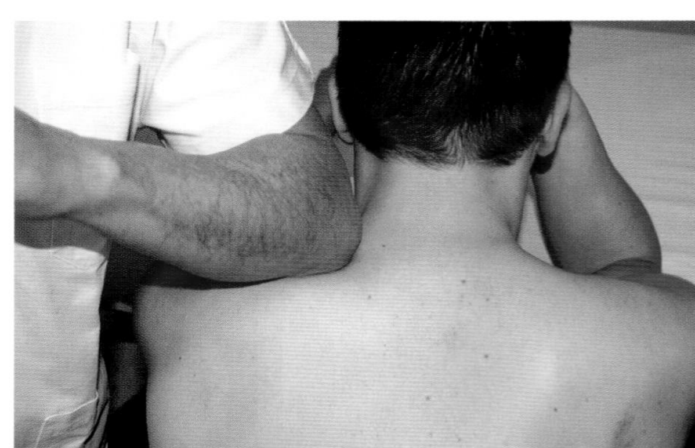

图 4.25　外旋-肩胛 CC 点的治疗

患者俯卧，手臂伸直

　　治疗师将肘部垂直地定位于上后锯肌上，并对此处筋膜进行横向操作。

　　锯肌筋膜从该肌肉起，延伸覆盖整个后胸部区域，并终止于下后锯肌。如果这个锚定点（外旋-胸）发生致密化，就会造成胸壁运动障碍。

患者呈坐姿，一只胳膊肘靠在底座上，前额靠在手掌上

　　治疗师将肘部在肩胛提肌远端插入，并进行横向操作。肩胛提肌的筋膜能延续到可与冈下肌协作外旋（外旋-肱骨）的冈上筋膜、肩胛下筋膜（内旋-肱骨），以及形成胸膜悬韧带的筋膜。

病例报告

　　一名 43 岁的女药剂师胸前出现紧束感（图 4.26），3 个月来有很大困扰，她自诉无其他疼痛或功能障碍。对 3 个关键点的触诊检查发现两个张量很敏感：前-内-胸 2**，内旋-胸 2**。

　　对近端点和远端点进行触诊检查仅确定前-后张量：前-内-胸 1、3**，因此治疗师选择前-后张量上的点来治疗。同时，检查发现内-胸 1-3 的中间点也很敏感，也对其进行治疗。当手法操作让这些点放松后，患者自诉有胸部"张开"的感觉。治疗后检查之前的点发现，前面的沉重感虽已消失，但后锚定点仍是高张力。对脊柱进行触诊仅确定后-内-胸 2 CF 点，用手法把这一点放松后患者感到浑身舒适。

胸部张力结构的治疗流程示意图

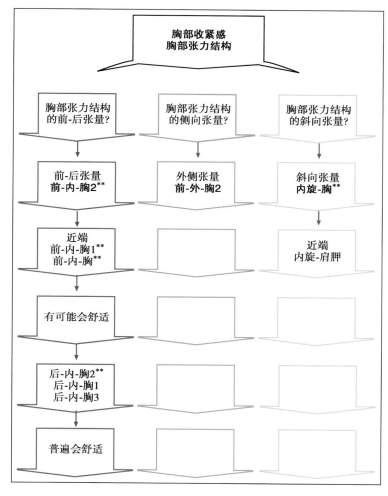

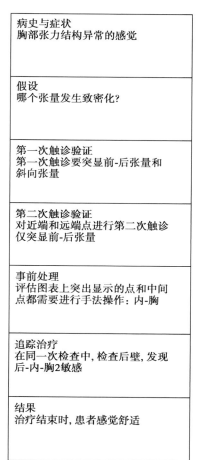

图 4.26　胸部张力结构的治疗示意图

（张梦雪　关玲　译）

第五章
腰部张力结构

在腰部有 3 个鞘包绕 3 个器官-筋膜单元:

- 结肠上方的腹膜包含胃、幽门和十二指肠,它们一起构成了腰部内脏器官-筋膜单元。
- 腹膜后筋膜覆盖腹主动脉、静脉和肾脏,它们一起形成了腰部脉管器官-筋膜单元。
- 肝包膜(与肝脏相连)、肾上腺和 Treitz 筋膜(与内分泌胰腺相关),这些结构一起形成了腰部腺体器官-筋膜单元。

病史与症状:腰部张力结构的功能障碍

腰节段的异常感觉,患者通常会描述为餐后腹胀、打嗝、反胃、疼痛痉挛、烧灼感、胃部沉重感、剑突下肿块感等(图 5.1)。

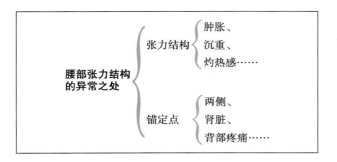

图 5.1　与腰部张力结构相关的感觉

医学诊断经常是胃炎、食管炎、便秘、结肠炎等,在初始阶段,腹部超声和其他检查一般不会发现任何明显异常,因为这些问题与腹腔有关[50],而不涉及器官。

用筋膜手法治疗后,如果患者不再感到肿胀、消化不良等不适,那就可以推断这些症状由腹部筋膜致密化引起。筋膜僵硬会导致不适感,这种感觉通常被患者认为是潜在器官疾病。当然,随着时间的推移,僵硬的筋膜确实会限制肌肉适应腹部内容物变化的能力,这会影响壁内自主神经节释放神经冲动,改变内部器官的蠕动,最终将导致器官功能障碍,如胃炎、食管炎、少尿症和胆绞痛(图 5.2)。

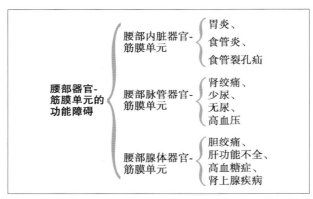

图 5.2　腰部器官-筋膜单元的功能障碍

假设

引起症状的原因是腹壁致密化,还是胃肠神经节改变? 筋膜治疗师能否区分清楚并不重要,因为治疗计划可以通过触诊检查来制订,触诊检查能识别哪个张量是干扰因素。其实,在这类情况下,触诊检查是唯一可行的替代方法,比专业测试和运动检查更有意义(图 5.3,图 5.4)。

---

[50] 多位作者报道了与腹壁触发点相关的躯体和内脏的相互作用。腹直肌上部的触发点会引起背部疼痛,并产生类似消化不良的症状。脐周触发点引起类似绞痛的疼痛感。(Rachlin E.2002)

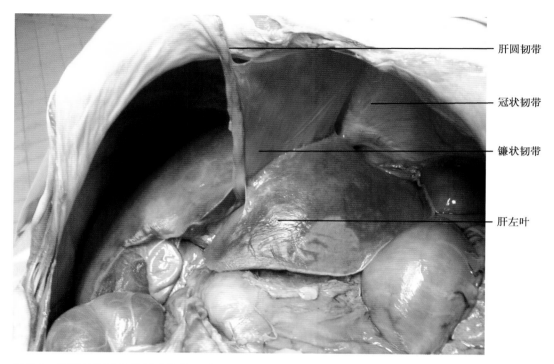

肝圆韧带

冠状韧带

镰状韧带

肝左叶

图 5.3 肝脏的圆形韧带可以从前面看到，其包括双层镰状韧带；在镰状韧带的后面，可以看到肝冠状韧带的一部分

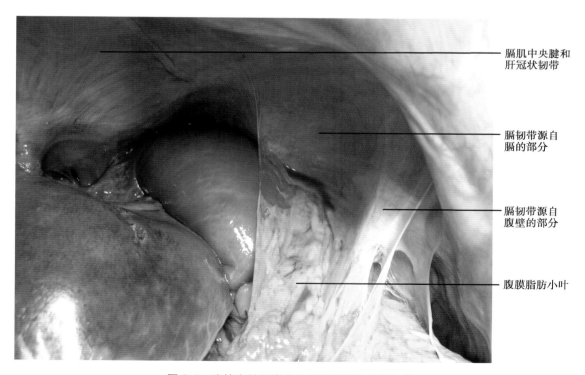

膈肌中央腱和肝冠状韧带

膈韧带源自膈的部分

膈韧带源自腹壁的部分

腹膜脂肪小叶

图 5.4 连接左结肠弯曲和腹部侧壁的左膈韧带

肾筋膜由肾前膜(pre-renal lamella)和肾后膜(post-renal lamella)形成,它们环绕肾脏形成一个腔室[51]。后膜被一薄层脂肪结缔组织、肾旁体或肾旁脂肪从腰方肌和腰大肌中分离出来。结肠壁腹膜(Toldt筋膜)使前膜变得更坚韧。而且,这两个

膜融合在一起并牢固地黏附在膈肌的下表面。在肾室中,肾脏的脂肪被膜下面有一层坚硬的纤维层,即肾被膜,它覆盖了肾脏的所有表面。在肾门处,肾囊反折(reflect)并且穿透肾窦。大量结缔组织从肾包膜的内表面延伸到肾实质内(图5.5)。

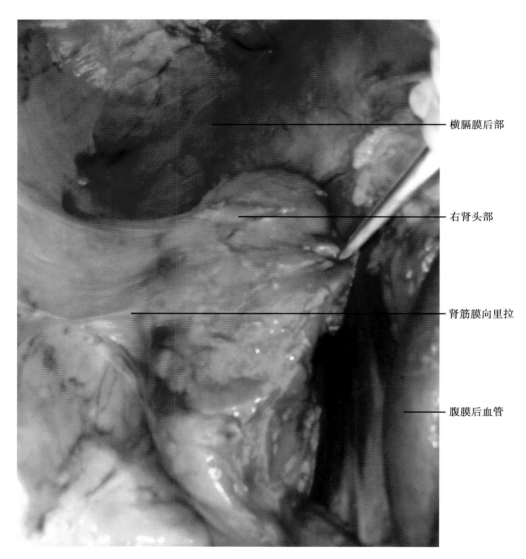

右侧标注（从上到下）：
横膈膜后部
右肾头部
肾筋膜向里拉
腹膜后血管

图5.5　剖开后腹壁,露出腹膜后筋膜,特别是肾周围的肾筋膜

---

[51] 除了肾及其神经血管蒂,肾上腺和输尿管也包含在肾室内。肾脏和肾上腺不直接接触隔间壁,因为有疏松结缔组织(肾脏的脂肪囊)与它们分开。(Testut,1987)

腰椎张力结构的触诊检查与治疗

真正理解内脏生理学,就知道将内脏和筋膜一起检查非常有必要。在所有医学课本中,阐释肌肉和内脏时都没有提到它们周围环绕和黏附的筋膜(图 5.6)。其实,筋膜的胶原骨架决定了器官形状,更重要的是,它可以激活壁内神经节,使得内脏器官能够蠕动,换句话说,它造就了内脏器官的生理功能。

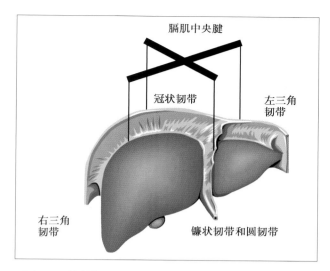

图 5.7　拉伸插入肝脏的韧带可对壁内神经节产生影响

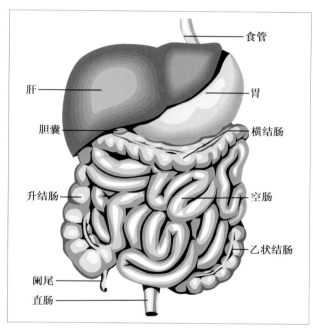

图 5.6　消化器官

现在检查上图所示的器官,看看在排除筋膜因素的情况下,能出现什么功能障碍。

在不考虑附着筋膜的情况下(图 5.6),肝脏似乎邻近具备消化功能的内脏,所以解剖学家将它分配给消化系统,尽管它的主要功能是代谢、造血和内分泌[52]。肝脏在消化中的作用与胆汁分泌有关,但是肝脏的消化功能与其他功能相比实在微不足道,而且并不是所有动物的肝脏都有消化功能[53]。

当连同其附着筋膜一起考虑时(图 5.7),肝脏与横膈膜就形成了一个连续体。

这种紧密的联系可确保膈肌运动加速时,例如

在跑步过程中,肝脏会受到泵效应的影响,将先前储存的糖原释放到血液循环中。这个过程并不受中枢神经系统控制,而是由外周力和自主神经共同协调所发生的。

心包固定在横膈膜中央腱的上表面,这种连续性结构会带来一些有价值的功能,如新陈代谢和心率在体育锻炼(比如跑步)中会增加,所有这些韧带就像牵木偶的线(图 5.7),可通过牵拉激活神经网络。

这些器官-筋膜连续性的例子证明了解析器官-筋膜单元比解析孤立的器官意义更大。

通过研究筋膜的附着点,我们来讨论内部疼痛如何转移到躯干壁,以及如何通过作用于腹腔的力来治疗内部功能障碍。

胃和其他器官的位置是通过躯干壁的反作用力来保持的,也有一部分由于韧带附着(图 5.8)。所以胃是"漂浮"着的,根据阿基米德原理,悬浮在流体中的固体所受到的浮力与悬浮固体浸没部分排出的流体的重力相等。因此,随着胃容积的变化,来自下面的力也会变化。腹内压力等于大气压,腹壁就像一张维持内外平衡的薄膜。如果腹壁硬,那么它就会阻碍内部压力的变化,导致疼痛感受器受牵拉。因为腰部张力结构对微小压力的变化非常敏感,所以让腹壁保持生理弹性非常重要。

胃功能障碍,如肿胀感,常发生的区域在剑突下方。这是因为胃大部分被肋骨覆盖,只有剑突下方的腹壁能够适应胃容积的变化。

治疗师不应仅检查患者感到肿胀的区域,还必须检查沿整个腹壁的躯干张量。即使产生干扰的

---

[52] 肝脏可以帮助将左旋甲状腺素转化为代谢更为活跃的三碘甲腺原氨酸。(Taber C.2007)

[53] 许多鸟类、鲸目哺乳动物和一些啮齿动物都没有胆囊,低脂肪营养的脊椎动物也没有胆囊。(Kent G.1997)

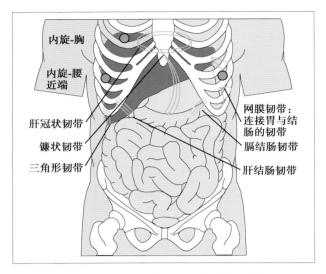

图 5.8   腹腔中带有附着韧带的消化器官

张量位于前-内区域,通过触诊也可以明确外侧张量或倾斜张量中的致密点。如果触诊检查没有在关键点上发现任何变化,那么就检查近端点:前-内-腰 1、前-外-腰 1、内-腰近端。

　　本章增加了两个新点——内-腰近端点和外-腰近端点,它们对应于横膈膜下腰部器官-筋膜单元的锚定点。内-腰近端点位于内-腰和内-胸之间大约 1/2 位置,外-腰近端点位于外-腰和外-胸之间远端 1/3 的位置。从肌肉骨骼的角度来看,内-腰近端和外-腰近端不是矢量的 CC 点,所以它们仅可用于调节内部功能障碍。

　　脐代表腰部张力结构的前节点,它类似于轮毂(图 5.9),这个轮子的边缘对应于骨锚定点,辐条代表各种张量。

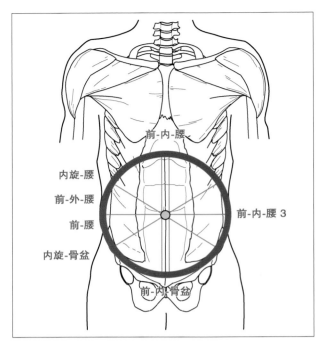

图 5.9   腰部张力结构的前节点

　　尤其腹壁张量向脐的会聚包括:
- 两个平行于白线的前-后张量(前-内-腰和前-内-骨盆)。
- 主要由腹横肌纤维形成的侧向张力(前-外左右)。
- 腹外斜肌和对侧腹内斜肌形成斜向张量,从内-腰 CC 点延伸到内-骨盆 CC 点。

　　脐处于中心位置,它是内脏引发牵涉疼痛(例如阑尾炎、结肠炎、肠炎等)的焦点,当器官体积增大或发炎时,筋膜张力就会更容易向腹部张力结构的焦点汇聚。

腰部张力结构的触诊检查与治疗（图 5.10~图 5.13）

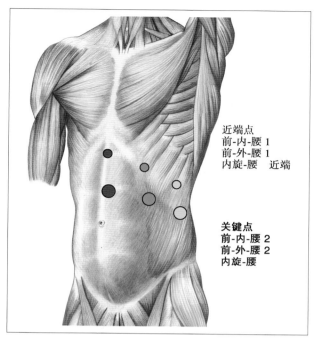

近端点
前-内-腰 1
前-外-腰 1
内旋-腰　近端

关键点
前-内-腰 2
前-外-腰 2
内旋-腰

图 5.10　通过对关键点和近端点的触诊检查来确定张量（摘编自 G. Chiarugi and L. Bucciante, Istituzioni di anatomia dell' uomo, vol. 2, Piccin Nuova Libraria, 1983, op. cit.）

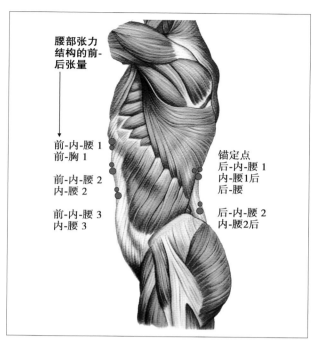

腰部张力结构的前-后张量

前-内-腰 1
前-胸 1

前-内-腰 2
内-腰 2

前-内-腰 3
内-腰 3

锚定点
后-内-腰 1
内-腰1后
后-腰

后-内-腰 2
内-腰2后

图 5.11　在腰部张力结构中与前-后张量相连并可用于触诊检查和治疗的点

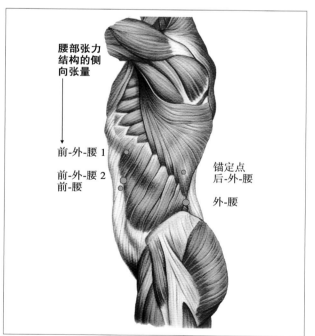

腰部张力结构的侧向张量

前-外-腰 1

前-外-腰 2
前-腰

锚定点
后-外-腰

外-腰

图 5.12　在腰部张力结构中与侧向张量相连并可用于触诊检查和治疗的点

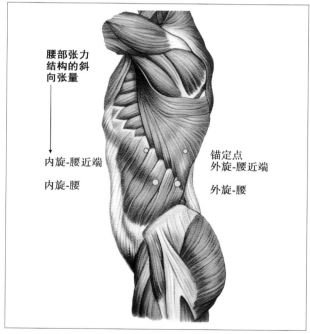

腰部张力结构的斜向张量

内旋-腰近端

内旋-腰

锚定点
外旋-腰近端

外旋-腰

图 5.13　在腰部张力结构中与斜向张量相连并可用于触诊检查和治疗的点

前-后张量的治疗方法（图5.14,图5.15）

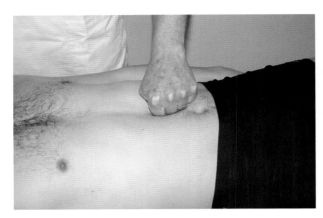

图5.14   前-内-腰2 CF点的治疗

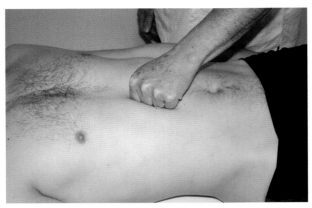

图5.15   前-内-腰1 CF点的治疗

患者仰卧,双腿伸展

前-内-腰2 CF点位于白线的一侧,脐和剑突中间。

可以用肘部进行治疗,不要垂直施压,而要倾斜用力,目的是恢复腹部肌肉的界面滑动。

患者仰卧

前-内-腰1 CF点位于肋骨下方剑突的一侧。由于必须穿透这些结构精细的区域,所以治疗师要用指关节进行操作,持续摩擦一直到筋膜基质发生改变。这类CF点通常与胸前结节点（前-内-胸3）一起发生致密化。

如果相应的后锚定点发生致密化改变,那么它们也应被处理（图5.16,图5.17）

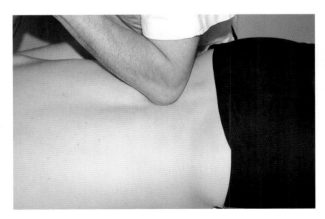

图5.16   后-内-腰2 CF点的治疗

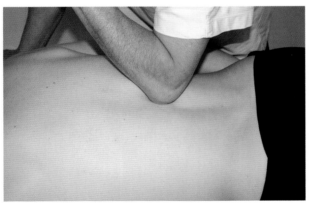

图5.17   后-内-腰1 CF点的治疗

患者俯卧,手臂伸直

这种CF点位于腰椎前凸的中间,竖脊肌和棘突之间的沟中。按压这一点可牵涉到的附属结构从胸腰筋膜表层到腰椎棘突。作为腰部前壁的张量,腹斜肌可插入到这一层。

患者俯卧

该CF点位于竖脊肌和棘突之间的沟里,平第一腰椎。在用肘部治疗这一点的过程中,患者可能会感到疼痛:
- 腹部疼痛是由于牵扯到张力结构的前张量。
- 睾丸或会阴疼痛则因为累及髂腹下神经和生殖股神经。

侧向张量的治疗方法(图 5.18,图 5.19)

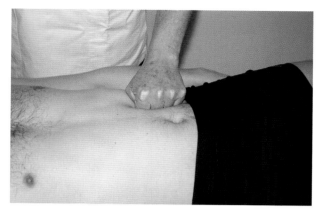

图 5.18　前-外-腰 2 CF 点的治疗

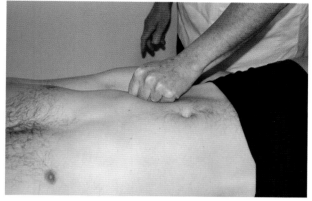

图 5.19　前-外-腰 1 CF 点的治疗

患者仰卧

前-外-腰 2 CF 点位于腹直肌鞘一侧,沿腹肌筋膜腱索的融合线。用关节或肘部进行横向摩擦,可使得躯干侧壁张量更有弹性,而不必直接涉及内脏筋膜。

患者仰卧

这个 CF 点在第八和第九肋骨软骨下,沿锁骨中线。

用中间和示指的指关节或肘部作用于这一点,与肋骨边缘产生摩擦。有时,这一点可能位于胸腔本身的上方,而不是下方。

如果相应的后锚定点发生致密化改变,那么它们也应被处理(图 5.20,图 5.21)

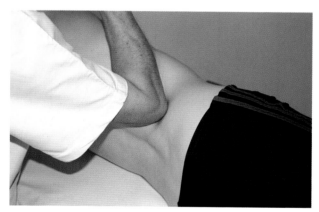

图 5.20　CC 点外-腰的治疗

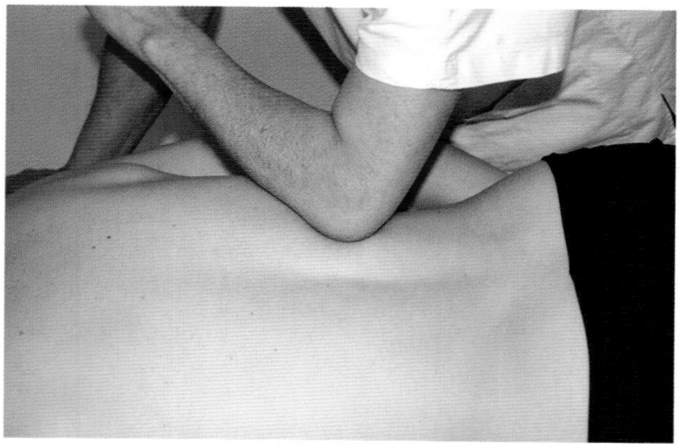

图 5.21　CF 点后-外-腰的治疗

患者侧卧

外-腰 CC 点位于腰方肌在髂嵴的起点上。提到肌肉是为了帮助定位,但治疗目标是以下筋膜的融合线:髂腰肌筋膜、胸腰筋膜和腰方肌筋膜。

患者俯卧

后-外-腰 CF 点位于腰方肌在第十二和第十一肋骨上的近端插入点,形成腰部张力结构前壁的腹部大肌肉,也从这一点开始或锚定。此处可用肘部进行治疗。

斜向张量的治疗方法（图 5.22，图 5.23）

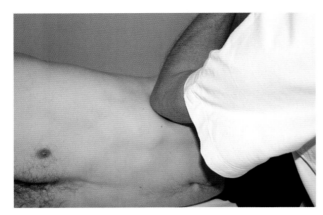

图 5.22　内旋-腰 CC 点的治疗

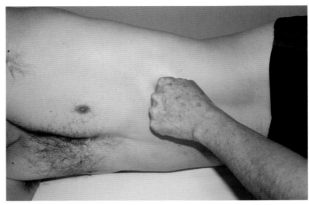

图 5.23　内旋-腰 CC 点近端的治疗

患者侧卧

开始治疗位于第十一肋顶端下方的这一点，最好从前方入手，用肘部操作，因为用指尖经常会引起瘙痒。一旦超敏反应减弱，可用示指关节完成治疗，因为它可以更准确地感知筋膜密度。

患者俯卧或侧卧

这个点位于第七、第八和第九肋的肋间隙，沿着这条线可以在这些肋间隙中找到致密点。内旋-腰后与特定肌肉无关，它与膈上方（胸膜）和膈下方（膈韧带）的筋膜相连。

如果相应的后锚定点发生致密化改变，那么它们也应被处理（图 5.24，图 5.25）

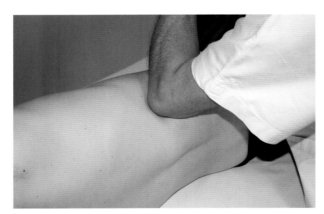

图 5.24　外旋-腰 CC 点的治疗

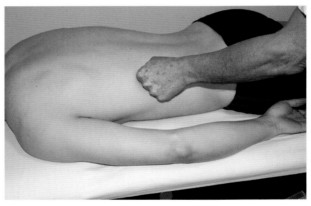

图 5.25　外旋-腰 CC 点近端的治疗

患者侧卧

治疗师从后面靠近这一点，为了打开这个区域，患者将同侧手臂举到头顶上方。这样，治疗师可以用肘部在第十二肋骨尖下方进行操作，按压这一点就可对筋膜产生足够的摩擦。

患者俯卧或侧卧

这个点位于第七、第八和第九肋的肋间隙，恰好在外旋-腰 CC 点的上方，沿着一条假想的线向上延伸到外旋-胸。治疗师可通过触诊识别这一点，然后用指关节在最敏感的肋间隙进行操作，新点与外旋-腰可同时被治疗。

病例报告

一名 72 岁的男性患者脐上区域长期有肿胀感。患者多年来患有多种代谢紊乱疾病（糖尿病、高尿酸血症、高胆固醇血症和高甘油三酯血症），他说自己腹胀是因为治疗代谢紊乱而服用大量药物所致。第一次针对 3 个躯干壁张量的关键点进行触诊检查，发现内旋-腰双侧** 非常敏感，内-外-腰

2* 有一定敏感度。对近端点进行第二次触诊，找到斜向张量内旋-腰后双侧*。当患者侧卧接受治疗时，对后锚定点进行触诊，发现外旋-腰双侧** 敏感。对内侧 CC 点和外侧 CC 点进行交替治疗。当患者再次站起来时，他欣喜地发现腹胀大大减轻了（图 5.26）。

腰部张力结构的治疗流程示意图

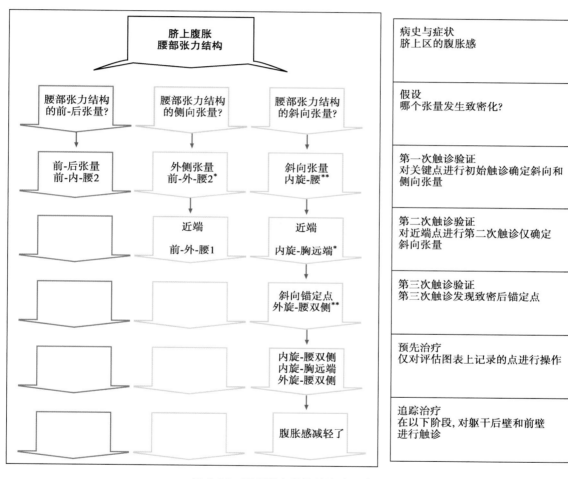

图 5.26　腰部张力结构的治疗示意图

（张梦雪　关玲　译）

第六章
骨盆张力结构

在骨盆部有 3 个鞘围绕着 3 个器官-筋膜单元:

– 结肠下的腹膜围绕小肠、大肠和直肠,形成骨盆内脏器官-筋膜单元。

– 腹膜下筋膜包含血管、膀胱和尿道,形成骨盆脉管器官-筋膜单元。

– 横筋膜(transversalis fascia)覆盖性腺、前列腺和子宫,形成骨盆腺体器官-筋膜单元。

病史与症状:骨盆张力结构的功能障碍

当患者陈述病史时,可能会描述到骨盆的 3 个器官-筋膜单元功能发生障碍之前就存在的异常感觉,如脐下胀满、尿不尽、某侧髂窝刺痛、会阴或肛门不适等(图 6.1)。

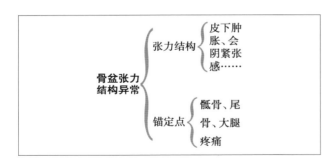

图 6.1　与骨盆张力结构相关的感觉

这种情况医学诊断可能是结肠炎、膀胱炎、便秘等。然而,如果服药后不缓解,患者会被送到内科、泌尿科等,患者按医生指示会依次进行结肠镜检查、超声波扫描或其他检查。

疼痛和其他异常感觉是身体发出的信号,用以提醒我们要移除干扰身体的因素,如影响器官-筋膜单元神经节正常功能的筋膜致密化。如果忽略这些早期症状,那么就会导致明显的功能障碍,如结肠炎、尿道炎、膀胱炎、肠易激或懒肠综合征(lazy bowel syndromes)以及卵巢囊肿(图 6.2)。

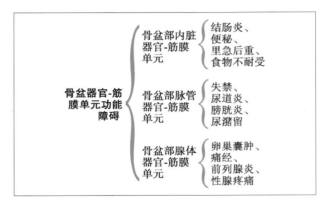

图 6.2　骨盆器官-筋膜单元最常见的功能障碍

对食物不耐受与酶、代谢、毒性或化学因素有关,但也可能由肠蠕动异常引起。食物在肠内通过有一个恰当的生理时间,如果不遵从这个时间,就会导致发酵异常,进而破坏酶基。

假设

筋膜治疗师认识到,尿不尽、会阴和肛门紧张以及肠痉挛等感觉可能是由于腹腔干扰了肠蠕动。因此,当患者主诉这些感觉时,治疗师可以针对骨盆张力结构制订一个计划。只有那些关注内脏运动的治疗师才能有效解决这类问题(图 6.3~图 6.6)。

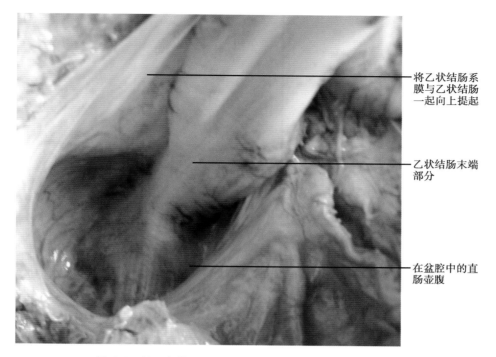

将乙状结肠系膜与乙状结肠一起向上提起

乙状结肠末端部分

在盆腔中的直肠壶腹

图 6.3 剖开小骨盆,显露出被腹膜包绕的乙状结肠和直肠

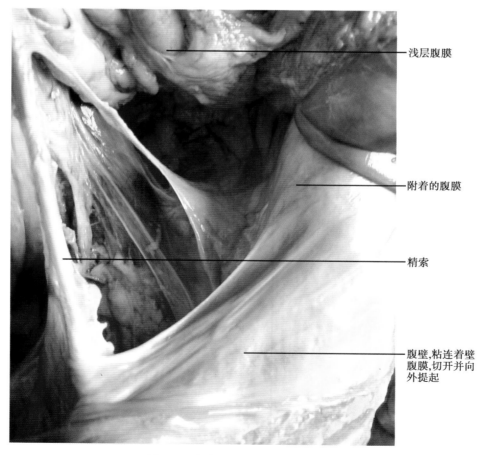

浅层腹膜

附着的腹膜

精索

腹壁,粘连着壁腹膜,切开并向外提起

图 6.4 左腹股沟韧带水平面的解剖

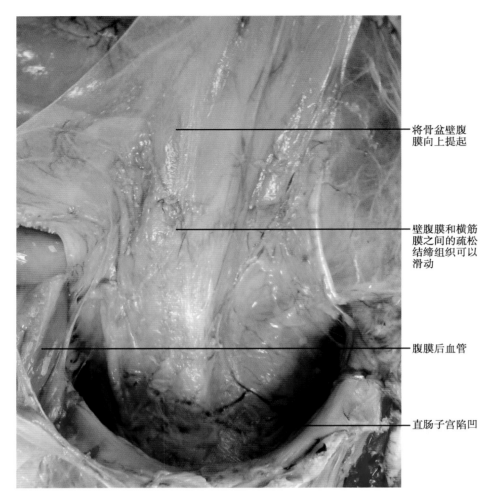

将骨盆壁腹膜向上提起

壁腹膜和横筋膜之间的疏松结缔组织可以滑动

腹膜后血管

直肠子宫陷凹

图 6.5   疏松结缔组织将壁腹膜与横筋膜分开

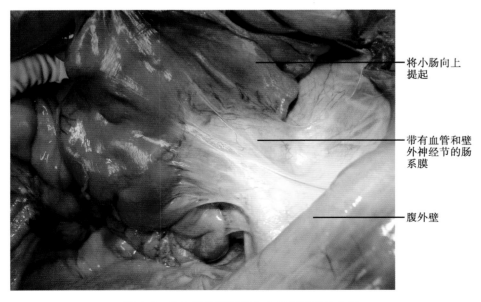

将小肠向上提起

带有血管和壁外神经节的肠系膜

腹外壁

图 6.6   将小肠的肠系膜向上提起后可见小肠

骨盆张力结构的触诊检查和治疗

3个骨盆器官-筋膜单元包括内脏(小肠和大肠)、脉管(膀胱、尿道和相关血管)和腺体(性腺和相关结构)器官-筋膜单元。男性(图6.7)、女性(图6.8)体内均包含这3个器官-筋膜单元,但男女生殖器成分有很大差异。

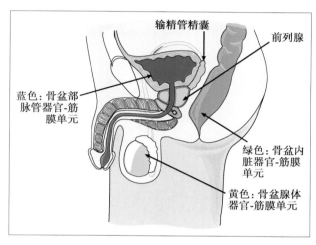

图6.7　男性骨盆的3个器官-筋膜单元

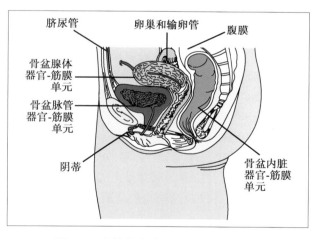

图6.8　女性骨盆的3个器官-筋膜单元

这些器官-筋膜单元并非悬浮在空隙中,它们被筋膜包裹着,并通过筋膜附着在大小骨盆的壁上,例如,前列腺[54]就附着在以下韧带和筋膜上:

- 前表面被尿道外括约肌的筋膜覆盖,该筋膜通过耻骨联合韧带与耻骨联合相接。
- 通过插入前列腺周围血管,前列腺的侧面与会阴上筋膜相连续,而会阴上筋膜又覆盖了肛提肌。
- 后表面通过腹膜与直肠壶腹前壁相连。

任何关于整个骨盆筋膜的详细描述都是非常复杂的,这些结构在调控骨盆自主功能方面有重要意义。

其实,即使是小手术也会使这些筋膜之间张力的相互作用改变,这将导致大便失禁或尿失禁,这也说明自主肌肉收缩不是控制括约肌的唯一机制。

括约肌周围的肌纤维分为光滑的和带横纹的两种,它们都被筋膜和自主神经网络包绕。当膀胱充满尿液时,它向上提起,越过耻骨联合的上缘,并向腹壁移动。膀胱前或耻骨后的空间如同浆膜,膀胱可以相对于腹壁运动。

现在来讨论一些涉及骨盆壁活动的肌肉和韧带(图6.9)。形成骨盆隔膜的肛提肌源自耻骨后表面、坐骨棘和增厚的闭孔筋膜。

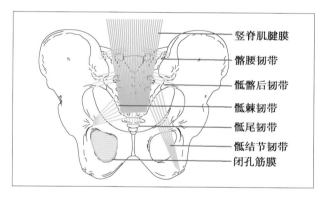

图6.9　骨盆后筋膜和韧带

会阴的横肌和浅肌构成尿生殖膈的大部分,会阴隔膜与腹部筋膜、臀肌连续不断。

源自坐骨棘的韧带(骶棘韧带)与周围的肌筋膜相连,使得从骶骨到髂骨都能保持稳定。由于这种连续性,筋膜手法操作可以改变到内脏和会阴筋膜的张力。

在骨盆的前壁,在耻骨联合的两块骨头之间有一个纤维软骨椎间盘。此外,两侧耻骨的末端被纤维包膜覆盖,由下面的韧带加固(图6.10):

- 在两个耻骨结节之间延伸的耻骨上韧带。

---

[54] 前列腺尿道和两个射精管穿过前列腺。前列腺也含有前列腺囊,这个凹陷被认为是雄性子宫。

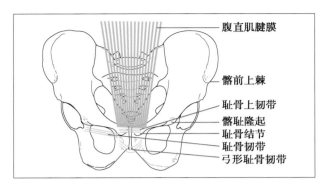

图 6.10   骨盆前筋膜和韧带

- 弓状耻骨韧带,它牢牢地附着在耻骨间关节囊的下方。
- 耻骨股韧带或耻骨囊韧带,它起源于闭孔膜附近的耻骨侧面,并延伸到髋关节囊。这些韧带比骶髂韧带数量少,因为骨盆前部必须适应骨盆内容物的变化,而骨盆后部必须承受重量并提供坚硬的、不变形的支撑。

像骶髂关节一样,耻骨联合的运动非常有限。尽管如此,这两个关节对任何导致它们偏离生理轴线的牵引力都极其敏感。

骨盆张力结构(前-内-骨盆 3)的节点位于耻骨正上方(图 6.11)。

在针灸中,这个区域代表了下肢三阴经的汇合点,其实股薄肌(内-髋)、耻骨肌(内旋-髋)和长收肌(前-髋)的肌腱在这一点上会聚。

这些肌肉的协同作用造就了髋部前-中-内的运动模式。

白线(中-骨盆)、腹股沟韧带(内-骨盆)和腹直肌(前-骨盆)插入耻骨的前部或外部。因此,前-内-骨盆 3 CF 点是骨盆和下肢之间的节点(node point)。

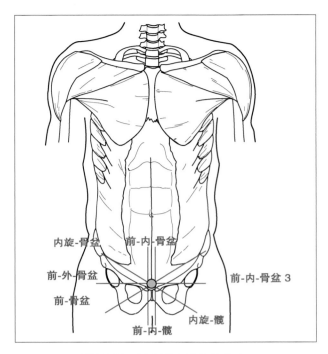

图 6.11   骨盆张力结构的节点

触诊检查

通过触诊,治疗师找到导致张力结构功能障碍的张量,并据此确定内部器官-筋膜单元的功能障碍。

筋膜治疗师很难找到功能障碍的起源。外部肌肉筋膜致密化是否发生在内部运动障碍之前?内部筋膜的炎症和致密化是否引起外部肌肉筋膜代偿?确定这些是个挑战。

但是,无论怎样,治疗师的目标都是改变腹腔筋膜的流体状态。在体内,内脏、脉管和腺体的鞘之间有很大流动性,但是很难从外部产生足够的摩擦和热量来直接改变这些鞘内基质稠度。

骨盆张力结构的触诊检查和治疗（图 6.12~图 6.15）

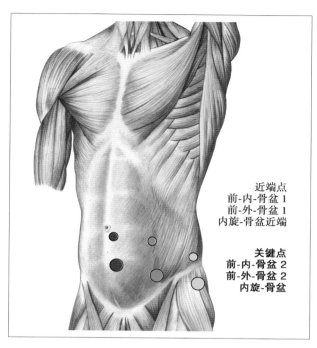

近端点
前-内-骨盆 1
前-外-骨盆 1
内旋-骨盆近端

关键点
前-内-骨盆 2
前-外-骨盆 2
内旋-骨盆

图 6.12 通过对关键点和近端点的触诊检查来确定张量（摘编自 G. Chiarugi and L. Bucciante，Istituzioni di anatomia dell' uomo，vol. 2，Piccin Nuova Libraria，1983，op. cit. ）

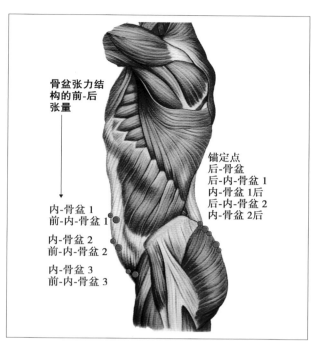

骨盆张力结构的前-后张量

内-骨盆 1
前-内-骨盆 1

内-骨盆 2
前-内-骨盆 2

内-骨盆 3
前-内-骨盆 3

锚定点
后-骨盆
后-内-骨盆 1
内-骨盆 1后
后-内-骨盆 2
内-骨盆 2后

图 6.13 在骨盆张力结构中与前-后张量相连并可用于触诊检查和治疗的点

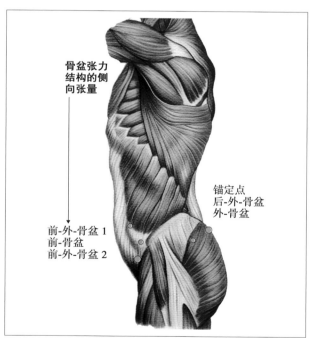

骨盆张力结构的侧向张量

前-外-骨盆 1
前-骨盆
前-外-骨盆 2

锚定点
后-外-骨盆
外-骨盆

图 6.14 触诊检查并治疗与侧向张量相连的点

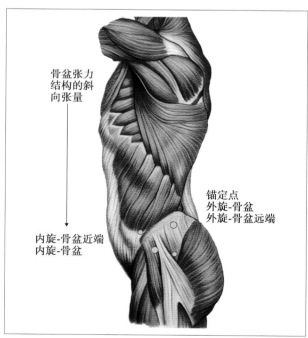

骨盆张力结构的斜向张量

内旋-骨盆近端
内旋-骨盆

锚定点
外旋-骨盆
外旋-骨盆远端

图 6.15 触诊检查并治疗与斜向张量相连的点

前-后张量的治疗方法（图 6.16，图 6.17）

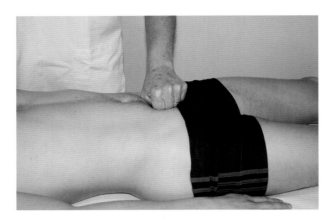

图 6.16　前-内-骨盆 2 CF 点的治疗

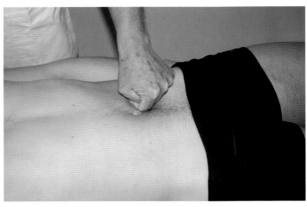

图 6.17　前-内-骨盆 1 CF 点的治疗

患者仰卧

治疗师用指关节或肘部对耻骨和脐中间的白线进行操作。对触诊检查确定的致密和敏感筋膜进行治疗。治疗完一个点，治疗师可以要求患者再次站起来，验证治疗是否对症状有一些缓解。

患者仰卧

如果触诊检查发现前-内张量的两个点都变得致密和敏感，那么治疗师会对关键 CF 点前-内-骨盆 2 和近端 CF 点前-内-骨盆 1 交替进行操作，后者位于脐正下方。治疗前-内-骨盆 2 经常会使前-内-骨盆 1 变得不活跃，其实，前-内-骨盆 1 CF 点形成了腰前部节点的下部，而前-内-腰 3 CF 点则形成了上部。

如果相应的后锚定点发生致密化改变，那么它们也应被处理（图 6.18，图 6.19）

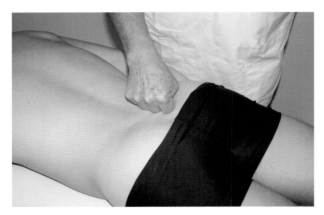

图 6.18　后-内-骨盆 2 CF 点的治疗

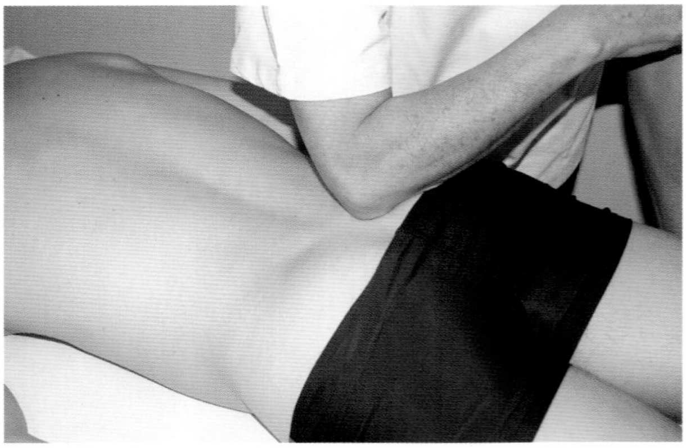

图 6.19　后-内-骨盆 1 CF 点的治疗

患者俯卧

在完成前方点的治疗后，治疗师可以用指关节检查骶骨区域，集中检查更加致密的韧带。两个后-内-骨盆点彼此非常接近，可以用指关节或肘部来治疗。

如果对后方触诊没有发现任何致密点，那么操作可以只针对前方的点。

患者俯卧

尽管骶髂关节的活动能力有限，但该区域韧带（竖脊肌的腱膜和骶髂、骶结节、骶棘、骶尾的韧带）的连续性很强，所以这个区域也很重要，聚集着许多内部筋膜的张力点以及骶骨区域自主神经系统的张力点。

侧向张量的治疗方法(图 6.20,图 6.21)

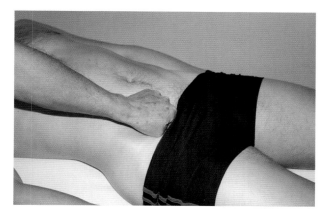

图 6.20　前-外-骨盆 2 CF 点的治疗

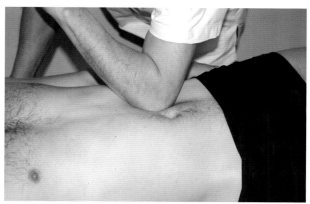

图 6.21　前-外-骨盆 1 CF 点的治疗

患者仰卧

可以用指关节或肘部来治疗前-外-骨盆 2 CF 点,它位于耻骨结节上方,与腹股沟管和男性精索周围的筋膜直接相接。

这些筋膜的异常张力会导致泌尿、生殖器和肠道器官及腺体的功能障碍。

患者仰卧

前-外-骨盆 1 CF 点在脐稍向往下、靠外侧位置,位于腹直的一侧。用肘部或指关节治疗这一点时,不应陷入髂窝,而应向侧向张量施加压力,侧向张量对应于腹部肌肉 3 个腱膜的融合点。

如果相应的后锚定点发生致密化改变,那么它们也应被处理(图 6.22,图 6.23)

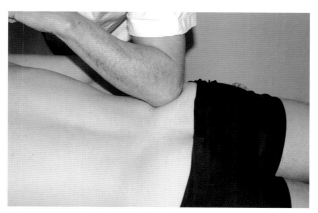

图 6.22　CF 点后-外-骨盆的治疗

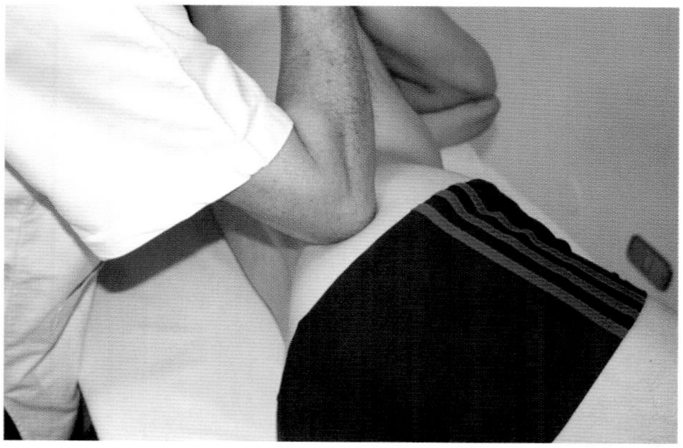

图 6.23　CC 点外-骨盆的治疗

患者俯卧

后-外-骨盆 CF 点位于髂后上棘下方。治疗师用指关节或肘部来确定骶髂韧带之间的致密点。与前壁的触诊和治疗类似,后壁的触诊和治疗也不应仅局限于一点,而是应延伸到锚定点的连线上。

患者侧卧

外-骨盆 CC 点位于臀大肌筋膜上,也涉及一部分臀中肌筋膜,因为臀中肌的一些纤维参与骨盆的横向稳定。当患者侧卧时,治疗师肘部施加的压力更容易到达深层筋膜。

斜向张量的治疗方法（图6.24，图6.25）

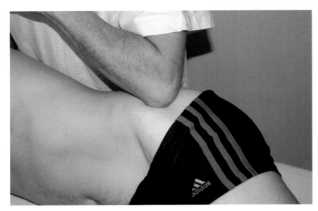

图6.24   内旋-骨盆CC点的治疗

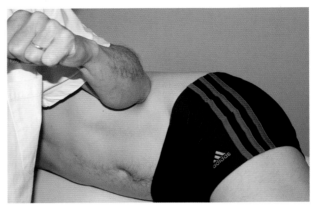

图6.25   内旋-骨盆CC点近端的治疗

患者侧卧

内旋-骨盆CC点紧邻阔筋膜张肌的后面，起于臀小肌处。筋膜内的异常张力会引起盆腔器官的各种紊乱，因此，任何给定的内部功能障碍都没有特定的治疗点，只能用治疗方案来验证触诊检查和治疗。

患者仰卧或侧卧

这类CC点是治疗内部功能障碍的特定点，位于髂嵴之上，与内旋-骨盆一致。在髂嵴内侧，升结肠和降结肠位于髂筋膜上，子宫的阔韧带源自髂筋膜。患者呈仰卧或侧卧姿势，治疗师可以用指关节或肘部来治疗这一点。

如果相应的后锚定点发生致密化改变，那么它们也应被处理（图6.26，图6.27）

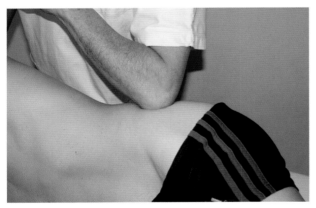

图6.26   外旋-骨盆CC点的治疗

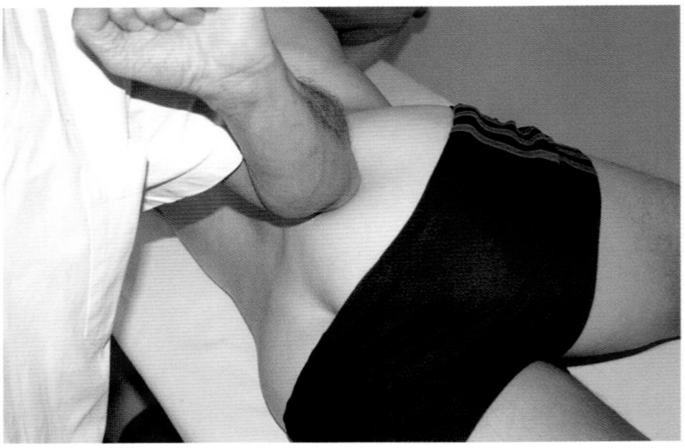

图6.27   外旋-骨盆CC点远端的治疗

患者侧卧，下肢伸展

这个点在髂嵴顶端下方，臀中肌筋膜正上方。由于这个筋膜非常有弹性，治疗师不得不用他们的肘部来重塑其基质的流体状态。触诊检查必须确定这一点的精确位置，因为致密化会导致其位置发生变化。

患者侧卧

外旋-骨盆-远（远端）CC点靠近大转子，在覆盖臀中肌和小肌腱的筋膜上。有时，这个新的点可与外旋-骨盆点一起被治疗，特别是当患者主诉大转子痛时。针灸师认为治疗这一点可以解决内部功能障碍，如睾丸炎、膀胱炎、子宫内膜炎、腹泻和下肢瘫痪。

病例报告

一名 55 岁的女性有 2 年会阴部紧张的病史，偶尔会有少量尿液失禁的现象（图 6.28），主诉没有其他疾病。让患者处于仰卧位，对 3 个骨盆张量的关键点进行触诊检查：前-内-骨盆 2、前-外-骨盆 2、内旋-骨盆，在这些点中没有发现敏感或致密的点。又对近端点进行第二次触诊：左右两侧的前-内-骨盆 1，前-外-骨盆 1、3，内旋-骨盆后。第二次触诊检查也是阴性结果。患者俯卧，对骨盆张力的后锚定点进行触诊，发现后-内-骨盆 2 双侧**、后-外-骨盆、外旋-骨盆都敏感。触诊延伸到了周围的 CC 点和 CF 点，发现后-骨盆双侧敏感，后-内-髋左***更敏感。对最后一点进行治疗时，患者会阴部痛苦紧张非常严重。治疗完成后，患者立即感觉症状减轻了很多。

骨盆张力结构的治疗流程示意图

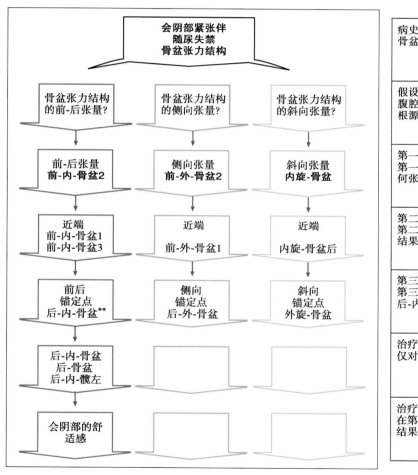
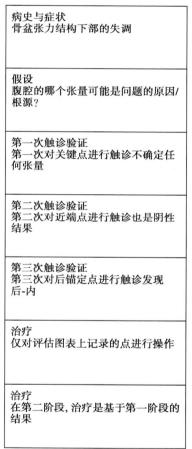

图 6.28　骨盆张力结构的治疗示意图

（张梦雪　关玲　译）

第七章
头部张力结构

头骨中有 3 个骨腔,每个腔内有 2 个器官-筋膜单元:
- 在眼眶中有用于视觉和立体视觉的器官-筋膜单元。
- 在乳突腔(或鼓室)中有用于听力和平衡运动的器官-筋膜单元。
- 在鼻腔里有用于嗅觉和味觉的器官-筋膜单元。

病史与症状:头部张力结构的功能障碍

如果头部张力结构改变,就会出现感觉异常,如面部紧张、眼睛疲倦、视力模糊、颌面部问题、耳鸣、中耳炎、鼻窦炎、头痛、注意力难以集中、睡眠障碍、自主神经系统障碍等(图 7.1),这些症状通常被称为身心疾病。医学诊断可以是近视、颞下颌关节半脱位、肌肉紧张性头痛、失眠、抑郁、情绪障碍等。

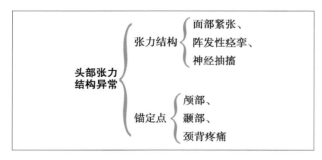

图 7.1　与头部张力结构相关的感觉

筋膜治疗师将患者主诉的症状记录在评估表上,新的或正在出现的感觉可以后续添加。

头部的器官-筋膜单元包含在骨腔内。因此,它们只受到头部张力结构的轻微影响,头部张力结构由小的面部肌肉形成。第十三章详细介绍了颅部功能障碍,如结膜炎、复视、耳鸣、口腔炎和鼻炎

(图 7.2)及其相关治疗,该章涉及受体序列,包括光感受器、机械刺激感受器和化学感受器。

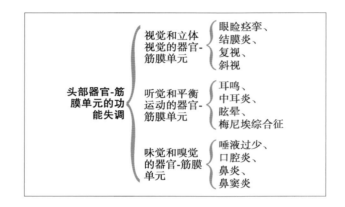

图 7.2　头部器官-筋膜单元的功能障碍

其实,头部张力结构与其他张力结构不同,因为受到骨骼的约束,主要的感受器位于颅骨形成的 3 个腔内。这些感受器对光、声和化学元素的微小变化都很敏感,并且可以感知到远离身体的图像、声音和气味,所以也被称为远距离感受器。

即使头部器官-筋膜单元的筋膜或其嵌入筋膜的张力略微有所增加,也会立即损害它们感知微小外部刺激的能力。

假设

头部张力结构由两种张力结构形成:一种是由浅层肌肉腱膜系统组成的前张力结构,另一种是由颅骨浅筋膜(帽状腱膜)组成的后张力结构(图 7.3)。

前张力结构(面部)必须与 6 个面部器官-筋膜单元的小肌肉同步(参见第十三章)。后张力结构必须与颈部张力同步(紧张性颈反射用于感知空间中的三个方向)。

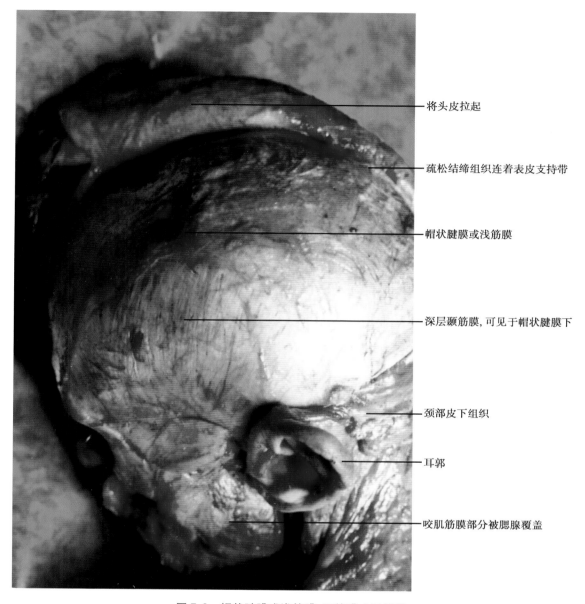

将头皮拉起

疏松结缔组织连着表皮支持带

帽状腱膜或浅筋膜

深层颞筋膜,可见于帽状腱膜下

颈部皮下组织

耳郭

咬肌筋膜部分被腮腺覆盖

图 7.3　帽状腱膜或浅筋膜,颞筋膜或深筋膜

耳郭和鼓膜由三条独立神经[55]支配,这三条神经都传递运动、感觉和自主刺激。这些传入必须以协调的方式传递到大脑,才能提供正确的信息,否则它们会引起干扰。耳部的筋膜朝着鼓膜会聚,对头部张力结构进行操作首先要找出改变筋膜生理张力的点。

在机械感受器那一节中,介绍了对耳郭上某些点进行操作的具体方法(参见第十三章),对这些点做手法可以刺激与内部神经相互作用的周围神经。

[55] 鼓膜的神经来自迷走神经、皮肤层的三叉神经和黏膜层的舌咽神经分支。因为鼓膜周围有丰富的神经,所以它非常敏感,在正常和病理条件下产生的反射也很多。(Testut. 1987)

面部张力结构与颅部张力结构相连,因为来自浅层肌肉腱膜系统的张力与帽状腱膜的张力相互作用,如额肌起自眼轮匝肌[56],被帽状腱膜包围。面部张力结构也通过下颌骨与颈部张力结构相连。

下颌骨参与发音、咀嚼和吞咽,所有这些活动都离不开咽喉的协同作用。通过上述信息可以理解为什么调整"控制悬链"对于治疗颅部功能障碍非常重要(见第二部分)(图7.4)。

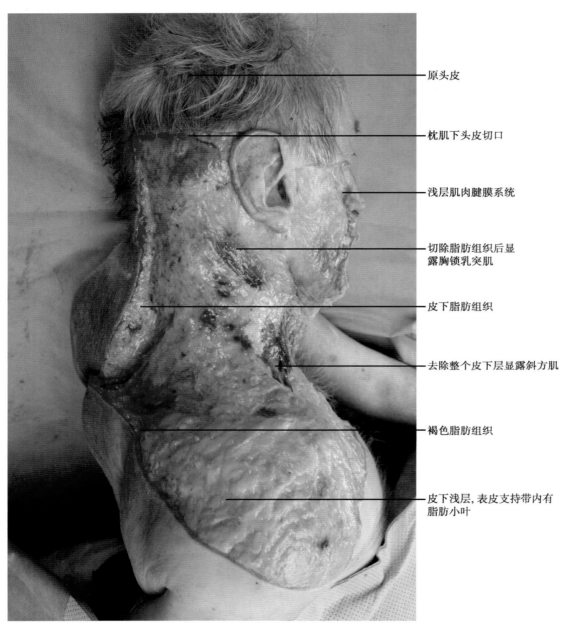

原头皮

枕肌下头皮切口

浅层肌肉腱膜系统

切除脂肪组织后显露胸锁乳突肌

皮下脂肪组织

去除整个皮下层显露斜方肌

褐色脂肪组织

皮下浅层,表皮支持带内有脂肪小叶

图7.4　颈部和肩胛骨后-外区域皮下组织的右视图

[56] 额肌起源于睫上区上方的皮肤,终止于帽状腱膜。额肌是眼轮匝肌的拮抗肌,额肌纤维大部分垂直穿过轮匝肌。所以,额肌可以稍微向上拉眼睑。(Benninghoff A.,Goerttler K.1986)

头部张力结构的触诊检查与治疗

头部张力结构主要由头部浅筋膜和包含在其中的小肌肉形成。颅浅筋膜与深筋膜紧密结合，而深筋膜又与颅骨和上颌骨的骨膜有许多融合点。虽然头部筋膜和肌肉之间有这种内聚力，但它们仍然可以分成三层（图7.5）：

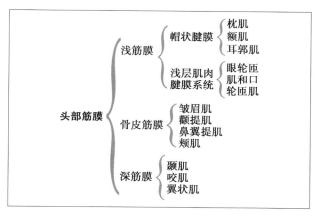

图7.5　头部筋膜和肌肉层

- 仅包含在浅筋膜内的肌肉。
- 源自骨骼并终止于皮肤和浅筋膜的肌肉。
- 仅包含在深筋膜内，起止于骨骼的肌肉。

现在来讨论颅筋膜层（图7.6）。头皮下有一层薄的疏松结缔组织，浸没在浅的真皮支持带中，紧邻在这下面的是浅筋膜，或皮下的膜层，也称帽状腱膜。应该注意的是，帽状腱膜位于两层疏松结

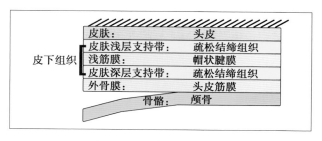

图7.6　颅筋膜层的分析

缔组织之间，这种结构可保证帽状腱膜运动的独立性。枕肌和额肌（也称为枕额肌）包含在皮下组织的中间层内。帽状腱膜相当结实，因为它必须抵抗来自枕骨、额肌和耳肌的各种牵引力（图7.7）。

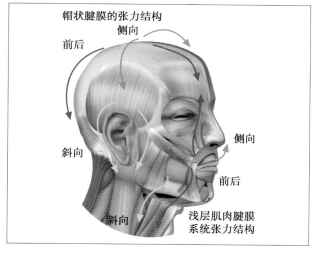

图7.7　帽状腱膜的张力结构

上述肌肉是肌纤膜（panniculus carnosus）的一部分。对人类来说，这些肌肉的精细作用使帽状腱膜保持了完美的基础张力，它们使其能够感知头部的运动以及眼睛和颈部肌肉的张力。其实，帽状腱膜是连接后颈部肌肉与眼睛、面部肌肉的膜。在帽状筋膜层下面有第二层疏松结缔组织层，在该层下面有颅周筋膜，就是颅骨骨膜。颅周筋膜延伸到颞肌，在那里它变成深肌筋膜。

治疗师对帽状腱膜进行触诊是要识别头皮和深筋膜之间的粘连区域。

面部表情肌在浅筋膜或膜层上产生了杠杆效用，这样表情肌运动时能保持同步，皮肤也能随之运动。

在面部肌肉上延伸的表层疏松结缔组织非常薄。

面部肌肉和头盖骨肌肉形成两个张力结构，它们部分独立，部分相互作用。这两个结构也与颈部肌肉相互作用。

头部张力结构的触诊检查和治疗(图7.8~图7.11)

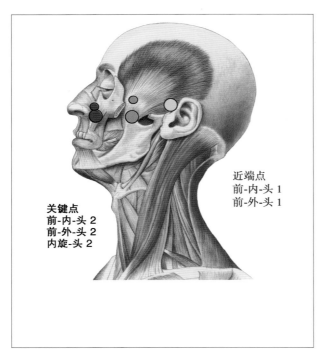

图7.8   通过对关键点和近端点的触诊检查来确定张量(摘编自 G. Chiarugi and L. Bucciante, Istituzioni di anatomia dell'uomo, vol. 2, Piccin Nuova Libraria, 1983, op. cit.)

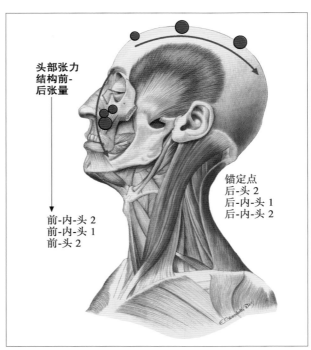

图7.9   在头部张力结构中与前-后张量相连并可用于触诊检查和治疗的点(摘编自 G. Chiarugi and L. Bucciante, op. cit.)

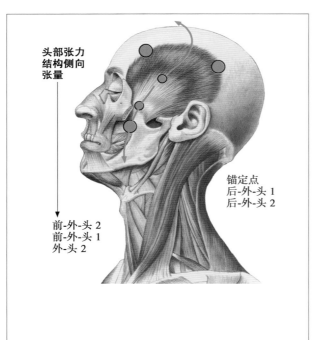

图7.10   在头部张力结构中与侧向张量相连并可用于触诊检查和治疗的点(摘编自 G. Chiarugi and L. Bucciante, op. cit.)

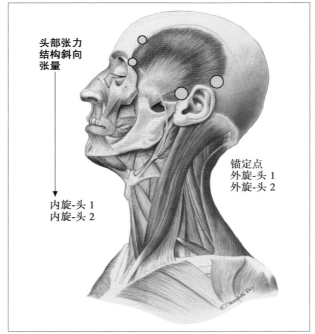

图7.11   在头部张力结构中与斜向张量相连并可用于触诊检查和治疗的点(摘编自 G. Chiarugi and L. Bucciante, op. cit.)

前-后张量的治疗方法(图 7.12,图 7.13)

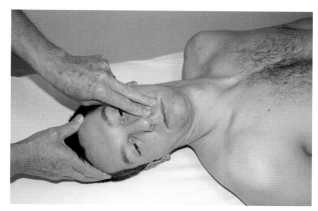

图 7.12　前-内-头 2、1 CF 点的触诊检查

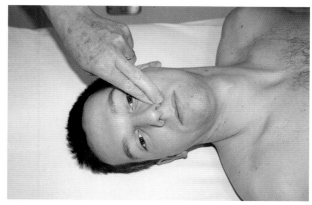

图 7.13　前-内-头 1 CF 点的治疗

患者仰卧

前-内-头 1 CF 点和前-内-头 2 CF 点非常接近,因此治疗师常用指尖对两者同时进行触诊。如果这两点都是敏感的,那么可以同时对它们进行治疗。

对张力结构的操作仅限于面部肌肉,并且器械治疗也只能针对鼻软骨。

患者仰卧

如果只有一个 CF 点敏感,那么治疗师操作时可以用中指强化示指指尖的力量,这样手指省力,也能实现精确按压。此操作的目的在于恢复组织的滑动,因此操作时应避免在皮肤上滑动,这样也可以防止给患者面部皮肤造成擦伤。

如果相应的后锚定点发生致密化改变,那么它们也应被处理(图 7.14,图 7.15)

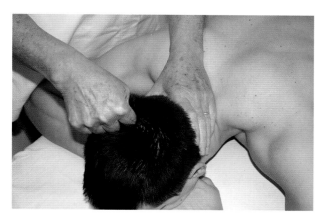

图 7.14　后-内-头 2 CF 点的治疗

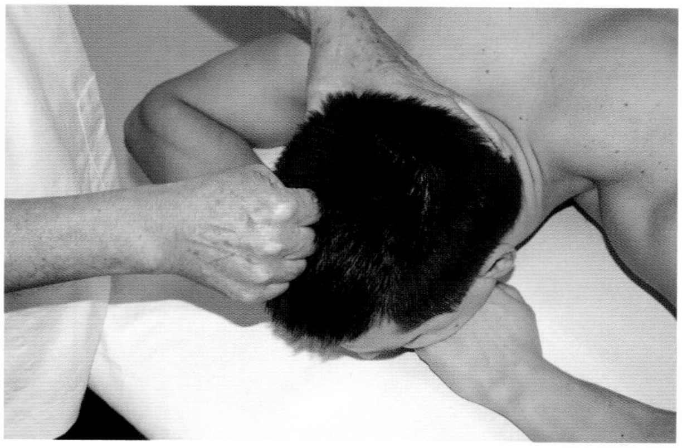

图 7.15　后-内-头 1 CF 点的治疗

患者俯卧,下巴置于手上

后-内-头的前两点在帽状腱膜上。为了实现它的功能,帽状腱膜必须能够在头皮筋膜上自由滑动,因此,治疗师应该能感觉到指关节下两层组织之间的滑动。

患者俯卧,下巴置于手上

治疗帽状腱膜可用一手的示指指节进行操作,另一只手用以稳定患者的头部。CF 点后-内-头 1 和 2 位于从前额向枕骨突起延伸的线上,如果触诊检查发现致密化区域有扩展,治疗可以稍微延伸到这条线的一侧。

侧向张量的治疗方法（图 7.16，图 7.17）

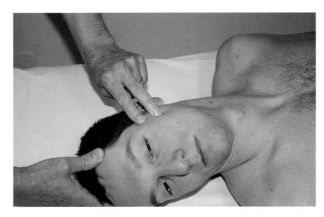

图 7.16　前-外-头 2、1 CF 点的触诊检查

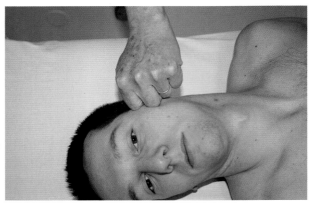

图 7.17　前-外-头 1 CF 点的治疗

患者仰卧，头部侧旋

为了方便触诊 CF 点前-外-头 2（颧弓下方），可要求患者张口、闭口。一旦正确找到这一点，不需用很大力，只需要非常精确地在一小块致密点上操作即可，这块致密化区域在筋膜和韧带的交汇处形成。

患者仰卧

这个点位于颧弓正上方，咀嚼肌产生的前外侧牵引力会聚在这里。治疗面部肌肉可以调整筋膜和肌梭之间的相互作用，以及筋膜张力和颅部自主神经节之间的相互作用。

如果相应的后锚定点发生致密化改变，那么它们也应被处理（图 7.18，图 7.19）

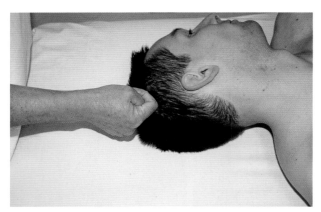

图 7.18　后-外-头 2 CF 点的治疗

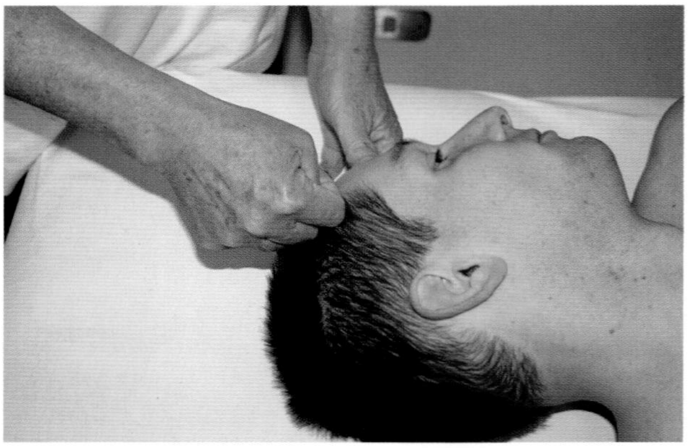

图 7.19　后-外-头 1 CF 点的治疗

患者仰卧，头部侧旋

用示指关节对后-外-头 2 进行治疗，通过用拳头紧紧握住拇指来提供支撑并促进示指施压。只有当帽状腱膜可以在头盖骨上各方向自由滑动时，它才能发挥其感受中心（receptive centre）的作用，否则就会导致疼痛。

患者仰卧，头部侧旋

后-外-头 1 CF 点位于额角上部，颞肌插入线的前方。在这个区域，帽状腱膜必须可在颞筋膜上滑动，因为一部分颞肌纤维插入头盖骨而另一部分插入其上的筋膜，所以这块肌肉是深筋膜的张量。

斜向张量的治疗方法 (图 7.20,图 7.21)

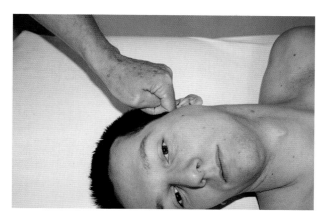

图 7.20　内旋-头 2 CC 点的治疗

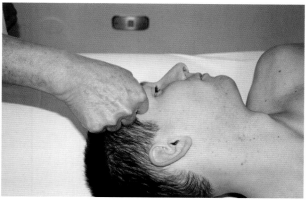

图 7.21　内旋-头 1 CC 点的治疗

患者仰卧,头部侧旋

内旋-头 2 CC 点是这个张量的关键点,它位于螺旋线根部的正前方,张口时形成的凹槽中。在治疗过程中,治疗师应该询问患者是否有针扎一样的疼痛,疼痛是否指向其他地方,或者治疗操作是否激发出典型症状。

患者仰卧

内旋-头 1 CC 点位于眉毛的外侧。治疗这一点需用轻浅手法"动员"即可,不必进行深层次的操作。所有的面部肌肉都包含在浅筋膜内,治疗目的是重建滑行,而不是减少纤维化。

如果相应的后锚定点发生致密化改变,那么它们也应被处理 (图 7.22,图 7.23)

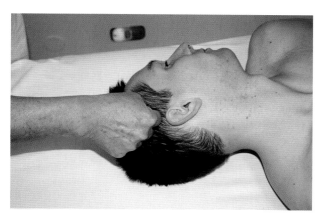

图 7.22　CC 点外旋-头 2 的治疗

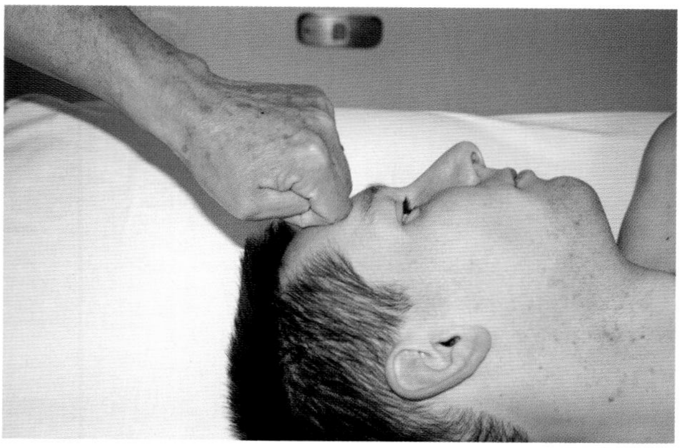

图 7.23　CC 点外旋-头 1 的治疗

患者仰卧,头部侧旋

必须仔细检查患者外旋-头 2 的区域,因为它与拉紧帽状腱膜的小肌肉相连。治疗张力结构不是要作用于感受器的特定功能障碍,而是要重建躯干壁筋膜的生理张力。

患者仰卧

外旋-头 1 CC 点位于额角上方,瞳孔正上方。治疗师用示指指节对筋膜进行操作,根据患者的耐受力调节压力,将力控制在不引起健康组织疼痛的范围内。

病例报告

Pietro 是一位 76 岁的老人,5 个月来,他头痛严重,并伴随着眩晕和平衡感失调(图 7.24)。他主诉以前也头痛过,但从未像最近这样严重和持续。对颈部进行运动检查发现 3 个平面内的运动全部受限,但运动时并不疼痛,也没有引发眩晕。因此,对头部张力结构张量进行触诊检查,发现外侧张量(前-外-头 2**)最敏感。检查近端 CF 点没有发现任何敏感点,检查附近的 CC 点,发现外-头 2***非常敏感。患者处于仰卧位,触诊其后锚定点,发现只有左边的 CF 点后-外-头 1、2**敏感。在对外-头 2 双侧的治疗过程中,患者说他的头部越来越重。后锚定点的单侧张力会导致传入异常,这可能会引发眩晕。治疗结束时,患者说感觉头轻松多了。

头部张力结构的治疗流程示意图

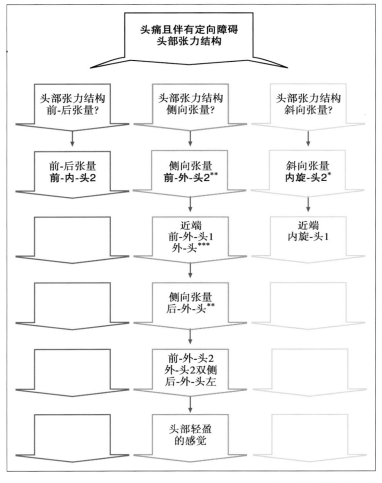
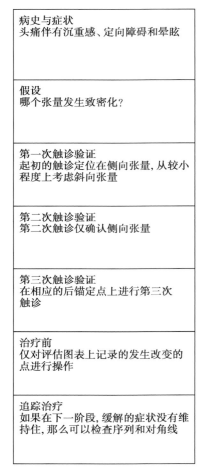

图 7.24　头部张力结构的治疗示意图

(张梦雪　关玲　译)

第二部分
系统-筋膜序列的治疗

躯干内有 3 个系统-筋膜序列（apparatus-fascial sequences）：由胸膜和腹膜形成的内脏序列（呼吸系统和消化器官系统）；位于腹膜后区域（循环系统和泌尿系统）的脉管序列；与内分泌和血液系统相关的腺体序列。

内部系统（internal apparatus）分布在整个躯干上，所以治疗其功能障碍不应限于单个部分，而是要延伸到整个前、后壁。

源自躯干筋膜和内部筋膜的张力代偿可以扩张到四肢和头部，同样，干扰内部脏器系统蠕动的张力也可以来自四肢和头部，因此，对内部脏器系统功能障碍的治疗最初集中在躯干上，随后应处理来自四肢的牵引力。

第八章
悬链、系统-筋膜序列和壁外自主神经节

这本书的第一部分介绍了治疗局部感觉异常的不同方法,这些感觉通常与单个躯干节段的内部功能障碍很像。

第二部分考虑了特定脏器系统的功能障碍。这些内部脏器系统位于整个躯干,因此,触诊验证和治疗要延伸到整个躯干壁以及四肢。

悬链

当张力结构的外膜很大时,它就会在重力作用下弯曲,因为它承受了非常大的张力。在这种情况下,躯干壁张量就以悬链的形式呈现。

一部互联网百科全书(Treccani,2014 年)这样描述悬链:"在力学中,一条自由悬挂、柔韧但不可伸展的链条,当它的两端固定在固定点时,会成为均匀曲线的形状。"

悬链的双曲线通常向下弯曲,它类似于悬挂链,其中链的总重量沿其长度在任何点上均匀分布。例如,有支撑单跨悬索桥桥面的索链,也有位于塔或桥塔外部的电缆,这些外部电缆都被称为远端张力索。

躯干的 3 个张力结构(胸、腰和骨盆)可以结合成单一纵向张力结构(图 8.1),我们可以看到,每个张量都沿着最大张力线排列,它们形成了悬链。

此外,单个悬链必须由位于四肢的张量在远端支撑(图 8.4)。

在前躯干壁上有 2 个对称的前-内悬链,它们与位于后躯干壁上的 2 个后-内悬链协同工作,这 4 个链共同维持了前后稳定。在前躯干壁上,也有 2 个位于前-外侧(图 8.6)的对称链,它们与位于椎旁肌肉外侧的 2 个后-外侧链协同工作。也有形成斜向悬链的前后斜向张量,这些斜向力稳定了上述纵向链(图 8.2,图 8.3)。

前悬链和后悬链与躯干肌筋膜的特定加强物平行排列(图 8.5):
- 在前躯干壁,前-后张量平行于颈部白线、胸骨和腹部白线,在后躯干壁,它平行于从颈部延伸到尾骨的棘上韧带。
- 在前躯干壁,侧向张量沿着三块大腹肌腱索融合线分布;在后躯干壁,它与胸腰筋膜两层融合线相吻合。
- 斜向张量形成前后和侧向张量之间的连线,它们对应于腹斜肌纤维。

在人体内,躯干张力被吸收并保持平衡,它们沿着精准的线路分布,这些线对应于大的扁平肌肉的融合线(图 8.5、图 8.6)。沿着这些线,有一些由筋膜形成的弹性点和一些由骨骼与关节形成的锚定点,这些锚定点被称为"枢轴点"(pivot points),通过它们,身体可以不断调整对齐。

通过观察形成前-外悬链(图 8.6)和后-外悬链(图 8.7)的肌肉排列,我们注意到,当这些肌肉收缩时,可以形成侧向力(如红色箭头所示)。因此,悬链是单个张力结构所包含的侧向力的总和。同

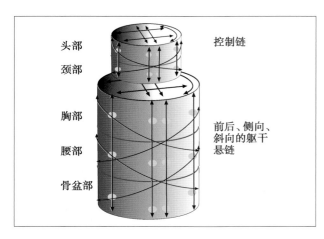

图 8.1　三个躯干张力结构联合

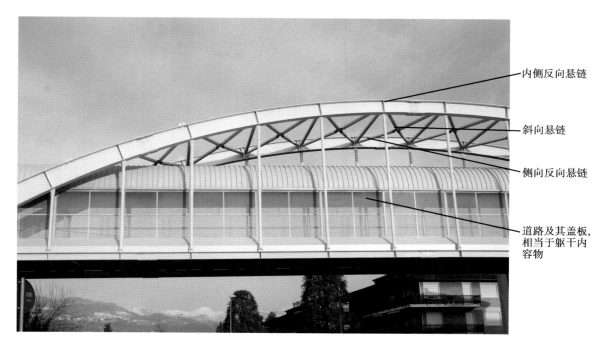

图 8.2 悬挂在两个倒挂连环上的人行桥

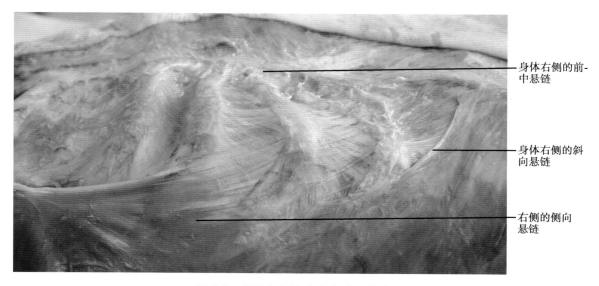

图 8.3 切除胸大肌后,解剖右侧前胸壁

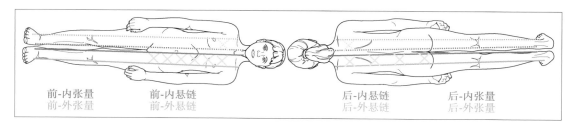

图 8.4 前、后躯干的纵向链与下肢远端张量的连续性

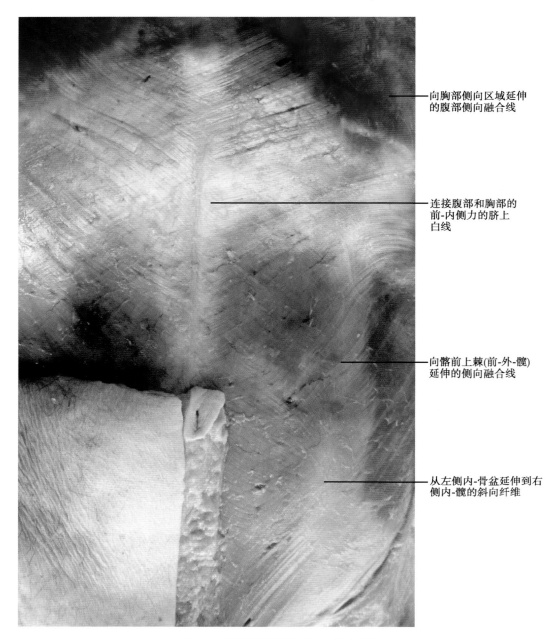

向胸部侧向区域延伸的腹部侧向融合线

连接腹部和胸部的前-内侧力的脐上白线

向髂前上棘(前-外-髋)延伸的侧向融合线

从左侧内-骨盆延伸到右侧内-髋的斜向纤维

图 8.5　腹壁筋膜显露出融合线或悬链

　　解剖出腹部腱膜(aponeurotic fascia)会显露出腹部大肌肉筋膜的力线[57]。侧向肌力会聚到腹直肌鞘的侧面,纵向力沿着白线会聚。

　　较浅的斜向排列的肌纤维让两个斜向悬链相结合。

---

[57]在腹直肌外侧缘,腹外斜肌肌腱膜分为两层,前层在腹直肌前通过,并与对侧的腹外斜肌肌腱膜完全融合,而后层在腹直肌后通过,并与腹横肌肌腱膜融合。(Testut. 1987)

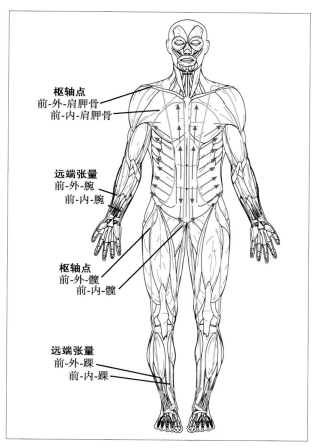

图 8.6　前悬链和远端张量

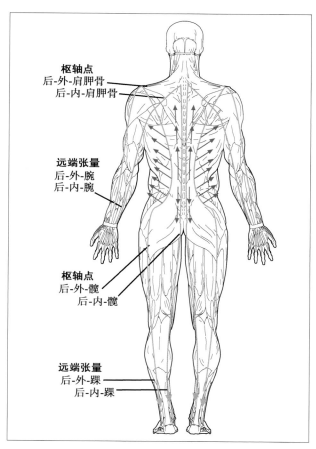

图 8.7　后悬链和远端张量

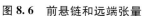

样的原理也适用于两个中间链,它们是从胸骨向前延伸到耻骨、从尾骨向后延伸到颈部韧带的纵向力的总和。

枢轴点固定在以下骨突上,这些骨突代表了悬索桥的桥塔或吊桥,它们包括:
- 对于前-外悬链,是髂前上棘和喙突。
- 对于前-内悬链,是耻骨尾部和胸骨柄。
- 对于后-外悬链,是坐骨结节下方和肩峰上方。
- 对于后-内悬链,是尾骨尾部和颈部韧带的头部。

从枢轴点延伸的远端张量由肌筋膜对角链形成。换句话说,它们是源自下肢的髂前上棘、耻骨、坐骨和尾骨以及上肢的肩峰、肩胛骨、锁骨和喙突的肌肉力量的总和。

在身体表面也可以看到悬链(图 8.8、图 8.9),在前躯干壁,前-内悬链平行于白线,前侧悬链平行于腹直肌鞘的侧边,终止于髂前上棘,下肢前-外张量

从该处开始。

在后方的躯干壁,后-内悬链(图 8.9)平行于棘上韧带,棘上韧带在尾骨处终止,下肢的后-内张量从此处开始。

后-外悬链平行于两层胸腰筋膜的融合线,融合线终止于骶骨的一侧,下肢的后-外张量从此处开始。

在第一腰椎水平的躯干横切面明确可见肌筋膜融合的线(图 8.10)。
- 前-外悬链平行于腹斜肌和腹横肌的融合线。
- 后-外悬链平行于胸腰筋膜融合线。

由于斜向悬链具有统一作用,因此它们位于躯干的内旋和外旋肌肉上。

6 个前悬链(前后、侧向和斜向)与 6 个后悬链的协同作用形成躯干内腔,该腔包含 3 个系统-筋膜序列。

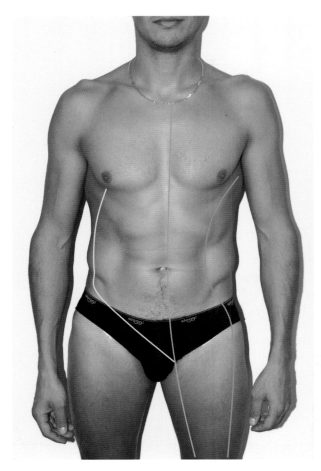

图 8.8　前-内（蓝色）、前-外（绿色）和内部（黄色）悬链在下肢特定的远端张量上延续

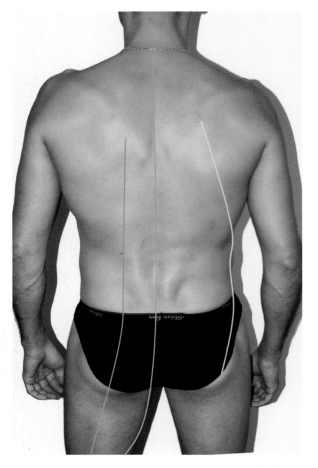

图 8.9　后-内（蓝色）、后-外（绿色）和外部（黄色）悬链在下肢特定的远端张量上延续

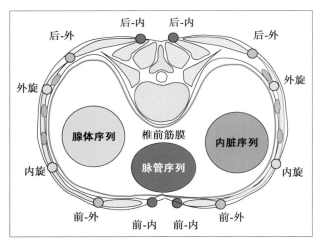

图 8.10　前后、侧向和斜向悬链在形成躯干内腔中的协同作用

远端张量

对于平衡良好的桥梁，支撑缆索或悬链的重量一定会均匀分布在两个远端张量之间（图 8.11，A）。

但是，如果该悬索桥的枢轴点失去活动自由度（图 8.11，B），或者张量刚性增强，那么系统将就不能持续性调整校准。

对于人类，悬链、远端张量或枢轴点出现筋膜致密化，可导致躯干壁的功能障碍和内脏运动变化。筋膜致密化与透明质酸的浓度和状况有关。体育锻炼后，透明质酸会增加，休息后，透明质酸又重新被吸收。如果一个人没有做到充分交替休息和活动，那么过劳就会影响筋膜，造成透明质酸停滞和聚集，这会导致透明质酸黏度增加，也就是所说的筋膜致密化。

几千年来，中国人已经观察到治疗内部紊乱不仅可以通过干预躯干上的穴位[58]，也可以通过干预四肢的穴位。

---

[58] 在确定是哪个经络或器官受影响后，沿着受影响的经络选择四肢上膝盖和肘部以下的穴位。例如，针对面部疾病选择手上的穴位（合谷穴），针对腹部疾病选择腿部上的穴位（足阳明胃经穴）。该方法可以治疗头部、面部和内部器官疾病。（《针灸手册》，1979）

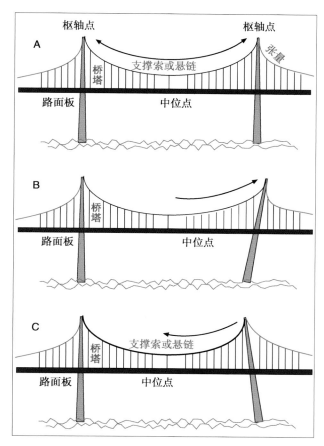

图 8.11　吊桥悬链张量的校准平衡或不平衡情况

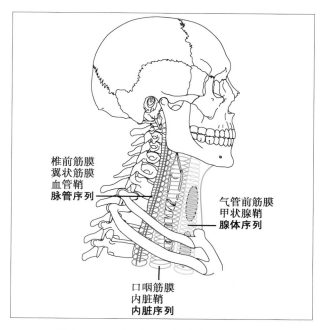

图 8.12　三个脏器系统-筋膜序列的开端

近期,有人提到手足反射手法。在我们看来,这些方法有效可能是由于通过手法可使沿着精确的力线排列的筋膜松弛,这些力线被称为远端张量。

通常也会观察到逆向过程,内部器官功能障碍(例如结肠炎、痛经)可引起腹壁痉挛,该痉挛在枢轴点处进行代偿,使类似桥塔、骨性隆起这样的结构向痉挛方向移动(图 8.9,C)。这种张力变化向远端代偿,因此患者可能会抱怨手或脚疼痛,要治疗这种疼痛,只能通过治疗改变的、紧张的悬链来解决。

系统-筋膜序列

在肌肉骨骼系统中存在肌筋膜序列,其可与同向的肌筋膜单元同步活动。在人体内有 3 个系统-筋膜序列,其可同步协调器官-筋膜单元的活动。

这些系统-筋膜序列包括:内脏序列、脉管序列和腺体序列(图 8.12)。这些系统-筋膜序列从颈部开始,源于 3 个鞘(图 8.12):脉管(颈动脉、颈静脉)、内

脏(咽、喉)和腺体(甲状腺、甲状旁腺)。这 3 个鞘延伸到胸部、腰部和骨盆区域,有多种表现形式。

颈部的 3 个序列也向头部延续,细分为许多脉管、腺体和内脏结构。因此,颈部代表头部、躯干和四肢之间的枢轴段。在头部,感觉器官的作用,或者更确切地说是感受器序列的作用占优势。该序列包括 3 个脏器系统:光感受器系统、机械感受器系统、化学感受器系统。

内脏系统-筋膜序列

胸膜和腹膜是解剖学课本中最常描述的内部筋膜。从胚胎学的角度来看,这两个筋膜来自体腔囊。膈肌在从颈部区域下降到腰部区域时将这两个筋膜分开。这两个筋膜通过食管裂孔[59]仍保持相互连通,迷走神经也通过食管裂孔。

胸膜筋膜包裹呼吸系统,腹膜筋膜包裹消化系统,两者都被称为浆液性筋膜,因为它们分泌浆液或有利于滑动的筋膜间液体。

内脏序列的组成部分(例如,壁层胸膜、上行和下行结肠)在不同区域黏附在躯干的侧壁上。因此,来自悬链的张力和上肢、下肢的侧向张量更容易影响该序列。

---

[59] 食管和迷走神经的前后主干通过食管裂孔,该裂孔由肌肉筋膜界定。(Platzer W. 1979)

脉管系统-筋膜序列

脉管序列始于颈部的血管鞘,并作为椎前筋膜下降到胸腔内,椎前筋膜将主动脉固定在躯干后部。这个筋膜伴有主动脉弓,在心脏上延展形成心外膜。

椎前筋膜延伸超过横膈膜,与内脏神经一起穿过主动脉裂孔[60],在腰椎水平处,它形成腹膜后筋膜和肾筋膜的一部分,并继续沿着输尿管的筋膜向下,然后与膀胱筋膜连接。膀胱筋膜与髂静脉、动脉的血管鞘结合。所有这些脉管筋膜都在腹膜后。相反,心脏(纵隔)和胎儿血管残余(脐尿管,肝脏的圆韧带)位于躯干的前内侧区域。

由于其构成部分的组织方式,脉管序列更容易受到前-内和后-内张力的影响。

腺体系统-筋膜序列

形成腺体序列的腺体被来自横膈的筋膜包裹。由于这些筋膜鲜为人知,因此这里将详细地介绍它们(图8.13)。

一般来说,研究腺体仅限于内分泌腺,而肝脏通常与消化系统有关,而前列腺则与泌尿系统有关。此外,尽管肾脏[61]不包含在腺体中,但它们确实也有一些受激素[62]调节的功能。腺体筋膜位于颈部、胸部、腰部和骨盆区域的中线(图8.13),主要是斜向悬链与这个脏器系统-筋膜序列相互作用。

尽管心包膜起源于横膈,但在解剖学课本中它与浆膜(例如,脾脏)一起呈现。心包膜是连接颈部腺体和腰部腺体的筋膜。甲状腺筋膜与胸腺、心包筋膜的连续性被几个特异的发现所证明。例如,在心包膜[63]内发现了异位形态的甲状腺,而有

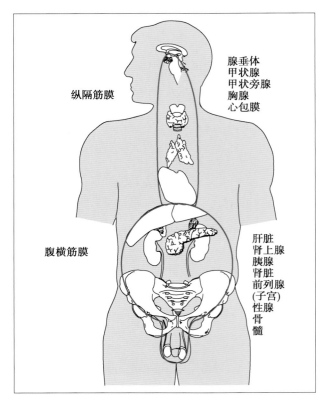

图8.13 来自横膈肌的腺体筋膜的连续性

时,胸腺可以延伸到甲状腺的后部区域;甲状腺功能亢进会改变心率[64];Mezosi认为心脏可以被认为是一种内分泌器官[65],但他没有说明这指的是心肌还是产生激素的心包膜。

腺体序列以两种方式穿过膈肌。第一,通过膈肌中央肌腱的直接连续性,将心包膜结合到肝脏的肝包膜上;第二,通过腔静脉孔[66]的间接连通性,其中有下腔静脉和膈神经通过。

了解了腺体筋膜的连续性,我们可以假设在腺体之间不仅存在缓慢且持久的激素信息传递,而且还可能存在更快、更自主的电传递。

旁分泌信息传递确实存在。实际上,在进化过程中,内分泌腺已配对,彼此间有很多直接交流:

- 腺垂体已经上升到蝶骨,与神经垂体联合。

[60]主动脉裂孔位于更靠内的膈脚处,并由腱束分隔。主动脉穿过这个间隙,胸导管从后面穿过,较大和较小的内脏神经在内脚运行,交感神经干在中、外脚之间穿过。(Platzer W. 1979)

[61]肾脏可以调节血液和所有体液中水、电解质和酸碱度。水的重吸收直接受激素加压素调节,间接受醛固酮调节。由肾脏产生的酶肾素将血管紧张素原水解成血管紧张素,血管紧张素刺激醛固酮的分泌。(Taber C. 2007)

[62]检查表明,心动过缓和甲状腺肿大常与肾功能减退有关。事实上,甲状腺功能减退和肾功能障碍通常相关,并且彼此可逆。(El Ters M. 2013)

[63]心包内肿瘤的组织学检查显示,它是由上皮细胞和T淋巴细胞组成的异位甲状腺。(Gackowski A. 2012)

[64]亚临床甲状腺功能亢进与房颤、心力衰竭和冠心病有关。专家研究表明,房颤和亚临床甲状腺功能亢进有关。(Carpi A. 2013)

[65]心脏产生的最重要的激素是具有血管扩张和抗增殖作用的利钠肽,它们对于治疗心肾功能障碍也有积极作用。(Mezösi E. 2012)

[66]腔室开口穿过膈肌的中央肌腱,它包含下腔静脉和右膈神经的分支。(Platzer W. 1979)

- 最初独立的甲状腺与甲状旁腺相结合。
- 外分泌腺胰腺与胰岛（内分泌）结合。
- 肾上腺的内髓部分与皮质结合。
- 性腺（精子）的外分泌成分与外分泌成分睾酮、雌激素结合。
- 肝脏在内分泌系统中发挥作用（破坏激素），并具有外分泌功能（胆汁分泌）。

　　在人体内，所有 3 个脏器系统-筋膜序列都在协调"整体和每个部分"，例如，在分娩期间，腹横筋膜（图 8.14）协调腹壁的自主肌肉与子宫壁的非自主肌肉的收缩[67]。

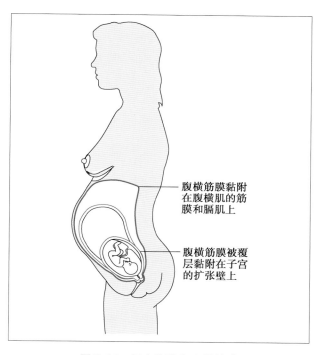

图 8.14　子宫筋膜和腹横筋膜

腹横筋膜黏附在腹横肌的筋膜和膈肌上

腹横筋膜被覆层黏附在子宫的扩张壁上

　　腹横筋膜附着于子宫，并且在腹腔的许多点上，该筋膜与腹横肌筋膜相结合，这些腹横筋膜在腹横肌筋膜上附着，具有协调腹腔张力与子宫收缩的作用。

内部筋膜的胚胎学

　　在胚胎发育过程中，3 个胚层产生各种组织和器官：

- 内胚层主要产生肠道，随后产生呼吸道。
- 中胚层产生循环系统，并且是一部分泌尿系统的来源。
- 外胚层产生与外部环境保持接触的器官（神经系统、垂体和腺上皮）。

　　间充质（胚胎结缔组织）在来自 3 个胚层的器官周围形成 3 个筋膜序列：
- 胚胎体腔内的中胚层形成两层膜：内脏膜和躯体膜。内脏中胚层产生腹膜和脏层筋膜（或者说是铸型筋膜），躯体中胚层也可以产生腹膜和壁层筋膜（或者说是附着筋膜）。
- 中间的中胚层[68] 产生颈部的血管鞘和所有腹膜后筋膜；反过来，这些筋膜连接到大血管和泌尿系统。
- 横膈膜[69] 的中胚层形成颈部腺体的筋膜、心包膜、膈肌的中央肌腱、肝脏的肝包膜和腰部腺体的筋膜。这些筋膜（腹横筋膜）的一部分与性腺一起下降到骨盆区域。

　　外胚层的其他元素和间充质形成：
- 神经管衍生物：中枢和周围神经系统及其相应的脑膜（软脑膜和蛛网膜）。
- 神经嵴衍生物：自主神经系统，含椎前和椎旁神经节，以及脑神经的自主神经节（Ⅴ，Ⅶ，Ⅸ，Ⅹ）。
- 来自咽弓外胚层囊的衍生物[70]：鼓室凹陷和咽鼓囊（第一囊）、腭扁桃体（第二囊）、甲状旁腺上皮和胸腺（第三囊）、后鳃体和甲状腺（第四囊）。
- 表皮衍生物：眼、耳、鼻和皮肤的感觉上皮；外分泌腺上皮（发汗、皮脂腺和乳腺）和内分泌腺上皮（脑下垂体或垂体、肾上腺的髓质细胞和骨髓细胞）。

内部筋膜解剖结构的连续性

　　在人体矢状截面（图 8.15）中，可以区分与膈膜部分分离的三层内部筋膜。

---

[67]出生管的扩大始于第一次定期收缩。在出生的排出阶段，子宫的肌肉组织缩短，子宫颈的肌束松弛。腹肌的收缩也有助于胎儿的娩出，形成所谓的"腹压"。（Benninghoff A.，Goerttler K 1986）

[68]泌尿生殖系统可分为两种完全不同的系统：泌尿系统和生殖系统，这两个系统从位腹腔后壁旁的共同中胚层嵴（中间中胚层）发育而来。（Sadler T. W. 1990）

[69]横膈膜是一层厚的中胚层组织，占据了心包腔和卵黄管之间的空间。胚胎发育第四周时，横膈膜位于颈部节段水平，在第六周时发育中的横膈膜已经位于胸部节段水平。（Sadler T. W. 1990）

[70]每个咽弓由中胚层组织的核心形成，外部被一层外胚层覆盖，内部被源自内胚层的上皮覆盖。（Sadler T. W. 1990）

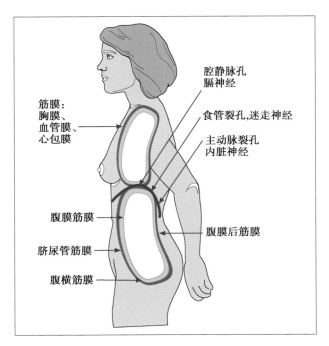

图 8.15　人体的三层脏筋膜

较深层的筋膜序列（图 8.15，浅蓝色线）是源自体腔囊的序列，它在胸腔形成胸膜，在腹部形成腹膜。胸膜和腹膜是两个筋膜，也称为浆膜，它们形成内脏系统的序列，通过食管裂孔相互连接，迷走神经也通过食管裂孔。

略靠外的筋膜序列（蓝线）来自中间中胚层（intermediate mesoderm）。它形成血管鞘和肾筋膜。在胸腔中，这些筋膜称为椎前筋膜，在腰椎区域称为腹膜后筋膜，它们形成脉管序列并且通过主动脉裂孔保持连续性，较大和较小的内脏神经也通过主动脉裂孔。

中部的筋膜序列（黄线）源自横膈膜，它形成甲状腺和胸腺的腺筋膜。这些筋膜通过心包膜和膈肌的中央肌腱连接到腹横筋膜，腹横筋膜包裹肝脏和其他腹部和盆腔内分泌腺，这些筋膜一起形成腺体序列。下腔静脉和右膈神经也穿过膈肌中央肌腱。

腺体序列是鲜为人知的筋膜序列。腺体筋膜通常被描述为解剖学课本中的独立实体，而它们的连续性却被忽视。然而，胚胎学证明所有腺体筋膜均来自称为横膈膜的单个间充质块。

在胚胎的颈部，咽囊包含在横膈膜内。围绕颈部的腺垂体筋膜也随着腺垂体向蝶骨区域迁移。

甲状腺和胸腺仍然浸没在气管前筋膜中，气管前筋膜来源于横膈膜。

这个膈膜也可以产生心包膜和膈肌的中央肌

腱[71]。在后者的区域，有一个裸露的区域，肝脏在没有腹膜介入的情况下与横膈膜接触。肝包膜和腹横筋膜均来自横膈膜，位于膈肌中央肌腱的下方。肾上腺位于膈肌中央肌腱后部的另一个裸露区域。镰状韧带和子宫[72]圆韧带位于膈肌中央肌腱的前部附近。

腹横筋膜经常与腹横肌的筋膜混淆[73]，然而，其实它是一个独立筋膜[74]，包括一些平滑肌纤维[75]。在男性体内，腹横筋膜伴随精索继续下行，在女性体内，腹横筋膜伴随子宫韧带（宽韧带和圆韧带）继续下行。内部和外部骨盆筋膜之间的连续性（图 8.16）也在肛门和尿道括约肌周围持续存在。

在解剖学课本中，内部筋膜和肌筋膜通常根据它们所处位置（如是否位于骨盆的后部、下部会阴或前部区域）而被命名，这样使得它们的连续性难以被理解。因此，现在要强调内部和外部筋膜序列的连续性（图 8.16）。

内部筋膜

腹膜壁层

- 后部：形成肠系膜根。
- 下部：形成直肠囊。
- 前部：覆盖更大的网膜。

腹横筋膜

- 后部：Treitz 筋膜、Toldt 筋膜与前方的胰腺、后方的肾上腺和腹腔神经节。
- 下部：子宫圆韧带和睾丸鞘膜。
- 前部：脐带-前膜筋膜，与脐上方的圆韧带相连。

脉管筋膜

- 后部：腹膜后筋膜与输尿管、肾小囊的筋膜。
- 下部：膀胱筋膜与耻骨韧带。
- 前部：脐尿管或膀胱脐韧带，与脐动脉相连。

---

[71] 肝憩室由迅速增殖并渗透到横膈膜的细胞组成，横膈膜是位于心包腔和卵黄管蒂之间的中胚盘，肝索穿透横膈膜。（Sadler T. W. 1990）

[72] 腹膜前细胞组织分为两层：表层或外层，沿腹横筋膜被称为 Richet 间隙横筋膜，黏附于腹膜深层或内层被称为 Cloquet 筋膜。（Testut. 1987）

[73] 腹横筋膜位于腹横肌和腹膜之间，它在腹股沟区域更厚、更密集，腹横肌的腱膜让它变得更加有韧性，当它向上朝横膈膜延伸时，它就变薄并且与该肌肉（横膈膜）下表面的筋膜内层融合。（Testut. 1987）

[74] 腹横筋膜呈现出筋膜该有的所有解剖学特征，在耻骨上，它因副韧带而加强。（Testut. 1987）

[75] 主韧带、直肠子宫韧带和耻骨膀胱韧带含有平滑肌纤维，它们源自子宫颈。这些支持带位于子宫旁或腹膜下结缔组织，让子宫稳定地附着在盆底。（Helmut L. 1987）

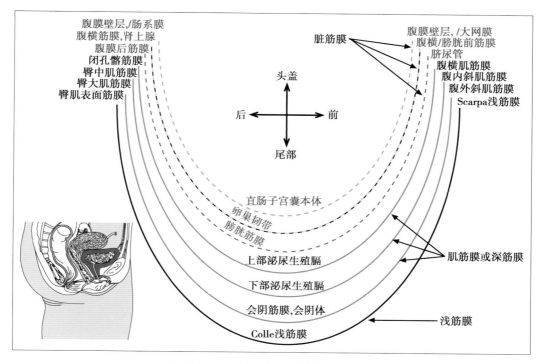

图 8.16　骨盆区浅层、深层和脏层筋膜解剖结构的连续性

肌筋膜

深层膜

－ 后部：闭孔肌、腰椎和髂肌的筋膜。

－ 下部：泌尿生殖膈肌上部与肛提肌。

－ 前部：腹横肌筋膜。

中层膜

－ 后部：臀中肌、梨状肌等的筋膜。

－ 下部：下泌尿生殖膈膜与球海绵体肌。

－ 前部：腹内斜肌和腹直肌鞘的筋膜。

浅层膜

－ 后部：臀大肌和肛门外括约肌的筋膜。

－ 下部：会阴和会阴部浅横肌的筋膜。

－ 前部：腹外斜肌和锥体肌的筋膜。

浅表筋膜

本书第三部分将详细研究浅筋膜，并介绍这些系统（见第十四章）。

壁外自主神经节

在解剖学和生理学教科书中，迷走神经被认为是副交感神经系统的核心要素。然而，人们也认识到它调节内脏运动[76]的能力比较弱并且它的纤维

实际上与交感神经纤维没有区别[77]。

基于这些原因，现在将探讨源自中枢神经系统的自主神经如何影响内脏功能。

在节段水平上控制平滑肌收缩的神经元网络和壁内神经节位于内脏、脉管和腺管的壁内（图 8.17，A）。在神经元网络中发现了控制平滑肌的肌间神经节和控制黏膜分泌物的黏膜下神经节。

壁内和壁外自主神经节位于筋膜内，该筋膜连接每个器官-筋膜单元的器官（图 8.17，B），例如，胃韧带内的神经节协调胃与贲门、幽门的同步运动。

其他神经节分别管理不同功能的器官运动，在连接骨盆节段的器官-筋膜单元的筋膜中可以找到它们（图 8.17，C）。例如，直肠-内脏-前列腺筋膜包含串联的神经节，它负责协调骨盆部内脏器官-筋膜单元与骨盆部脉管、腺体器官-筋膜单元的非自主功能。较小的网膜，在腰部内脏和腺体器官-筋膜单元之间串联延伸，起着类似作用。

沿着每个脏器系统-筋膜序列，存在一系列与器

---

[76] 我们认识到，即使没有外在神经支配，内脏器官也有内在收缩能力。事实上，即使在双侧迷走神经切断术后也可观察到蠕动和胃分泌物仍会被激活。因此，副交感神经基本起调节作用。（Chiarugi G. 1975）

[77] 迷走神经的腹部部分是由跟随食管到达胃部的分支所形成。从胃开始，迷走神经分支与交感的分支无法区分。（Benninghoff A.，Goettler K. G. 1986）

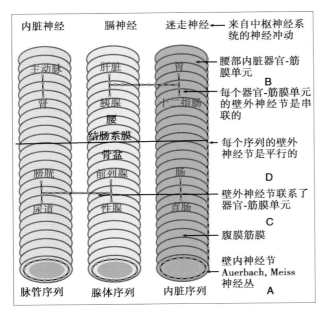

图8.17　脏器系统-筋膜序列的自主神经支配示意图

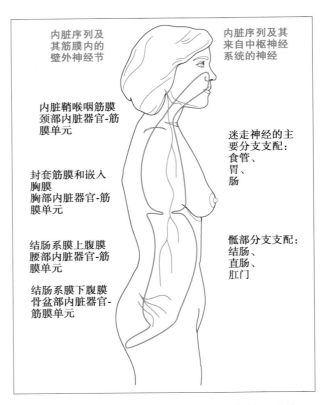

图8.18　内脏系统-筋膜序列和源自中枢神经系统的神经

官-筋膜单元平行的外部神经节。这些神经节控制着内脏、脉管和腺体的器官-筋膜单元的连续活动（图8.17,D）。

　　所有这些蠕动活动完全是自主性的,由食物、血液的通过和激素[78]而引发,会使内脏、血管和导管的壁紧张。所有神经节都相同,而筋膜结构会有所不同,正是因为筋膜结构不同才能够传递不同类型的神经冲动。筋膜紧张就能刺激这些嵌入的神经节,为了不偏离正常位置,神经节必须充分嵌入[79]。

　　此外,内脏蠕动必须适应外在需求,在有食物的情况下,胃必须分泌更多胃液来准备消化;有危险时,心脏一定会向肌肉输送更多血液;交配时,整个内分泌系统的活动也会增加。因此,经过进化,从大脑到壁外神经节的神经联系建立了起来,这对于适应环境非常有必要。

　　支配3个内部筋膜序列的神经连接由脑干中的自主神经核形成。

　　内脏序列（胸膜、腹膜）受迷走神经的第一分支支配,并通过脊髓受骶神经支配（图8.18）。在解剖学课本中,经常提到迷走神经形成肺[80]、胃和其他神经丛,而这些神经丛实际上是由壁外神经节形成,并且迷走神经仅向这些神经节发送一些神经纤维。

　　因此,内脏序列是由筋膜（胸膜-腹膜）和内脏的壁内、壁外神经节及神经丛组成的:咽、食管、胃、十二指肠、肠、升结肠和直肠神经丛。这些神经节形成了内脏序列的自主神经系统。迷走神经的主要分支直接附着在这些神经节上,传导来自大脑的兴奋性脉冲。

　　迷走神经[81]、内脏和膈神经的末端部分直接延伸到内脏、脉管和腺体壁成为主要分支,延伸到椎前神经节成为二级分支,这些分支与系统连接。

[78]每组神经节都对特定刺激作出反应,例如,一些神经节仅在它们被横向拉伸时发射脉冲,在被压缩时却不发射任何脉冲。（Kunze等人,2000）

[79]肠道神经仅在包含它的结构被锚定时,才能将拉伸转换为神经脉冲。这种机械传导将机械拉伸转换为电信号。（Bianchi L.2007）

[80]迷走神经形成前后肺丛,位于气管分叉的前方和后方。支气管壁包含神经丛,具有分散的神经节要素,类似于Auerbach肌间神经丛。迷走神经接受来自肺部的刺激,并将其传递到呼吸中心,呼吸中心位于延髓的髓核,同一迷走神经的运动纤维起源于此。（Benninghoff A.,Goettler K.G.1986）

[81]迷走神经是副交感神经系统中最重要的神经,它的名字来源于它在胸腔和腹腔内的"游走",各组纤维构成迷走神经:咽部骨骼肌肉组织的躯体运动、肠道平滑肌肉组织的内脏运动、腺体的兴奋性运动、心脏肌肉组织的抑制、耳朵的躯体和内脏感觉。神经以10~18个细根形式出现,在穿过颈静脉孔之前合并成一根主干。（Benninghoff A.,Goettler K.G.1986）

脉管序列由腹膜后筋膜和鞘形成,包含颈动脉、主动脉、肾和膀胱神经丛(图 8.19)。内脏神经的第一个分支延伸到这些丛,穿过椎旁神经节,刺激血管使其收缩,椎旁神经节是没有突触[82]的。腹膜后脉管神经节序列构成了脉管序列的自主神经系统。该系统可以协调沿循环脏器分布的血管的运动。实际上,血液从左心室流到主动脉的压力大于血液从右心室流到肺动脉的压力。小毛细血管的血压更低,因为根据伯努利原理,血流速度越大,对血管壁施加的压力就越小。

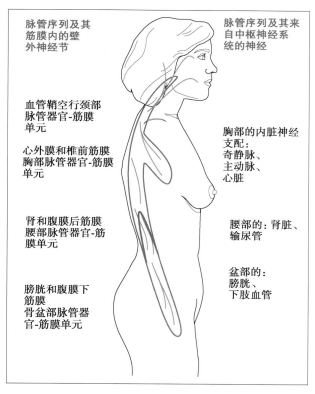

图 8.19 脉管系统-筋膜序列和源自中枢神经系统的神经

根据血压不同,肾脏会消除或多或少的液体[83],之所以如此是因为腹主动脉和肾脏包含在相同的腹膜后筋膜内。

腺体序列由来自横膈膜的筋膜形成,甲状腺、心包、肝、肾上腺和生殖器神经丛包含在这些筋膜内(图 8.20)。这些神经丛与神经节一起构成了腺体序列的自主神经系统。膈神经的第一分支终止于该神经丛,它不仅由运动纤维组成,也有许多自主纤维[84]。

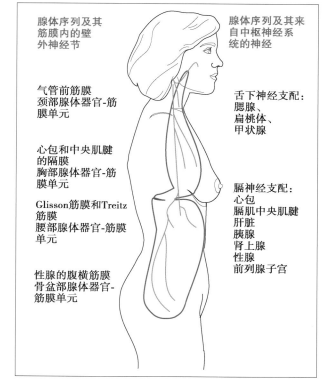

图 8.20 腺体系统-筋膜序列和源自中枢神经系统的神经

看到膈神经和膈肌中央肌腱[85]的相互作用,就要重新认识膈神经了。膈肌周围由肌纤维[86]形成,但其中央部分形成一个筋膜,与心包膜和肝包膜直接连续。这就解释了为什么膈神经由两组不同的纤维组成:一组支配膈肌的中央肌腱,另一组支配胸腔区域[87]。

---

[82]内脏神经通过椎旁神经节而没有突触:一些纤维在椎前神经节有突触,而另一些终止于壁内神经节。(Benninghoff A. , Goettler K. G. 1986)

[83]动脉血压是以稳态方式控制的变量,有机体拥有能够激发代偿反应的传感器。(Baldissera 1996)

[84]大鼠膈神经的电子显微镜分析计算出大约有 700 个轴突,其中约 275 个是有髓鞘的,123 个是无髓鞘的。此外,许多纤维与颈交感神经链相连。(Langford L. A. 1983)

[85]膈肌的中央肌腱不是呼吸肌,而是胃肠括约肌。实际上,其机械感受器受到刺激后可以控制食管的扩张而不是肌肉的收缩。(Pickering M. 2002)

[86]对猫膈肌的组织学研究表明,总共仅有 10 个肌腱。(Duronetal. 1978)

[87]膈神经由两种不同的神经组成,即使在脊髓中也存在两种不同的细胞核:一种是运动神经核,另一种是自主神经核。(Pickering M. 2002)

在颈区,膈神经与迷走神经、星状神经节[88]吻合。

在腰区,膈神经不在膈肌处终止,而是分布到腹腔神经节。由于这些特征,膈神经可以包括在自主神经中。

只有摒弃了副交感神经系统和交感神经系统之间的拮抗模型,才可能认识到第三自主神经。目前已有证据可以从某种程度上否定拮抗模型[89],而且也部分否定了抑制和延迟模型[90]。

总而言之,3个自主神经起源于脑干中的自主神经中枢(图8.21):

- 迷走神经,其具有源自延髓细胞核的副交感神经纤维,这些纤维可以刺激胃肠蠕动。然后这些纤维在躯干中下降,将自身分成两种类型:走向呼吸和消化系统的壁内神经节纤维,以及走向椎前神经节的纤维。

- 来自脑桥和延髓的泌尿和心脏调节核的内脏神经,在脊髓中下行并在胸椎和腰椎水平处退出[91]。第一个分支延伸到腹主动脉壁和肾脏,第二个分支延伸到腹腔和肠系膜神经节。

- 膈神经与舌咽神经一起起源于脑干的唾液核和疑核,并在第三、第四和第五颈椎水平处退出。然后,膈神经通过它们的第一个分支直接延伸到心包神经节和膈肌的中央肌腱上,而通过它们的第二个分支可以延伸到腹腔神经节。

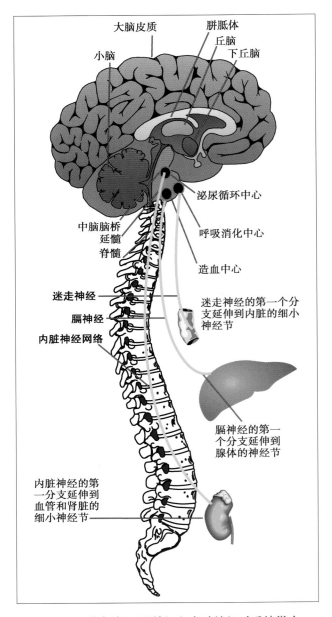

图8.21　迷走神经、膈神经和内脏神经对系统微小神经节的神经支配

（张梦雪　关玲　译）

---

[88] 颈胸神经节(星状)接受白色交通支,并发出膈神经、迷走神经和喉返神经的吻合支。（Benninghoff A. ,Goettler K. G. 1986）

[89] 将自主系统的两个组成部分视为拮抗关系似乎不合理,这两个系统可以无差别地给出兴奋性和抑制性反应。（Bortolami. 2004）

[90] 正交感神经系统不会引起血管扩张,它只能增加已经存在的活动。（Guyton. 1980）

[91] 在胸腔中,较大的内脏神经为主动脉、奇静脉和胸导管提供分支。在腹部,它分为三种类型的分支:上部到腹腔神经节,中部到腹腔神经丛,下部构成神经的主要部分,下行于肾动脉周围的肾丛。（Chiarugi. 1975）

第九章
系统-筋膜序列的治疗

在治疗张力结构功能障碍时,没有必要确切地知道在一个区段内是哪个器官-筋膜单元引起了问题。因为导致感觉异常的通常是容器,也就是腹腔,所以对于张力结构功能障碍,4个躯干段的治疗方法类似。

相反,对于系统功能障碍,最重要的是通过准确的症状采集或病史记录精确地确定哪个脏器系统需要治疗,因为每个脏器系统都有特定的治疗方法。

只要躯干筋膜的致密化干扰到了脏器蠕动,它就会发生功能障碍。

病史与症状

脏器系统由一组具有特定作用的器官组成,包含在某个脏器系统-筋膜序列内的脏器系统往往来源于同一胚层(图9.1)。

例如,包含在内脏序列中的呼吸系统和消化系统都是从内胚层发育而来,所以这两种脏器系统会同时陷入功能障碍,如患有咳嗽(呼吸系统)的患者通常也患有反流(消化系统)。把这两种脏器系统的功能障碍记录在评估表上时,要先记录更重要的问题。

每个系统-筋膜序列由两个脏器系统构成,相对应的,每个脏器系统通常由两个器官-筋膜单元构成(图9.2),而每个器官-筋膜单元由许多器官构成。

为了治疗内部序列及其相应的脏器系统,应对悬链进行处理。纵向连接的各个躯干段的张力形成了悬链。

悬链上有许多点不平衡,这会影响内部筋膜序列的张力,并因此影响内部器官蠕动(图9.3~图9.8)。

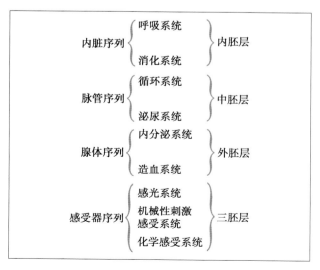

图9.1　脏器系统-筋膜序列和胚层

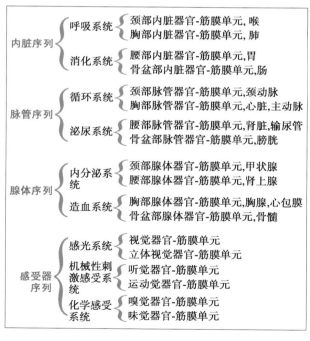

图9.2　从内部序列到脏器系统、器官-筋膜单元和单个器官

锯肌筋膜

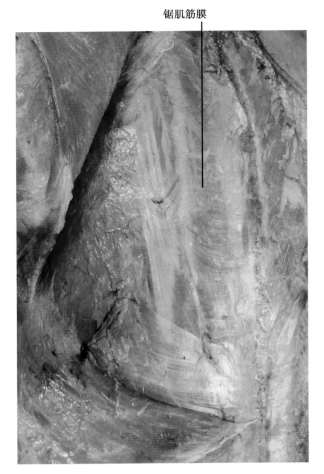

图 9.3 移开两个菱形肌后可见锯肌筋膜

菱形肌和前锯肌筋膜的连续性

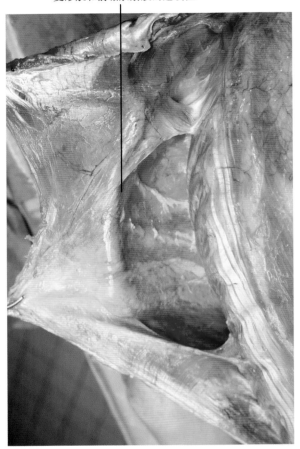

图 9.4 与前锯肌筋膜连接的菱形肌筋膜

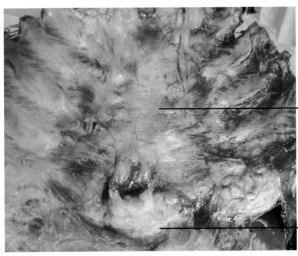

胸横肌,背部被胸内筋膜覆盖

心包膜,嵌入胸横肌的筋膜
(此筋膜连接肋间肌的筋膜)

图 9.5 胸横肌的内侧面

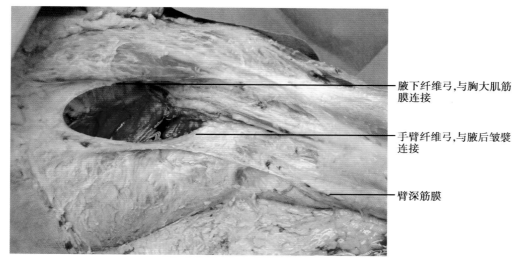

腋下纤维弓,与胸大肌筋膜连接

手臂纤维弓,与腋后皱襞连接

臂深筋膜

图 9.6　腋窝腔和腋下筋膜

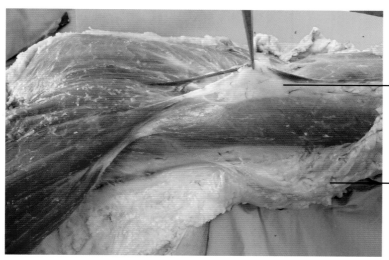

臂筋膜:从肱二头肌的短头部抬起,显露出插入胸大肌的一些肌纤维

手臂和腋窝的浅筋膜,可以看到一个包含许多淋巴结的筛状椎板

图 9.7　胸大肌筋膜及与其相连的前臂筋膜

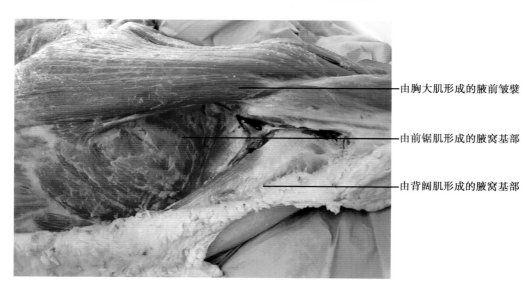

由胸大肌形成的腋前皱襞

由前锯肌形成的腋窝基部

由背阔肌形成的腋窝基部

图 9.8　腋窝腔底部有前锯肌

针灸和筋膜手法治疗

在整个筋膜手法治疗的发展史中,有许多通过筋膜手法治疗肌肉骨骼疾病而发展起来的流派,这些流派对于为推动筋膜手法的发展和进一步诠释它作出了贡献。在这些流派中,只有少数人(Barral J.,Myers T. W.)考虑过使用筋膜手法来治疗内部功能障碍。

针灸也给了我们一些启示,每个穴位都有许多适应证。例如,天枢穴(ST 25)的适应证包括:腹胀、呕吐、腹泻、肠炎、腹痛、呼吸困难、尿频、尿潴留、月经周期不规则、子宫出血、不孕症、无力、便秘、痢疾等。

筋膜手法根据肌肉骨骼系统或内部脏器系统是否受到影响而对这些适应证进行分类(图9.9)。

所有穴位产生的正向效果都可根据筋膜与肌肉的相互作用来解释,例如,在筋膜手法中,天枢穴(ST25)对应于前-腰CC点。

前-腰CC点可以影响单个肌肉,也能影响一系列肌肉,所以它可以治疗不同肌肉骨骼的功能障碍。

前-腰CC点也可以治疗内部器官功能障碍,因为它与干扰器官正常蠕动的悬链系统有关。

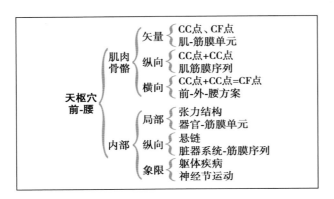

图9.9 CC点前-腰对肌肉骨骼功能障碍和内部功能障碍发挥作用的示意图

我们现在将研究一个在四肢上作为远端张量的点——列缺穴(LU 7)。针刺列缺穴可以使肺气下降,从而治愈呼吸紊乱和头痛。

用筋膜手法治疗这一点也能达到相同目标,但机制解释却不相同(图9.10)。这一点是手腕沿前后方向(前-后-腕)运动的融合中心,而且前-后-腕也是用于确定远端张量的诊断点。如果这个CF点发生致密化,它会以异常方式拉紧前后悬链上的枢轴点,这会扰乱呼吸、影响胸腔,另外它还会让头部区域代偿同一张力,从而干扰头部的感受系统,导致头痛。

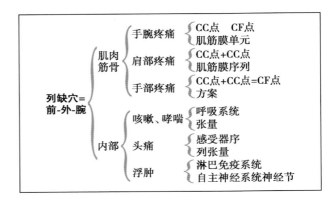

图9.10 远端张量干扰胸腔和控制悬链(例如头痛)

针灸学中,下肢经络与躯干经络连续(图9.11),而且上肢的一些经络延续至头部。

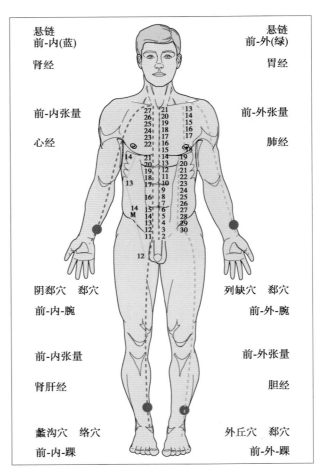

图9.11 体前区域的经络

在筋膜手法理论中,躯干肌筋膜序列和下肢肌筋膜序列之间也直接连续,因为它们必须同步工作以维持姿势,而颈部序列与上肢序列连接。

治疗内部功能障碍,就是要让相应远端张量的张力抵消悬链的张力,例如,前-内悬链必须与四肢前-内张量完全平衡。

在筋膜手法理论中,可以沿着这些远端张量找到诊断点,如果这些点受到异常张力,就会变得敏感。这些诊断点位于四肢屈肌和伸肌的上方,四肢大肌肉的张力止于此,同时手和脚的精细动作也由这个区域开始。

针灸学中,经常用到围绕手腕和脚踝前后排列的两种穴位(图 9.12),即络穴和郄穴,它们是几条经络的汇合之处。

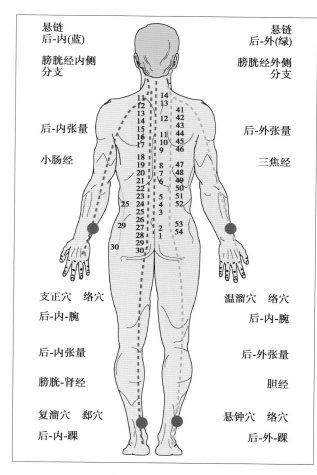

图 9.12 体后区域的经络

当筋膜治疗师收集肌肉骨骼系统的症状时,他们还会询问症状在白天出现的时间,以确定原因(表 9.1)。

了解内部脏器系统功能障碍症状出现的确切时间也是非常重要的。

不同器官活动的变化各自遵循着某种特定的昼夜节律或时间生物节律。比如,哮喘通常在清晨加重;起床时,人们往往需要清肠等;循环问题如下肢水肿,在下午更常见;肝脏的新陈代谢和其他腺体(如性腺)的功能,则在夜间增加。

表 9.1 一天中某些时刻疼痛加重

一天中的时间	疼痛类型
早晨(mn)	由于夜间不动筋膜僵硬,早晨出现疼痛
下午(pm)	由于夜间碰撞和随后的炎症,下午晚些时候疼痛增加
晚上(nt)	由于夜间暂停使用镇痛剂,反射性收缩导致疼痛症状恶化

根据针灸理论[92],能量(气)在人体内 24 小时循环并具有以下节律(图 9.13):
- 从凌晨 3 点到上午 11 点,营气占优势,对应筋膜手法中的内脏序列。
- 从上午 11 点到下午 7 点,卫气占优势,对应筋膜手法中的脉管序列。
- 从晚上 7 点到凌晨 3 点,元气占优势,对应筋膜手法中的腺体序列。

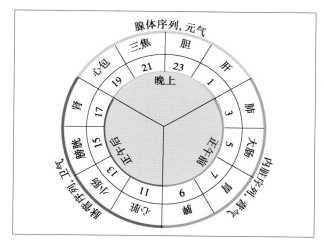

图 9.13 筋膜手法理论与针灸学中描述的节律之间的比较

假设

有两个假设支持筋膜手法对内部功能障碍能起到正向作用,即:
- 悬链和远端张量所产生的张力可形成机械作用。
- 自主神经节产生的电场可形成生物电效应。

---

[92] 传统针灸学起于道家哲学思想,将生命视为由对立统一和可互相转化的元素(白天和黑夜、冷热、男女、阴阳)组成的系统,三种气的能量营气、元气和卫气在身体的 14 条经络中循环并为生命供能。(《意大利百科全书》,2014)

通常身体的电磁场是内部电场和外部磁场的组合,内部电场来自自主神经节的电负载,外部磁场产生悬链中的压电效应,这种压电效应可通过拉伸引起。

这种相互作用的力通过电磁辐射传播,不需要通过任何支撑物质,当然也不需要通过人体筋膜这个良导体。

在操作过程中,筋膜的摩擦产生静电现象,这可以解决容器和内容物(内脏、腺体和脉管系统)之间电磁的改变。

触诊检查

即使在历史记录中收集的数据将我们引导到某个脏器系统,我们仍然不知道是哪个悬链干扰其功能。因此,需要对与该脏器系统连接的 2 个或 3 个区段中的 3 个悬链进行客观的触诊检查。

治疗师必须记住,一般来说,悬链和张量的点是"沉默的",所以为了让致密点显露出来,必须进行准确的触诊检查。

由于脏器系统功能障碍很少自发地表现为躯干或四肢疼痛,只有在遵循以下程序时触诊才能使这些沉默的点显露出来:
- 第一次触诊检查右侧和左侧躯干壁的 3 个悬链。
- 第二次触诊检查"控制悬链",如果找到敏感点,那么它们应该对应于躯干中的同一条悬链。
- 第三次触诊检查枢轴点,这些点位于肩部和骨盆带周围。
- 第四次触诊检查远端张量上的诊断点,即使患者没有主诉手腕和脚踝有任何不适,也应检查这些点。

当以这种方式填写评估表时,应说明要对哪些点进行操作。

躯干悬链

对躯干壁 3 个悬链的触诊可以在横向或纵向上实现。

在触诊腹壁时,可采用指尖进行第一次触诊,然后是指关节。使压力方向保持倾斜而不是垂直,在肌肉的 3 个筋膜之间重建滑动,而不要直接按压在腹壁下的内容物上。

触诊检查可以传达两类信息:
- 深层肌筋膜的致密化。
- 腹肌的疼痛性收缩。

内部脏器系统分布在所有 3 个躯干腔中,因此,触诊检查应扩展到整个躯干壁。

每个悬链上有许多点(图 9.11),对于治疗师和患者而言,对所有点进行触诊检查需要大量时间和精力。我们知道每个悬链内有 3 个关键点可以确定某个悬链是否受到干扰。沿着受干扰的悬链可以找到其他中间点,这些中间点可以随后检查(图 9.14)。

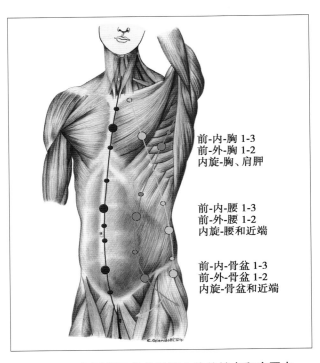

图 9.14　躯干部三条前悬链上的关键点和次要点(摘编自 G. Chiarugi and L. Bucciante, Istituzioni di anatomia dell' uomo, vol. 2, Piccin Nuova Libraria, 1983, op. cit.)

躯干悬链和肌筋膜序列之间的关联,不同于头部控制悬链的肌筋膜序列和四肢远端张量的关联。例如,头部前动作序列与前-内悬链关联,而在躯干和四肢部,前向动作序列与前-外悬链和远端张量相关联;头部后向动作序列与前-外悬链相关联,而在躯干部,它与后-外悬链相关联,在四肢,它再次与前-外张量相关联。

关于如何进一步简化触诊检查的论述将在介绍各脏器系统的章节分别给出,例如,如果呼吸系统存在问题,那么触诊就要集中在上躯干和上肢。

触诊检查可仅确定更敏感、更致密化的点,然后将其记录在评估表中,这样可以更精确地选择治疗点。

如果前胸壁的触诊检查结果不是非常显著或清楚,那么当患者处于俯卧位时,可以触诊悬链(图9.15)。选择躯干部的点是最重要的步骤,但是如果这些点和控制悬链的点不一致,则必须对四肢的张量进行触诊。

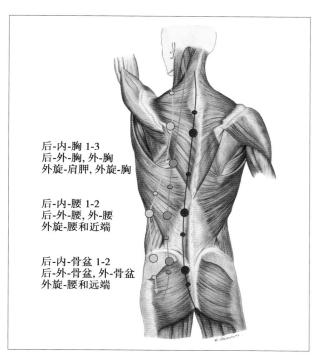

后-内-胸 1-3
后-外-胸,外-胸
外旋-肩胛,外旋-胸

后-内-腰 1-2
后-外-腰,外-腰
外旋-腰和近端

后-内-骨盆 1-2
后-外-骨盆,外-骨盆
外旋-腰和远端

图 9.15 躯干部三条后悬链上的关键点和次要点(摘编自 G. Chiarugi and L. Bucciante,op. cit.)

控制性悬链

之所以叫控制性悬链,是因为它们代表了一类检查点可用于检查 3 个内部筋膜序列是否正常,具备以下特征:

1. 内脏、脉管和腺体鞘起源于颈部,在胚胎中,这些鞘在整个躯干中延伸并产生 3 个内部筋膜序列。

2. 脉冲通过迷走神经、膈神经和内脏神经传输,可以改变来源于头部感受器和丘脑的 3 个内在序列的功能。

3. 在头部还有松果体和下丘脑腺体,它们是调节所有激素功能的内分泌腺体。

因此,在检查完发生变化的前躯干悬链后,应对控制性悬链进行触诊检查(图9.16,图9.17)。

一条控制性悬链由头部的张力结构点与颈部的张力结构点联合构成。无论从解剖学角度还是从神经学角度来看,这两个节段都紧密相连:

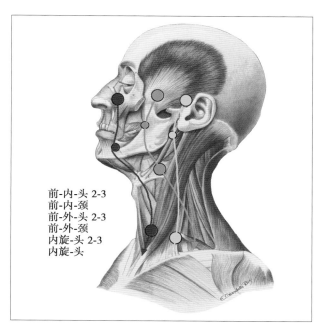

前-内-头 2-3
前-内-颈
前-外-头 2-3
前-外-颈
内旋-头 2-3
内旋-头

图 9.16 三条控制性悬链前点(摘编自 G. Chiarugi e L. Bucciante,op. cit.)

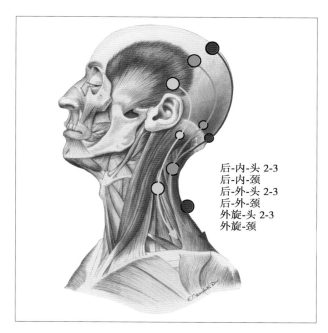

后-内-头 2-3
后-内-颈
后-外-头 2-3
后-外-颈
外旋-头 2-3
外旋-颈

图 9.17 三条控制性悬链后点(摘编自 G. Chiarugi e L. Bucciante,op. cit.)

– 躯体神经支配:颈部的许多肌肉受到头部神经的支配。
– 自主神经支配:这些节段中的许多器官受到上颈神经节的支配。

触诊可以沿纵向(前-内-头 2-3,前-内-颈)或横向(前-内-头 2,前-外-头 2,内旋-头 2)进行。

脸上的 3 个点(图 9.16)与以下神经有关:
- 前-内-头 1:眶下皮神经和三叉神经眼支的皮肤神经支配。
- 前-外-头 2:颧神经和三叉神经上颌支的皮肤神经支配。
- 内旋-头 2、3:耳颞神经和三叉神经下颌支的皮肤神经支配。

头部的 3 个后方点(图 9.17)与以下神经有关:
- 后-内-头部 2:枕大神经的皮肤分支。
- 后-外-头部 2 和外旋-头部 2:枕小神经的皮肤分支。

颈部点位于该区域的皮神经分支之上,对应于第三和第五皮节。

由于功能障碍是长期性的,触诊检查可以找到不同类型的筋膜变化:
- 在急性期,可能只有水肿,如果不解决,可能会导致筋膜基质随着时间的推移从溶胶变为凝胶(致密化)。
- 在亚急性期,可能发生一种胶原性疾病或导致细胞外黏合物的形成,造成的后果是成纤维细胞产生的胶原纤维发生突变。
- 在慢性期,筋膜可能处于硬化状态,换句话说,胶原纤维已经发生修复性和黏附性纤维化。

根据触诊检查的情况,治疗方法有所不同:
- 在急性期,对不同的筋膜层进行轻微的按压就足够了,这种情况发生在儿童和老年人的急性创伤中。
- 在亚急性期,操作时必须加热基质,温度必须达到能改变透明质酸,使其从凝胶变成溶胶。
- 在慢性期,必须延长治疗使筋膜发炎,炎症会导致毛细血管扩张、细胞副产物去除和胶原纤维再生。由于浸没在流体基质中,新形成的胶原纤维构成的组织可以沿着正常的生理张力线生长。

枢轴点和远端张量

在哺乳动物中,躯干是内脏的容器,同时它将肢体的运动联系起来。如果这个容器太硬,那么它将无法适应其内容物体积的变化;如果这个容器太软,作为四肢的枢轴,它就不能承受内容物。

例如,腹壁为顶叶腹膜提供了许多附着点,因此,骨盆的任何摇摆都会传递到腹膜囊,并由此影响内脏的蠕动。

因为躯干悬链终止于髋关节区域,并且下肢的远端张力源于此,所以该区域代表躯干和下肢之间的枢轴区域。

远端张量与肌筋膜序列之间的关联

与躯干枢轴相互作用的下肢前张量(图 9.18)包括:
- 前-内张量,通过作用于耻骨(耻骨张量),向前和向尾部牵拉白线。
- 前-外张量,通过作用于髂前上棘,将腹壁向外和向尾部牵拉。

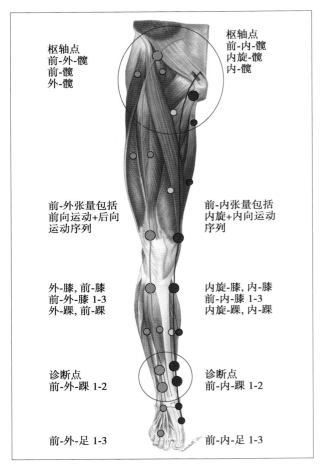

图 9.18 下肢的枢轴点和前张量(摘编自 G. Chiarugi e L. Bucciante,op. cit.)

如果骨盆只有前张力,那么它将被持续向前拉。但实际上,有两个后张量抵消和匹配前张量,以达到平衡(图 9.19):

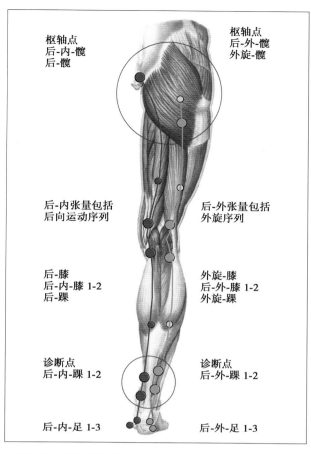

图 9.19　下肢的枢轴点和后张量（摘编自 G. Chiarugi e L. Bucciante，op. cit.）

- 后-内张量，通过作用于尾骨，向后和向尾部牵拉棘上韧带。
- 后-外张量，通过作用于坐骨结节，向外牵拉躯干。

　　每个张量包含一个或两个肌筋膜序列。
- 前-内张量由前-内对角链和两个序列（内向和内旋）组成。
- 前-外张量由前-外对角链和两个序列（前向和外向）组成。
- 后-内张量由后-内对角链和后向运动序列组成。
- 后-外张量由后-外对角链和外旋序列组成。

　　类似于髋部区域，肩胛骨区域形成上肢远端张量和躯干之间的枢轴，因为躯干悬链在此处终止且远端张力从该区域开始。

　　在上肢，相同的张量与序列具有相同的关系。与躯干悬链相互作用的上肢前张量（图 9.20）包括：
- 前-后张量通过斜方肌和三角肌对喙突施加杠杆

作用，将肩带向外拉。
- 前-内张量通过胸大肌和胸小肌对锁骨和胸骨施加杠杆作用，来固定前胸廓。

　　上肢前方的每个张量包含 2 个序列（图9.20）：
- 前-内张量包含内向运动序列和内旋序列。
- 前-外张量包含前向运动和外向运动序列。

　　与躯干悬链相互作用的上肢后张量（图 9.21）如下：
- 后-内张量通过菱形肌和冈下肌对冈下窝施加杠杆作用，向后固定胸腔。
- 后-外张量通过向肩峰和冈上窝施加杠杆作用向外拉肩带。

上肢后方的张量（图 9.21）表现出与下肢后方相同的关系：
- 后-外张量包含外旋序列。
- 后-内张量包含后向运动序列。

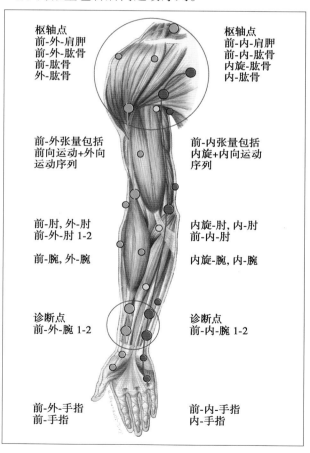

图 9.20　上肢的枢轴点和前张量（摘编自 G. Chiarugi e L. Bucciante，op. cit.）

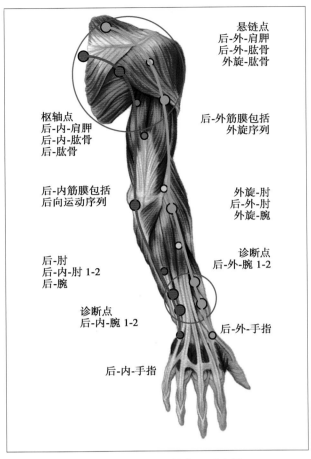

图 9.21 上肢的枢轴点和后张量

悬链点
后-外-肩胛
后-外-肱骨
外旋-肱骨

枢轴点
后-内-肩胛
后-内-肱骨
后-肱骨

后-内筋膜包括
后向运动序列

后-肘
后-内-肘 1-2
后-腕

诊断点
后-内-腕 1-2

后-内-手指

后-外筋膜包括
外旋序列

外旋-肘
后-外-肘
外旋-腕

诊断点
后-外-腕 1-2

后-外-手指

治疗

一旦触诊检查已经确定发生改变的躯干悬链、控制悬链、枢轴点和远端张量,下一步就可以通过处理这些结构来治疗脏器系统功能障碍。

针灸学中每种疾病都有固定的治疗方案,但用筋膜手法治疗某种功能障碍并没有特定治疗点。而且,每个脏器系统表现出来的功能障碍都可能是它与其他脏器系统相互作用的结果,例如,复发性支气管炎可能是由于支气管疾病、慢性炎症、感染(由于病毒和细菌)、刺激(由于灰尘、烟雾或花粉)、呼吸道疾病(源于鼻子、喉咙和肺部)等,这些因素可以帮助确诊支气管炎。如果患者在有免疫缺陷、循环障碍以及最为典型的支气管蠕动减少等症状的同时,又有这些倾向因素,那么患者就很有可能得了支气管炎。

医院有许多专家负责处理所有这些疾病情况,而筋膜治疗师则可以通过检查悬链和张量上阻碍正常蠕动的点来帮助患者解决问题,处理这些点直到它们完全溶解即可(图 9.22)。

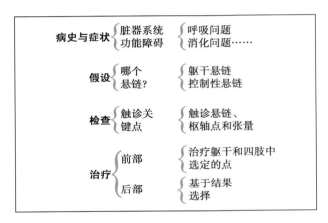

图 9.22 治疗脏器系统的总结示意图

(张梦雪 关玲 译)

第十章
内脏序列的治疗

内脏序列的功能障碍与呼吸系统、消化系统有关。

首先,将患者主诉的日期和症状记录在评估表上,治疗师根据这些信息阐述假设或治疗计划。然后,对躯干、头部、肩部、骨盆带和四肢进行触诊检查,确定导致功能障碍的点,并对评估表上记录的各个点交替治疗。

病史与症状:内脏序列的功能障碍

每当提出与内部紊乱有关的问题时,几乎所有患者都会提到一些消化系统的问题,如便秘、胃灼热感等(图10.1)。与呼吸系统有关的紊乱,例如经常感冒、咳嗽、支气管炎和呼吸困难也是常见症状。

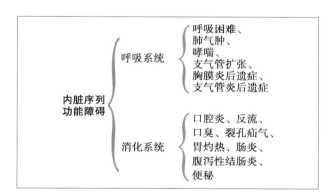

图10.1 内脏序列(呼吸系统和消化系统)的常见功能障碍

一些患者可能同时出现呼吸系统和消化系统(也就是整个内脏序列)的功能障碍。综合症状可能包括咳嗽和结肠炎、气管炎和反流、呼吸困难和消化不良等。

呼吸系统和消化系统包含在胸膜和腹膜内。致密的结缔组织囊(图10.2,图10.3)通过不同方式附着于肌筋膜,如果附着的锚定点保持正常的生理张力,那么它们就不会干扰内脏蠕动,有3个因素可能影响张力:

- 前后躯干壁筋膜的致密化。
- 口腔和颈部层面的变化(控制悬链)。
- 来自四肢肌肉的异常牵引力。

呼吸系统主要与颈部、胸部有关。壁层胸膜与肋间肌的筋膜相连。从胸部延伸到上肢的肌肉与肋间肌的外部连接。

因此,呼吸系统的内脏运动可能受到以下因素的干扰:

- 局部张力(胸部悬链)。
- 鼻子和喉咙的功能障碍(控制悬链)。
- 来自上肢的张力(枢轴和远端张量)。

消化系统主要与头部、腰部和骨盆区域相关。腹膜壁层与腹部肌肉的筋膜相连接,腹斜肌和臀肌的筋膜与下肢的筋膜相连续(图10.4,图10.5)。

因此,消化系统的内脏运动可能受到以下因素的干扰:

- 局部张力(来自腹部悬链)。
- 消化道初始部分的功能障碍(通过控制悬链)。
- 来自下肢的张力(通过枢轴和远端张量)。

在治疗完前点之后,在患者处于俯卧位时对后点进行触诊检查。如果可以在同一次诊疗过程中完成对后点的触诊,那么还要检查前点对应的悬链和张量(前向、侧向、斜向)。如果在连续的节段中触诊后点,那么只需治疗有问题的后点即可。

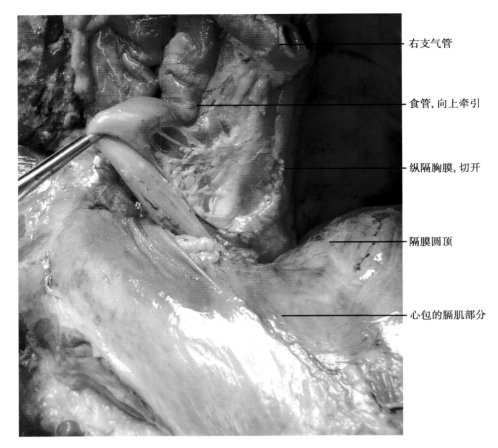

右支气管

食管,向上牵引

纵隔胸膜,切开

隔膜圆顶

心包的膈肌部分

图 10.2   内脏序列的器官和筋膜位于纵隔,在从前面去除胸骨和双肺后可见

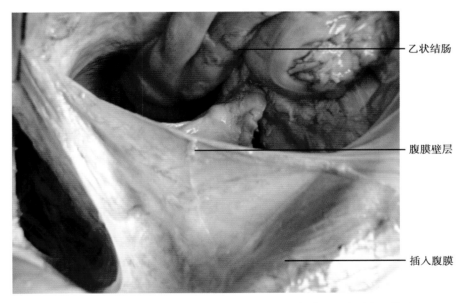

乙状结肠

腹膜壁层

插入腹膜

图 10.3   沿白线切开腹壁后从前面可见骨盆中内脏序列的器官和筋膜

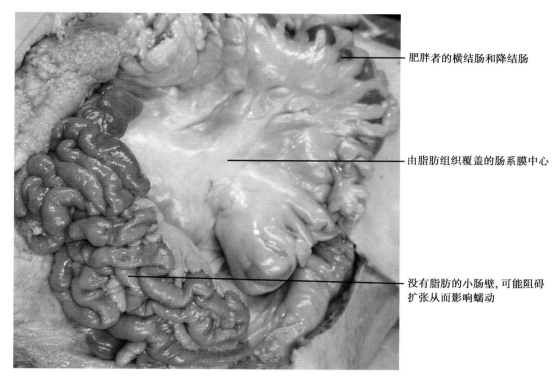

肥胖者的横结肠和降结肠

由脂肪组织覆盖的肠系膜中心

没有脂肪的小肠壁，可能阻碍扩张从而影响蠕动

图 10.4　从前面看小肠，并向右掀开，以显露出中央肠系膜和左侧下行结肠

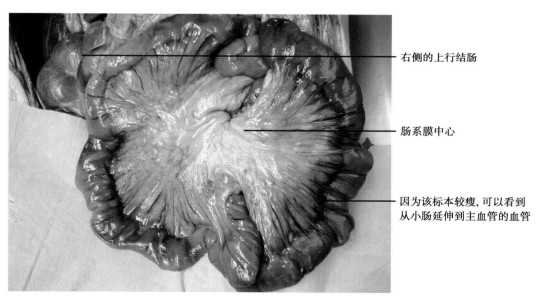

右侧的上行结肠

肠系膜中心

因为该标本较瘦，可以看到从小肠延伸到主血管的血管

图 10.5　把小肠辐状排列以显露出肠系膜的结构

呼吸系统

呼吸系统由以下要素构成:
- 上呼吸道:鼻子和嘴巴。
- 中呼吸道:咽、喉和气管。
- 下呼吸道:支气管、细支气管和肺(含肺泡和胸膜)。

鼻子和嘴巴

解剖学　呼吸膜的上皮由纤毛细胞组成,其中散布着浆粘液腺。副鼻窦(额窦、蝶窦、筛窦、泪窦、上颌窦和腭窦)开口于两个鼻腔。

功能障碍　常见的功能障碍包括呼吸暂停、血管舒缩或非过敏性鼻炎、黏膜肥厚性鼻炎和鼻窦炎。

自主神经支配　上述功能障碍的慢性化可能与翼腭神经节或蝶腭神经节的紊乱有关。3 个自主神经汇聚在这些神经节上:
- 鼻睫神经,来自三叉神经第一分支(正交感神经冲动)。
- 舌腭神经,来自面神经的舌腭部分,支配舌和腭(副交感神经冲动)。
- 舌咽神经(腺交感神经冲动)。
这里不考虑第一脑神经(嗅觉神经),因为它是感觉神经。

手法　如果这 3 个自主神经的筋膜鞘发生致密化,那么它们的功能也会改变。筋膜的连接非常广泛,因此对 3 个"控制悬链"的触诊检查必须准确。

咽、喉和气管

解剖学　咽部与鼻腔(鼻咽)、口腔(口咽)和喉(喉咽)相连。咽黏膜内淋巴管与腭扁桃体、咽鼓管扁桃体、咽扁桃体连通。

喉从咽前部起源并继续进入气管。

功能障碍　咽炎、咽痉挛、咽扁桃体炎和咽鼻炎只是气道众多功能障碍中的一小部分。

自主神经支配　咽和会厌自动反射的改变受到 3 个自主神经的干扰:
- 受颈动脉窦压力感受器影响的呼吸反射。
- 受颈动脉体化学感受器影响的呼吸道感受器。
- 与舌咽神经相关的分泌反射。

手法　治疗上呼吸道的功能障碍,可以对头部控制悬链进行手法操作;治疗颈部枢轴点可以影响中间气道的功能障碍。

支气管、肺和胸膜

解剖学　气管在第四胸椎层面上分为右支气管和左支气管。在这种分叉后,支气管在肺内分成较小的二级和三级支气管。每个肺都被胸膜包裹着,胸膜是由包裹层(或内脏层)以及外部附着(insertional)层(或壁层)组成的双层浆膜。

功能障碍　如果黏膜的阻力因某些原因而减弱,那么它就会发炎并引起气管炎和支气管炎。如果感染传到肺部,就会发展成支气管肺炎。如果肺表面受到影响,那么或者引发胸膜炎,进而形成粘连,或者引发胸腔积液。

自主神经支配　支气管和肺有 5 种不同的自主神经刺激:
- 壁内神经节(副交感神经节),作用于鼻毛和局部肌肉。
- 壁外神经节及其相应的丛,可同步颈部(鼻咽、口咽、喉咽)和胸腔(气管、支气管、肺、胸膜)的器官-筋膜单元的运动。
- 支气管心膜的神经节和神经丛,使隔膜的运动与心肺的运动同步。
- 来自中枢神经系统(迷走神经、膈神经和内脏神经)的神经,根据丘脑传递的信息改变呼吸。
- 来自椎旁和椎前神经节的自主刺激,根据体温调节和代谢系统的需要改变呼吸。

手法　所有这些神经和自主神经节都受到筋膜的张力的影响,筋膜包围着它们,并将它们与胸壁、颈壁相连。因此,为了避免它们干扰内脏运动,保持躯干悬链筋膜的流动性和弹性是至关重要的。

呼吸系统的触诊检查（图 10.6~图 10.9）

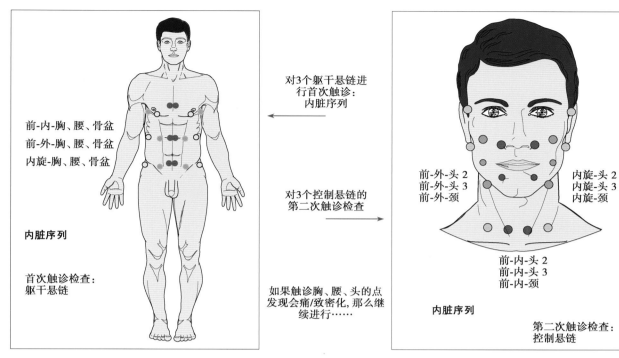

对3个躯干悬链进行首次触诊：内脏序列

前-内-胸、腰、骨盆
前-外-胸、腰、骨盆
内旋-胸、腰、骨盆

内脏序列

首次触诊检查：躯干悬链

图 10.6　内脏序列的首次触诊检查：躯干悬链

对3个控制悬链的第二次触诊检查

如果触诊胸、腰、头的点发现会痛/致密化，那么继续进行……

前-外-头 2
前-外-头 3
前-外-颈

内旋-头 2
内旋-头 3
内旋-颈

前-内-头 2
前-内-头 3
前-内-颈

内脏序列

第二次触诊检查：控制悬链

图 10.7　对控制悬链上的点进行第二次触诊检查

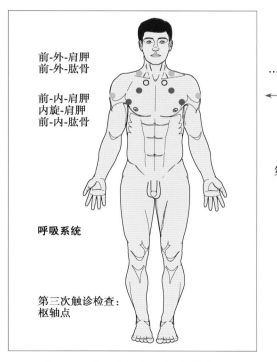

前-外-肩胛
前-外-肱骨

前-内-肩胛
内旋-肩胛
前-内-肱骨

呼吸系统

第三次触诊检查：枢轴点

图 10.8　第三次触诊检查：枢轴点

……对肩带枢轴点进行第三次触诊检查。

第四次触诊检查涉及上肢张量。

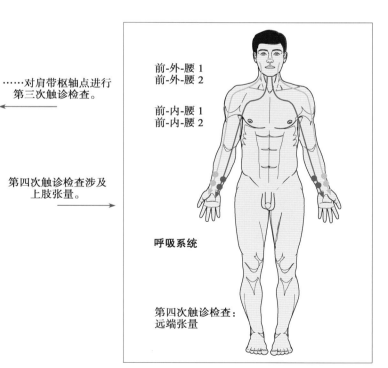

前-外-腰 1
前-外-腰 2

前-内-腰 1
前-内-腰 2

呼吸系统

第四次触诊检查：远端张量

图 10.9　第四次触诊检查：远端张量

治疗触诊检查确定的悬链和张量（图 10.10～图 10.13）

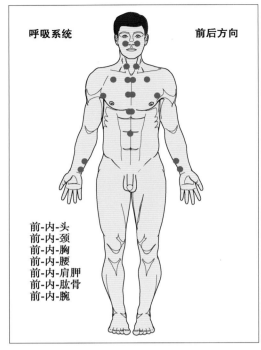

前-内-头
前-内-颈
前-内-胸
前-内-腰
前-内-肩胛
前-内-肱骨
前-内-腕

如果触诊检查发现前后方向的悬链和张量发生致密化并疼痛，则应继续对相应的前点和后点进行治疗。

图 10.10   呼吸系统前部的前-后张量的治疗

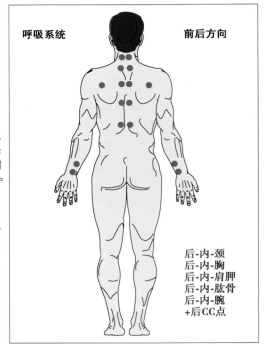

后-内-颈
后-内-胸
后-内-肩胛
后-内-肱骨
后-内-腕
+后CC点

图 10.11   呼吸系统后部的前-后张量的治疗

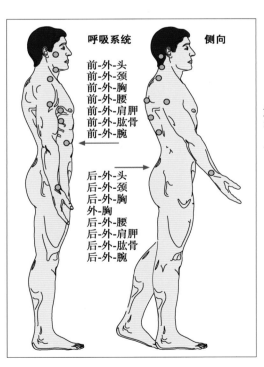

前-外-头
前-外-颈
前-外-胸
前-外-腰
前-外-肩胛
前-外-肱骨
前-外-腕

后-外-头
后-外-颈
后-外-胸
外-胸
外-腰
后-外-肩胛
后-外-肱骨
后-外-腕

如果触诊检查确定了侧向悬链的致密点，则应对这些点进行治疗。

图 10.12   呼吸系统的侧向张量的治疗

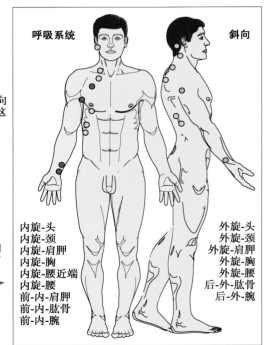

如果触诊检查发现斜向悬链的致密点，则应对这些点进行治疗。

内旋-头
内旋-颈
内旋-肩胛
内旋-胸
内旋-腰近端
内旋-腰
前-内-肩胛
前-内-肱骨
前-内-腕

外旋-头
外旋-颈
外旋-肩胛
外旋-胸
外旋-腰
后-外-肱骨
后-外-腕

图 10.13   呼吸系统的斜向张量的治疗

呼吸系统*的枢轴点和上肢前远端点的治疗方法(图 10.14~图 10.17)

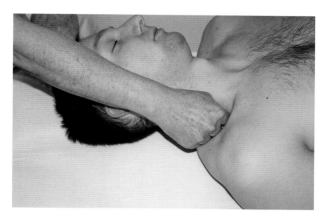

图 10.14　前-外-肩胛 2 CF 点的治疗

患者仰卧或呈坐姿

治疗这一点的目的是使胸膜圆顶的筋膜和悬韧带液化,如果这一点特别致密,那么它会引起呼吸紊乱和/或臂丛神经刺激,伴有上肢感觉异常。

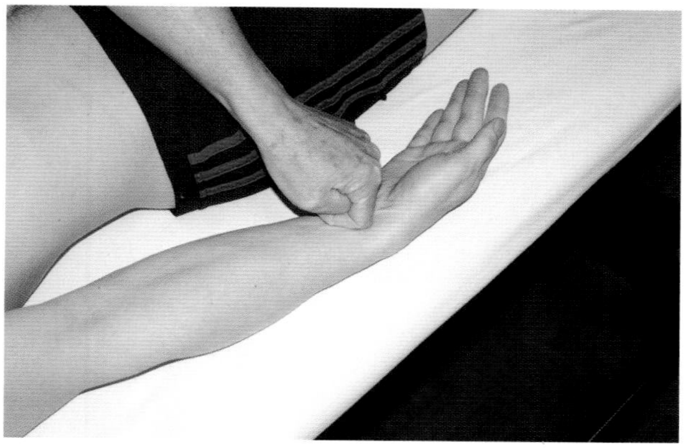

图 10.15　治疗前-外-腕 CF 点的治疗

患者仰卧或坐着

前-外-腕 CF 点位于屈肌支持带附近,因此它被称为诊断点。前-外张量的牵引力终止于此。在近端方向上,该张量可涉及躯干壁,从而影响呼吸系统。为了稳定此部位,患者的手背在治疗期间应靠在床面上。

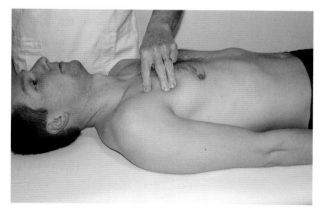

图 10.16　前-内-肩胛 CF 点的触诊检查

患者仰卧

一旦用指尖确认胸小肌筋膜的致密区域,治疗师即可用指节对该区域进行操作。对于肌肉特别发达的受试者可用肘部。用肘部平坦部分施加压力可以让治疗师的手指得到休息,这样他们能够更长时间地进行操作而不至于疲劳。

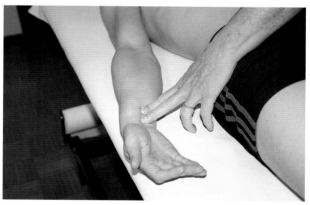

图 10.17　前-内-腕 CF 点的触诊检查

患者仰卧

该 CF 点的致密化会导致以下代偿发生:
- 更深层次,涉及尺骨神经,第四和第五指发麻。
- 在远端方向上,小鱼际隆起肌肉随后出现功能障碍。
- 在近端方向上,涉及手臂的内侧肌间隔。

---

* 注意:在本节中,没有关于躯干悬链的触诊检查方法的照片,因为它与本文第一部分中描述的针对张力结构的治疗方法相同。有时,介绍枢轴点和远端张量的触诊检查或治疗是为了说明点的位置和两种不同的手法。

呼吸系统*的枢轴点和上肢后远端点的治疗方法(图 10.18~图 10.21)

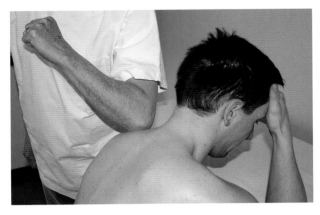

图 10.18   后-外-肩胛 1 CF 点的治疗

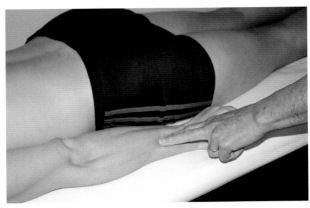

图 10.19   后-外-腕 CF 点的治疗

患者呈坐姿

治疗师将肘部置于冈上窝中心,然后将压力向前移动或向一侧移动,寻找更加致密或疼痛的点。直到治疗师找出的点与患者所指出的点相对应,才能开始操作,操作时要对筋膜最致密的点产生摩擦。

患者俯卧或呈坐姿

如果触诊检查表明这一点高度敏感,那么治疗师必须寻找拇指外展肌和伸肌之间更致密的区域,这些区域向近端或远端产生放射痛,处理的区域越小,所需的力就越小,增加局部温度可以让凝胶到溶胶的转化更快。

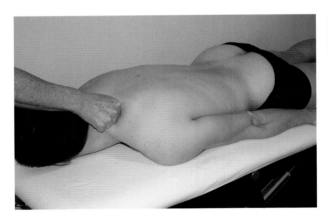

图 10.20   后-内-肩胛 CF 点的治疗

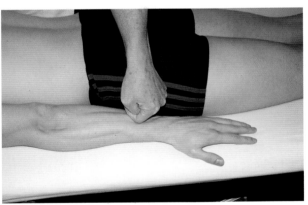

图 10.21   后-内-腕 CF 点的治疗

患者俯卧或呈坐姿

治疗后-内-肩胛 CF 点时患者最好采取坐姿,但是因为它经常与后-内-胸 CF 点一起被治疗,所以也可以让患者采取俯卧姿势。治疗师将他们的指关节放在肩胛骨边缘的中间,稍微调整直到患者确认它在最疼痛的点上。

患者俯卧或呈坐姿

治疗师可以对后-内-肩胛和前臂上的后-内-腕 CF 点进行交替治疗。触诊检查可以发现该区域中筋膜的弥漫性超敏反应,在这种情况下,治疗必须延伸到后-内远端张量的一个或多个卫星点。

病例报告

一名53岁的男性患者患有呼吸系统功能障碍（持续咳嗽 2 个月），可能是由于食管反流（图 10.22）。治疗师假设他是内脏序列功能障碍，根据哪个悬链更敏感将治疗方向定位于呼吸系统或消化系统。首次触诊检查确定胸腔上的两个悬链（前-外-胸** 双侧，内旋-胸双侧*），这似乎表明是呼吸系统的问题，为了在两条悬链中确定一条，要在控制悬链上进行第二次触诊，第二次并未找到任

何敏感链，而对枢轴点的触诊显露出前-外-肱骨右**，这表明的确是呼吸系统的问题并且涉及侧向悬链。确定之后就对前-外-胸双侧、前-外-肱骨右和远端点外-肘双侧*进行治疗。治疗完这些点后，患者感觉能够深呼吸而不会引起任何咳嗽。一周后，患者说他在治疗后持续两天有排痰性咳嗽，但此后咳嗽明显减少。第二次就诊时，治疗双侧外-胸 CC 点，进一步提高患者扩张胸腔的能力。

呼吸系统的治疗流程示意图

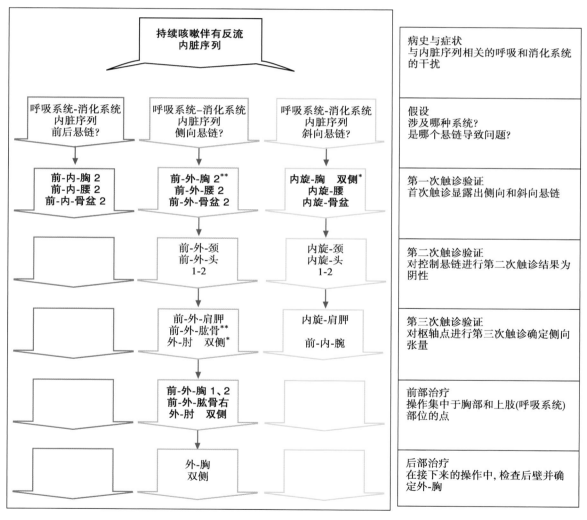

图 10.22 呼吸系统治疗示意图

消化系统

消化系统基本由约 12m 长的管构成。该管由平滑肌形成,并且分成不同的部分:口腔、食管(内脏-颈器官-筋膜单元)、胃、十二指肠(内脏-腰器官-筋膜单元),以及小肠和大肠(内脏-骨盆器官-筋膜单元)。

口腔和食管

解剖学   在口中,食物变为小而圆的物块,在吞咽期间被推入食管。咽部肌肉的收缩可以提升软腭、降低会厌并抬高舌骨,从而自动中断呼吸活动。

功能障碍   反流或胃食管反射会使食物从胃上逆到口,这是由于裂孔疝的存在,封套筋膜张力异常会导致这种功能障碍。

自主神经支配   腮腺和咽部有自己的壁内神经,同时也接受舌咽神经、上唾液核和上颈神经节纤维传递的神经冲动。除了壁内神经节外,食管还接受来自迷走神经、星状神经节和更大的内脏神经的支配。

手法   筋膜治疗师知道手法治疗不能直接到达中脑中心(脑桥),即消化系统迷走神经刺激的起源之处,所以他们的治疗更关注腹腔筋膜。

胃和十二指肠

解剖学   胃的平均容量为 1200cm^3。胃黏膜包含许多腺体,包括肠嗜铬细胞,它释放的 5-羟色胺可以刺激平滑肌。

功能障碍   许多人在饭后有胃胀的感觉,伴有面部发红、胃热、胃痉挛。有时,面部发红与胃痛、胃痉挛相关,进一步可导致呕吐。这些紊乱与自主神经节的不协调有关。

自主神经支配   一看到食物,迷走神经的第一分支就会刺激胃。这种源自中枢神经系统的神经支配,可以改变由肌间神经节(前、后、上、下胃神经节)激活的正常蠕动。即使迷走神经和内脏神经被切断,胃仍可继续发挥作用。

手法   治疗的重点是躯干悬链和四肢远端张量,目的是消除任何干扰正常蠕动(由壁内和壁外神经节控制)的肌筋膜张力。

小肠和大肠

解剖学   一般来说,十二指肠被称为小肠的第一部分。然而,考虑到它的肠系膜位置和它与幽门的协同作用,我们倾向于将其归于腰部内脏器官-筋膜单元中。小肠包括空肠和回肠,终止于回盲瓣。大肠包括上行、横向和下行结肠,以及乙状结肠、直肠和肛门。

功能障碍   小肠的炎症称为肠炎,而结肠炎症称为结肠炎。这些功能障碍以不同形式表现出来,例如食物不耐受。回肠炎是小肠最后一部分的炎症,经常与阑尾炎相混淆。

自主神经支配   解剖学家 Chiarugi(1975)肯定了在肠壁神经丛内存在独立于节前神经元的反射弧。其实,即使内脏和迷走神经支配被切断,肠道的活动仍在继续。

如果不考虑封套筋膜在肠神经节上的相互作用,那么就无法理解这些反射弧是如何起作用的。

手法   当肠道蠕动发生改变时,就意味着肌肉筋膜的致密化已经发展到干扰自主神经节正常生理功能的程度。肌筋膜在腹壁上发生致密化,或者它在下肢中发生致密化并在躯干的近端方向上进行代偿。

消化系统的触诊检查（图 10.23 ~ 图 10.26）

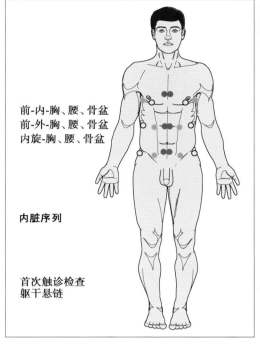

前-内-胸、腰、骨盆
前-外-胸、腰、骨盆
内旋-胸、腰、骨盆

内脏序列

首次触诊检查
躯干悬链

图 10.23　内脏序列的首次触诊检查

第一次对躯干悬链进行检查和第二次对控制悬链进行检查的方法与呼吸系统相同，因为都是在评估内脏序列。

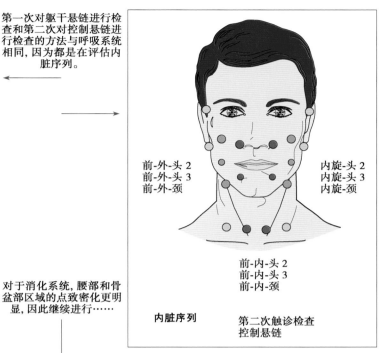

前-外-头 2
前-外-头 3
前-外-颈

内旋-头 2
内旋-头 3
内旋-颈

前-内-头 2
前-内-头 3
前-内-颈

内脏序列

第二次触诊检查
控制悬链

图 10.24　对控制悬链上的点进行第二次触诊检查

对于消化系统，腰部和骨盆部区域的点致密化更明显，因此继续进行……

……对骨盆带消化系统的枢轴点进行第三次触诊检查

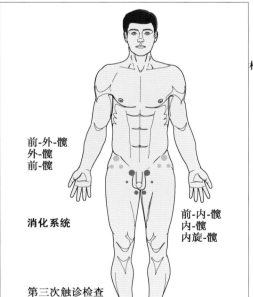

前-外-髋
外-髋
前-髋

前-内-髋
内-髋
内旋-髋

消化系统

第三次触诊检查
枢轴点

图 10.25　第三次触诊检查：枢轴点

第四次触诊检查涉及下肢的张量

有时，上肢有些点与食管功能障碍有关

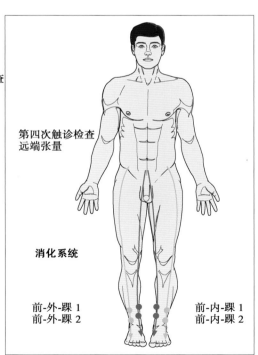

第四次触诊检查
远端张量

消化系统

前-外-踝 1
前-外-踝 2

前-内-踝 1
前-内-踝 2

图 10.26　第四次触诊检查：远端张量

对触诊检查确定悬链和张量进行治疗(图 10.27~图 10.30)

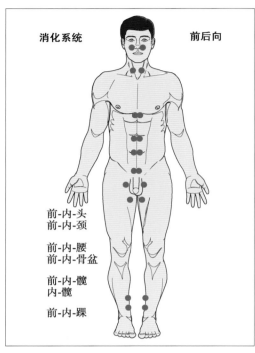

消化系统　　　　　前后向

前-内-头
前-内-颈

前-内-腰
前-内-骨盆

前-内-髋
内-髋

前-内-踝

图 10.27　消化系统前面的前-后张量的治疗

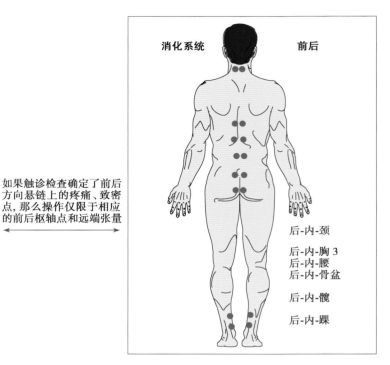

消化系统　　　　　前后

如果触诊检查确定了前后方向悬链上的疼痛、致密点,那么操作仅限于相应的前后枢轴点和远端张量

后-内-颈

后-内-胸 3
后-内-腰
后-内-骨盆

后-内-髋

后-内-踝

图 10.28　消化系统后部的前-后张量的治疗

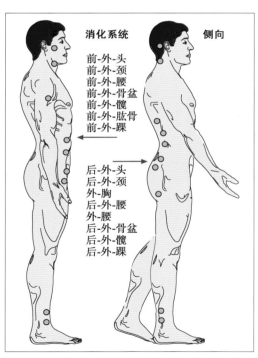

消化系统　　　　　侧向

前-外-头
前-外-颈
前-外-腰
前-外-骨盆
前-外-髋
前-外-肱骨
前-外-踝

后-外-头
后-外-颈
外-胸
后-外-腰
外-腰
后-外-骨盆
后-外-髋
后-外-踝

如果触诊检查发现侧向悬链上的致密点,则应对这些点进行操作

如果触诊检查确认了斜向悬链上的致密点,则应对这些点进行操作

图 10.29　消化系统的侧向张量的治疗

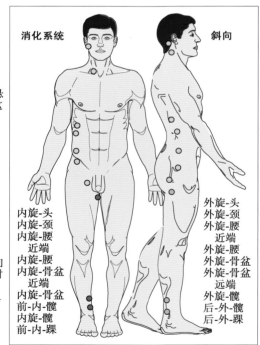

消化系统　　　　　斜向

内旋-头
内旋-颈
内旋-腰
近端
内旋-腰
内旋-骨盆
近端
内旋-骨盆
前-内-髋
内旋-髋
前-内-踝

外旋-头
外旋-颈
外旋-腰
近端
外旋-腰
外旋-骨盆
外旋-骨盆
远端
外旋-髋
后-外-髋
后-外-踝

图 10.30　消化系统的斜向张量的治疗

消化系统的枢轴点和下肢前远端点的治疗方法（图 10.31~图 10.34）

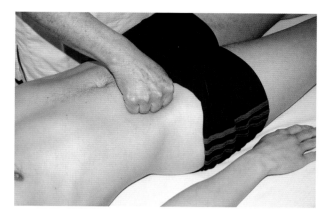

图 10.31　前-外-髋 CF 点的治疗

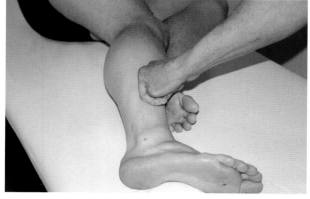

图 10.32　前-外-踝 1 CF 点的治疗

患者仰卧

治疗师使用他们的关节对髂前上棘下方的筋膜进行操作，该筋膜的致密化可带来疼痛，为了缓解疼痛，骨盆会前倾，从而导致腹部的侧向悬链错位。

患者侧卧

可对靠近伸肌支持带的前-外-踝 CF 点进行触诊检查，因为通过检查可以发现张量的紊乱情况。小腿前部的肌肉导致该张量大部分错位，因此，治疗也可以扩展到前-外-膝 CF 点。

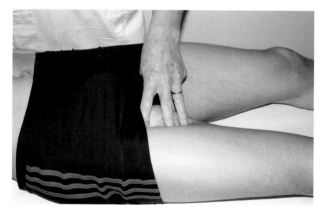

图 10.33　前-内-髋 CF 点的触诊检查

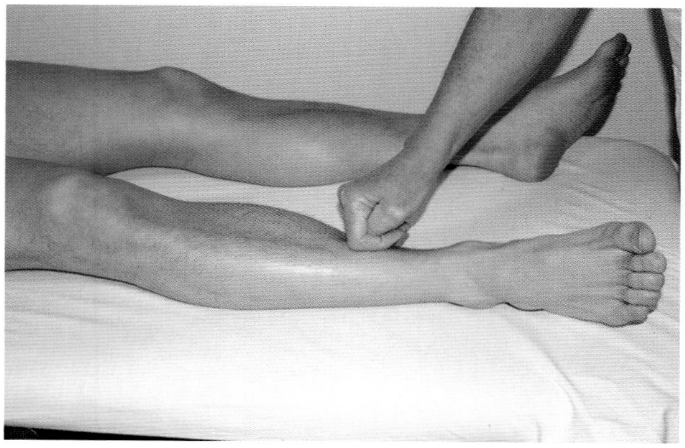

图 10.34　前-内-踝 1 CF 点的治疗

患者仰卧

如果治疗师在触诊时发现前-内-髋 CF 点和前-内-踝 CF 点敏感，则可对距骨和髋部进行交替治疗。前-内-髋 CF 点可以用在这个 CF 点中会聚的两个 CC 点（内旋-髋、内-髋）代替。这张照片中治疗师的 3 个手指表示从内旋-髋延伸到内-髋的线。

患者仰卧或侧卧

前-内-踝 1 CF 点在近端延伸到内旋-踝 CC 点，在此处缝匠肌和股薄肌的筋膜嵌入点从上方牵引到后者。前-内-踝 2 CF 点位于伸肌支持带的上部，在胫骨上通过。此处的操作必须更轻浅，因为这些点几乎都在骨膜上。

消化系统的枢轴点和下肢后远端点的治疗方法(图 10.35~图 10.38)

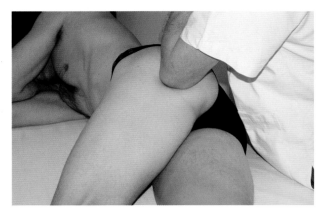

图 10.35   后-外-髋 CF 点的治疗

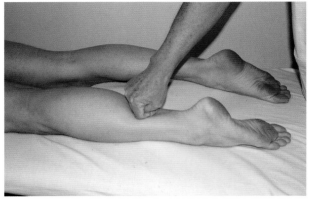

图 10.36   后-外-踝 1 CF 点的治疗

患者侧卧,髋关节屈曲

治疗师用肘部治疗坐骨结节和转子之间的筋膜。有时,操作可以针对坐骨粗隆,有时针对筋膜中心,因为在病理条件下,致密化的位置可能因人而有稍许差异。

患者侧卧或俯卧

后-外-踝 CF 点位于腓骨和小腿三头肌腱的肌腱之间。如果患者主诉膝盖疼痛,那么触诊和治疗可以转向后-外-膝 1 和 2 CF 点,相反,如果患者主诉足部疼痛,那么治疗师可以探查后-外-足 1-3 CF 点。这些点都是躯干侧向悬链远端张量的一部分。

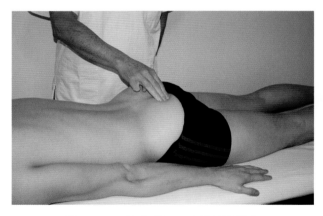

图 10.37   后-内-髋 CF 点的触诊检查

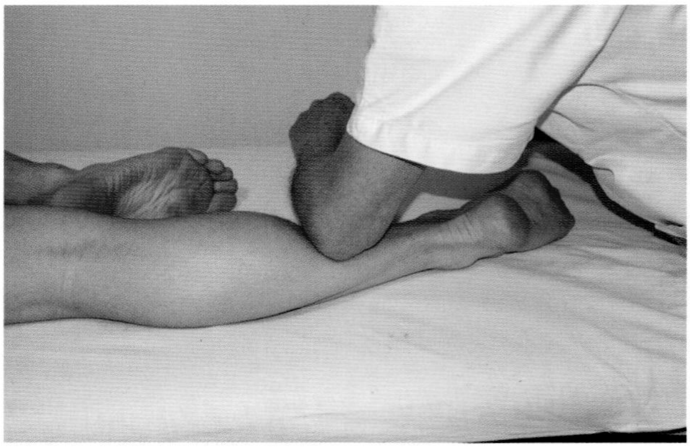

图 10.38   后-内-踝 1 CF 点的治疗

患者俯卧

治疗师将臀大肌的大部分移到一侧,以便对尾骨一侧的深筋膜-韧带结构进行治疗。最初,最好使用较轻的压力,否则肌肉会因疼痛而自动收缩,这可能会对深入探查产生阻碍。当用肘部感知到致密区域时,可对其进行操作直至它消解。

患者俯卧或侧卧

如果触诊检查确定后内悬链,那么治疗不应立即从后-内-踝 CF 点开始。首先,根据患者的伴随症状,探查沿着张量的中间点。例如,如果小腿有痉挛,那么治疗可以直接指向后-踝 CC 点;如果脚部发生痉挛,那么治疗应指向后-内-足 1-3 CF 点。

病例报告

Emanuela 是一名 52 岁的女性患者,10 年来,她每周至少犯一次恶心(图 10.39)。当紊乱出现时,她感觉吃不下饭,恶心很严重但不伴有呕吐。然而,伴随着恶心有强烈的眩晕感,但不头痛。很多专家都无法确定这种紊乱的原因。对内脏序列进行触诊检查确定为斜向悬链(内旋-腰双侧**)以及前后向悬链(前-内-腰 2*)。对控制悬链触诊发现内旋-头 3 双侧 CC 点**(斜向悬链)更敏感。在远端张量中,只有右侧肢体的前-内-手指** 和前-内-踝** 敏感。在触诊检查的基础上,治疗斜向悬链。一周后,患者说症状明显改善。在第二次就诊时,治疗师检查了后躯干壁的斜向点,并治疗了右侧肢体的后枢轴点(被发现更敏感):外旋-肩胛右**,外旋-髋右**。

消化系统的治疗流程示意图

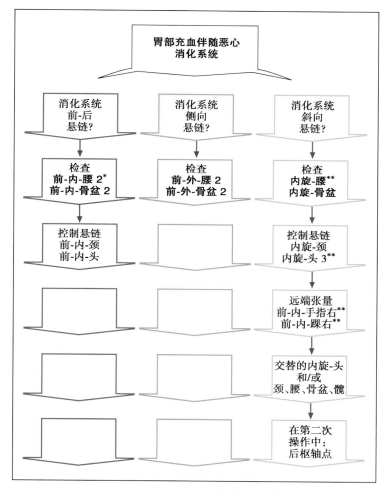

图 10.39 消化系统治疗示意图

(张梦雪 关玲 译)

第十一章
脉管序列的治疗

脉管序列的功能障碍涉及循环系统和泌尿系统。

循环系统包括大循环和小循环,以及像泵一样为循环提供主要动能的心脏。

泌尿系统包括过滤血液的肾脏和收集尿液的膀胱。血管壁、输尿管和膀胱内有神经元网络,拉伸时可以激活平滑肌。

病史与症状:脉管序列的功能障碍

脉管序列功能障碍包括特定于血液循环的功能障碍和特定于泌尿系统的功能障碍。

循环系统的功能障碍可能是中枢性的,也可能是周围性的。中枢功能障碍涉及心脏、主动脉和躯干中包含的血管。周围功能障碍包括四肢的循环问题,如头部、上肢和下肢(图 11.1)。治疗中枢功能障碍的第一步是确定患病的悬链,第二步是确定该悬链上的致密点。中枢功能障碍通常与周围循环功能障碍有关,例如:
- 头部的循环问题(包括控制悬链)。
- 上肢循环瘀滞(涉及枢轴点和远端点)。
- 下肢循环功能障碍。

对循环系统来说,枢轴点和远端张量点不起张力作用,但是它们位于可以检查到动脉搏动的区域(图 11.2)。

治疗在与血管鞘连接的 CC 点和 CF 点上进

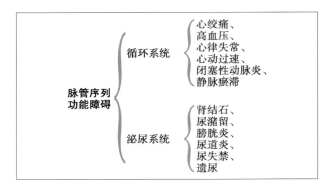

图 11.1 最常见的脉管序列功能障碍

行。这些鞘位于肌筋膜之间,肌肉收缩有助于血液回流,如果肌筋膜发生致密化,不仅血液回流会受阻,外部血流也会被阻塞。触诊检查要集中关注血管鞘周围筋膜收缩的点[93]。

泌尿系统功能障碍还包括生殖器官的一些功能障碍,因此该系统也称为“泌尿生殖系统”。循环系统可能与勃起功能障碍有关,而内分泌系统则与不孕不育症有关,如少精子症或不育症。因此,生殖器官可能与几个系统都有关。

评估和治疗泌尿系统的流程与其他系统相同:先触诊腰椎(肾脏)和骨盆(膀胱和尿道)区域的三条悬链,然后触诊检查大腿的枢轴点和下肢的远端张量。如果泌尿系统发生功能障碍,几乎都会涉及前-内和后-内的张量,因为腹膜后筋膜与下肢内侧肌筋膜直接相连。

---

[93] 动脉外膜是由成纤维细胞和相关胶原纤维组成的外膜,这些纤维大多沿纵向排列。外部薄层逐渐与位于血管周围的疏松结缔组织融合。(Baldissera F. 1996)

118

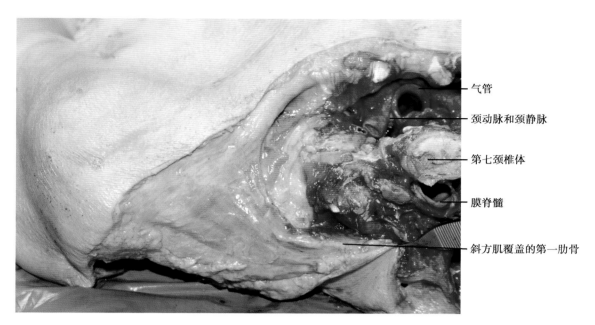

气管

颈动脉和颈静脉

第七颈椎体

膜脊髓

斜方肌覆盖的第一肋骨

图 11.2　颈部的横截面

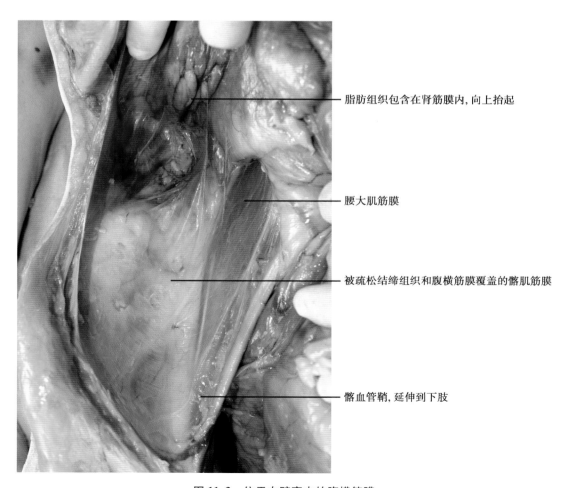

脂肪组织包含在肾筋膜内, 向上抬起

腰大肌筋膜

被疏松结缔组织和腹横筋膜覆盖的髂肌筋膜

髂血管鞘, 延伸到下肢

图 11.3　位于右髂窝内的腹横筋膜

骨盆腹膜下的空间[94]通过一系列筋膜、韧带与腹膜后的间隙相通,这些筋膜和韧带存在于下列血管中:

- 骶骨—直肠—生殖器—耻骨韧带,对应于髂内动脉的筋膜层。
- 直肠的外侧韧带,对应于直肠静脉的筋膜层。
- 前列腺—腹膜或直肠膀胱筋膜,对应于输精管和精囊的筋膜层。

- 子宫阔韧带,对应于伴随子宫动脉和卵巢动脉的筋膜层。
- 脐带前筋膜,对应于包裹膀胱—脐带血管的筋膜层。

从这些筋膜可以看出脉管序列的连续性,脉管序列从腹膜后区延伸到腹膜下区和膀胱旁区。这些内部筋膜通过内收肌管、闭孔膜与肌筋膜相连(图 11.2~图 11.4)。

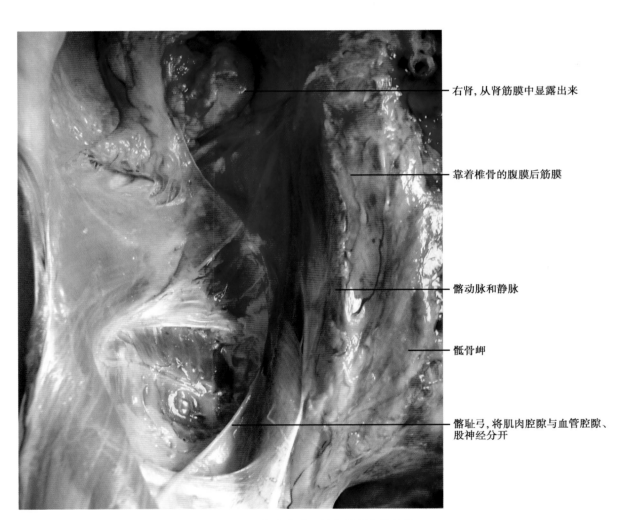

右肾,从肾筋膜中显露出来

靠着椎骨的腹膜后筋膜

髂动脉和静脉

骶骨岬

髂耻弓,将肌肉腔隙与血管腔隙、股神经分开

图 11.4　去除腹膜可见腹膜后血管筋膜

---

[94]腹膜下间隙在坐骨大孔和小孔以及闭膜管的水平上与两个臀肌和闭孔区连通。这个间隙内的脓液或血液积聚会侵入臀肌区域或大腿顶部。骨盆腹膜下疏松结缔组织含有大量平滑肌纤维,以紧密的方式围绕血管沉积,形成纤维血管层。(Testut. 1987)

循环系统

解剖学　循环系统由血管形成。这些血管的运动性被以下方式控制：

- 壁内神经网络，决定了基础脉动。
- 来自椎前神经节的外周自主神经，加快了脉动的节奏。
- 位于关键点的神经节，如颈动脉体和主动脉体。

功能障碍　循环功能不全可导致运动时疼痛[95]，静脉曲张就是由于扩张的静脉中的血流量减少而血管内压力增加所致。

由深静脉阻塞或瓣膜功能不全引起的水肿可能与皮肤增厚和色素沉着有关。心功能不全会导致间质液体积增加。由循环系统功能障碍引起的水肿与淋巴系统的淋巴水肿不同。

自主神经支配　在周围血管壁内有一个自主神经元网络，类似于在肠壁和腺管壁中发现的网络。这种神经网络在软骨鱼体内也有，不过在软骨鱼体内不存在外周自主神经，而爬行动物体内有外周自主神经。这些神经能感知到周围血液的温度以及太阳是否已经充分加热血液，使其能够被运输到爬行动物体内。爬行动物体内的周围神经能连接到椎旁神经节，内脏神经的第一个分支终止于该神经节。在恒温动物体内，随着脊椎前神经节的形成，这种调节变得更加复杂。内脏神经的第二分支终止于脊椎前神经节。

要对皮下循环与浅筋膜象限一起进行深入检查（见第十八章）。功能障碍的典型例子是雷诺氏病，雷诺氏病患者的手、脚和鼻子中的小动脉由于痉挛而产生苍白或皮肤发绀。这种现象与皮下组织的自主神经功能障碍有关。其实病理表现在皮肤中比较明显，皮肤会变得有光泽、光滑和萎缩，并且有时会有溃疡。

筋膜治疗师最感兴趣的是"血管运动学"，或者说，血管的蠕动或脉动。

脉动可以通过触诊大的脉冲来评估，大的脉动对应于枢轴点（例如颈动脉、股动脉）或远端张量点（例如桡骨、胫骨脉动）（图11.5）。

治疗　筋膜治疗师需要意识到外周疼痛并不总是源于肌筋膜或肌腱-韧带。有时它可能来源于血管。无论是急性的、复发性的还是由于极端外力导致的，动脉闭塞都会引起剧烈的疼痛。

在本章中，我们将研究深动脉和大静脉的自主神经网络的痉挛。

任何区域的动脉都可能受到其鞘旁筋膜的硬度的干扰。致密的鞘改变了血管的正常蠕动，换句话说，改变了血管扩张和收缩的节奏。

由于周围血管鞘在肌肉之间延伸，所以也要对肌筋膜的CC点进行触诊检查。

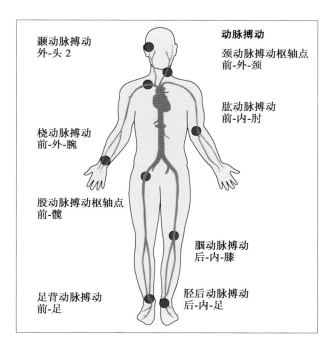

图11.5　可触摸脉搏的位置

---

[95] 突然将脚背伸来检测霍夫曼征，如果患者在这个动作中感到小腿疼痛，那就是阳性，并且通常表示有血栓形成。（Seidel H. M. 1991）

躯干循环系统的触诊检查(图11.6~图11.9)

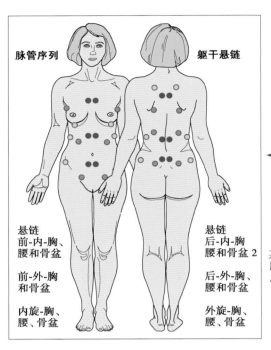

脉管序列

躯干悬链

悬链
前-内-胸、
腰和骨盆

前-外-胸
和骨盆

内旋-胸、
腰、骨盆

悬链
后-内-胸
腰和骨盆2

后-外-胸、
腰和骨盆

外旋-胸、
腰、骨盆

图11.6 与其供应的器官相连的内部血管

第一次触诊检查针对
躯干的3个前后悬链

某条悬链会干扰流向内
脏的血液循环,如果前
后悬链发生致密化,则
应进行治疗

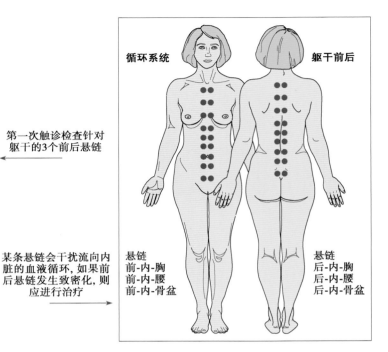

循环系统

躯干前后

悬链
前-内-胸
前-内-腰
前-内-骨盆

悬链
后-内-胸
后-内-腰
后-内-骨盆

图11.7 对前后悬链进行操作以治疗
躯干内部循环功能障碍

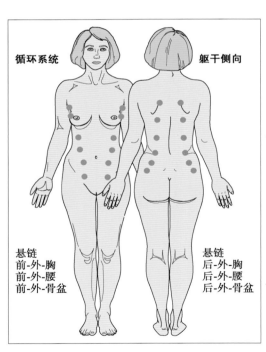

循环系统

躯干侧向

悬链
前-外-胸
前-外-腰
前-外-骨盆

悬链
后-外-胸
后-外-腰
后-外-骨盆

图11.8 出现内在循环功能障碍时要治疗
侧悬链

如果侧向悬链的CF点
更致密/疼痛,那么应
治疗这些点

如果触诊检查发现向内
或向外明显敏感时,那么
应治疗斜向悬链上的点

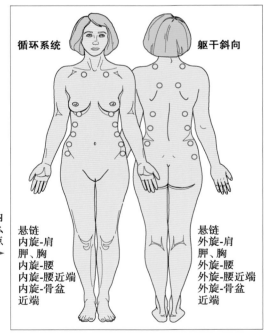

循环系统

躯干斜向

悬链
内旋-肩
胛、胸
内旋-腰
内旋-腰近端
内旋-骨盆
近端

悬链
外旋-肩
胛、胸
外旋-腰
外旋-腰近端
外旋-骨盆
近端

图11.9 如果在触诊检查时发现斜向悬链
发生致密化,则应对其进行治疗

头部循环系统的触诊检查与治疗(图 11.10 ~ 图 11.11)

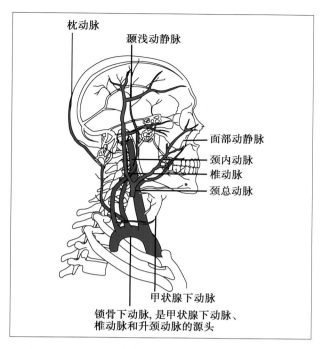

图 11.10　从颈部枢轴点延伸到头部的主要动脉和静脉

枕动脉
颞浅动静脉
面部动静脉
颈内动脉
椎动脉
颈总动脉
甲状腺下动脉
锁骨下动脉,是甲状腺下动脉、椎动脉和升颈动脉的源头

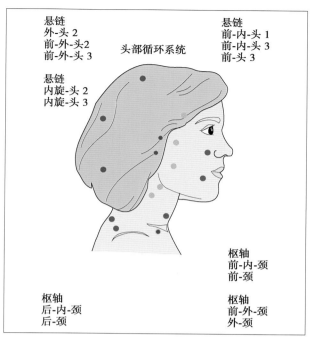

图 11.11　颈部和头部悬链的关键点

悬链
外-头 2
前-外-头2
前-外-头 3

悬链
内旋-头 2
内旋-头 3

头部循环系统

悬链
前-内-头 1
前-内-头 3
前-头 3

枢轴
后-内-颈
后-颈

枢轴
前-内-颈
前-颈

枢轴
前-外-颈
外-颈

　　和身体其他部位一样,头部的动脉和静脉以平行或成对的方式排列。动脉的搏动对相邻静脉建立最佳血液循环有帮助。动脉和静脉经常根据它们分支所在的身体区域来命名。

　　头臂动脉是主动脉弓的最大分支,它分为颈总动脉和右锁骨下动脉,左锁骨下动脉直接起源于主动脉弓。

　　锁骨下动脉在第一根肋骨上方的颈部。因此,如果这条动脉的鞘没有弹性,那么当手臂向下和向后拉时,它会被压缩。

　　锁骨下动脉也从前斜角肌和中斜角肌之间到达颈部的外侧区域。因此,如果动脉鞘不能相对于周围组织移动,就会出现前斜角肌或斜角肌间隙综合征(hiatus syndrome)。

　　锁骨下动脉、静脉与锁骨下肌肉的筋膜相连,形成以下腺体序列的血管:

- 胸内动脉,分支到胸腺和纵隔。
- 心包膈动脉,向心包供血并与膈神经平行。
- 甲状腺下动脉,供应甲状腺下部。

　　颈部的神经血管束包括颈静脉和颈总动脉。这条动脉在平第四颈椎处分叉,分颈外动脉和颈内动脉,位于分叉区域的结构包括:

- 颈动脉窦,具有压力感受器功能,用于控制血压。
- 颈动脉体,具有化学感受器功能,控制血液 pH。

　　颈外动脉形成颞浅动脉和面部动脉以及其他小动脉。

　　头部的静脉复合体由许多丛和窦形成:

- <u>丛</u>是由流入颈静脉的闭合静脉和脑池形成。
- <u>窦</u>是颅内硬脑膜下的腔隙,是截面为有圆形的管,皮质、小脑、脑桥和延髓的静脉都流入这些窦。

上肢循环系统的触诊检查与治疗(图 11.12 ~ 图 11.15)

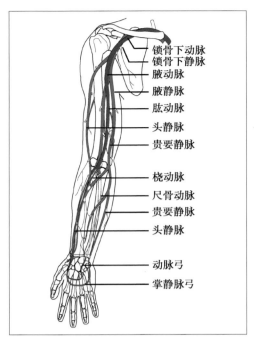

图 11.12 上肢的动静脉

治疗前枢轴点对于释放血管鞘非常有用

上肢循环功能障碍开始于斜角肌间隙(前-外-肩胛)或者在胸小肌下面(前-内-肩胛)。

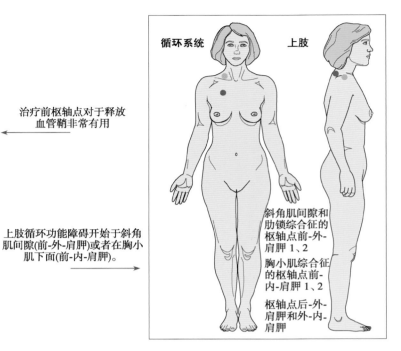

图 11.13 第一次触诊检查的枢轴点

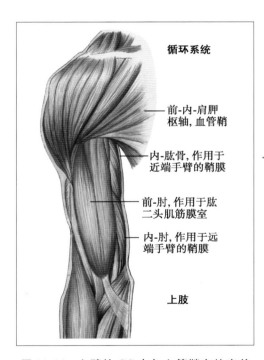

图 11.14 上臂的 CC 点与血管鞘有特定关系(摘编自 G. Chiarugi and L. Bucciante, Istituzioni di anatomia dell' uomo, vol. 2, Piccin Nuova Libraria, 1983, op. cit.)

治疗枢轴点后,从CC点内-肱骨和内-肘开始检查肌肉点。

前臂筋膜室的治疗

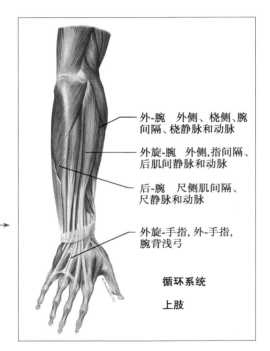

图 11.15 前臂的 CC 点与血管鞘有特定关系(摘 编 自 G. Chiarugi and L. Bucciante, op. cit.)

人体主要脉动的触诊(图 11.16~图 11.19)

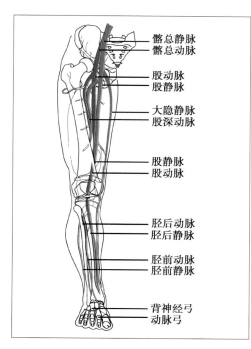

图 11.16　下肢的动静脉

髂总静脉
髂总动脉
股动脉
股静脉
大隐静脉
股深动脉
股静脉
股动脉
胫后动脉
胫后静脉
胫前动脉
胫前静脉
背神经弓
动脉弓

治疗下肢循环功能障碍从位于肢体底部的枢轴点开始

前-内部可以发现直接阻碍,从后-外的CF点可以发现间接牵拉力

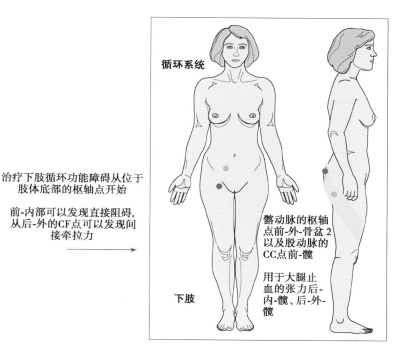

图 11.17　枢轴点的触诊检查

循环系统

髂动脉的枢轴点前-外-骨盆2以及股动脉的CC点前-髋

用于大腿止血的张力后-内-髋、后-外-髋

下肢

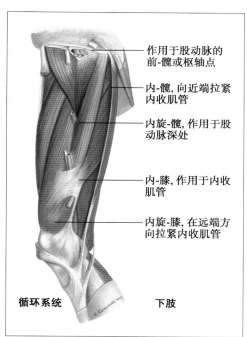

作用于股动脉的前-髋或枢轴点
内-髋,向近端拉紧内收肌管
内旋-髋,作用于股动脉深处
内-膝,作用于内收肌管
内旋-膝,在远端方向拉紧内收肌管

循环系统　　　下肢

图 11.18　大腿和膝盖的 CC 点与血管鞘有直接联系(摘编自 G. Chiarugi and L. Bucciante, op. cit.)

治疗完枢轴点,检查大腿内侧的CC点,如果需要,检查外侧的CC点。

在小腿上,要治疗覆盖在3个筋膜间室上的3个CC点,这3个间室包含了3个主要血管鞘。

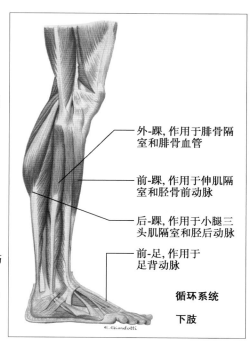

外-踝,作用于腓骨隔室和腓骨血管
前-踝,作用于伸肌隔室和胫骨前动脉
后-踝,作用于小腿三头肌隔室和胫后动脉
前-足,作用于足背动脉

循环系统
下肢

图 11.19　小腿的 CC 点与血管鞘有间接联系(摘编自 G. Chiarugi and L. Bucciante, op. cit.)

下肢循环系统的触诊检查与治疗(图 11.20~图 11.23)

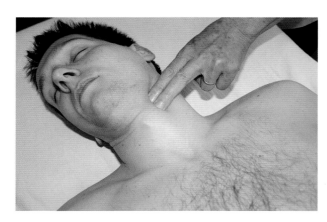

图 11.20   颈动脉的触诊

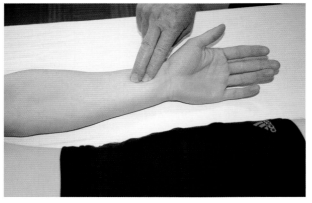

图 11.21   桡动脉的触诊

患者仰卧或呈坐姿

在下颌角的内侧和下方可以感觉到颈动脉的脉搏,颈动脉按压压力过大会导致动脉压力下降。观察此处的脉搏对研究头部的循环障碍(颞动脉炎[96])有帮助。

患者仰卧或呈坐姿

筋膜治疗师观察脉搏获得有关循环系统健康状况的信息,以及与脉搏变化相关的功能障碍信息[97]。桡动脉的脉搏也可用于中医诊断。

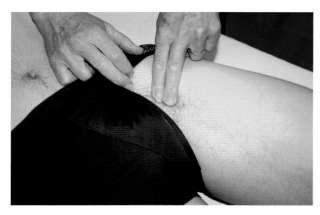

图 11.22   股动脉的触诊

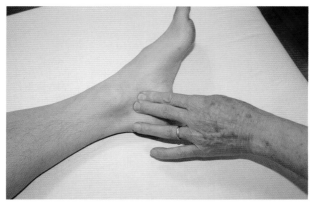

图 11.23   胫后动脉的触诊

患者仰卧,双腿伸直

这个搏动点位于腹股沟韧带下方,髂前上棘和耻骨结节的中间。按压压力可以根据患者的身高而变化。根据频率的变化和左右对称性,可以推测神经血管传导的变化。

患者仰卧

这个搏动点位于足内踝的后面,紧贴内踝的下面,对应于后-内-足 2,3。筋膜治疗师可以比较这个脉搏在右腿和左腿上的节奏和频率。脉搏每分钟少于 60 次表示心动过缓,超过 90 次则表示心动过速。

---

[96]颞动脉炎是颞动脉、枕动脉或眼动脉的一种相对常见的慢性炎症,并且可通过动脉壁活组织检查中巨细胞的存在来识别。颞动脉炎导致内膜增厚,动脉腔变窄,从而导致闭塞。原因不明。(Taber C. 2007)

[97]小而弱为低血容量脉象;焦虑和发热患者的脉象洪大且断断续续;心室功能不全患者会出现交替脉;心律失常则会出现二联律或三联律;支气管哮喘或心包炎等患者会出现反常脉。(Seidel H. 1991)

循环系统下肢四个筋膜室的治疗方法（图 11.24~图 11.27）

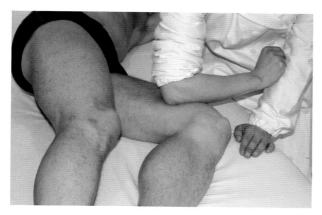

图 11.24　内收肌的内-膝 CC 点的治疗

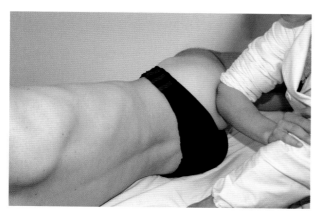

图 11.26　后-髋 CC 点的治疗

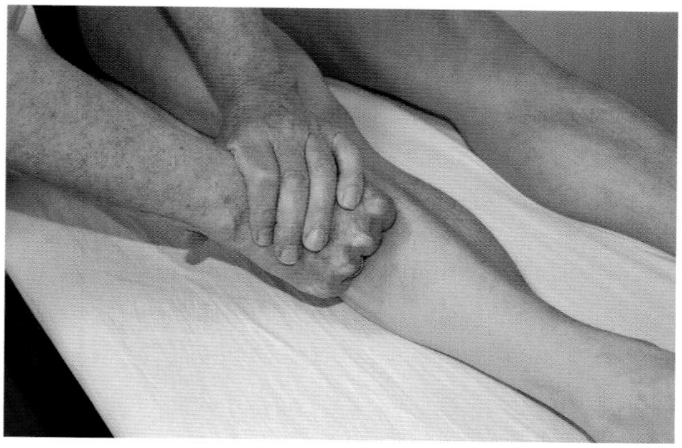

图 11.25　伸肌筋膜室的治疗

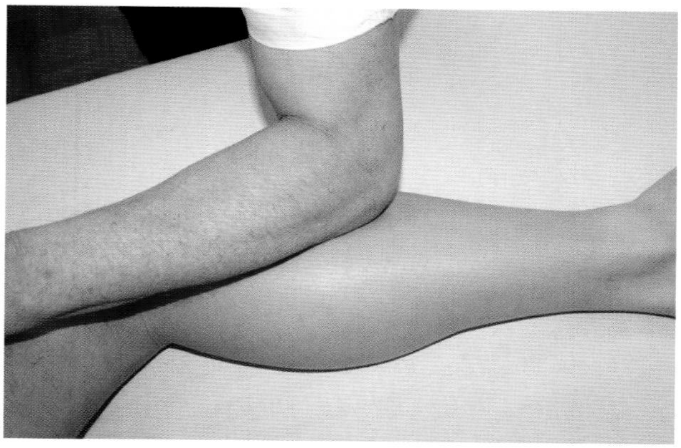

图 11.27　外-踝 CC 点的治疗

患者侧卧

造成血管紊乱的点通常不表现出来。一旦确定了干扰血液循环的胶原抑制点，治疗就可以集中在那个小点上，以便产生足够的热量来改变筋膜（血管鞘）的基质，而不涉及血管壁。

患者仰卧或侧卧

胫骨动脉的前支可以被挤压在伸肌筋膜室中。这个伸肌筋膜室位于胫骨和腓骨之间，小腿的腱筋膜在前方将它包裹。对运动员来说，这种筋膜承受的压力非常大，因而十分致密，弹性降低，因此会有些不适应血管脉动。

患者侧卧

供应下肢的大血管位于内收肌管内，内收肌管被腱膜覆盖（图 11.18）。腱膜与阔筋膜髂胫束的弧形增厚部分是连续的，而增厚部分由臀大肌向后拉紧。这解释了为什么下肢内侧出现循环障碍，在后方治疗会很有效。

患者下肢弯曲

腓骨肌肌鞘的筋膜致密化会干扰鞘内的血管。对外-踝 CC 点进行治疗可恢复肌肉筋膜的滑动，并间接作用于下方血管鞘的"止血带"使之放松。在隐静脉炎或静脉曲张时，可以治疗与受扰部位完全相反的肌筋膜。

病例报告

一名 42 岁的经理出现了整个右下肢的循环障碍(图 11.28)。8 个月来,患者必须拄着拐杖行走,因为他感觉右腿一承重就好像"马上要爆炸"。假设病因是脉管序列功能障碍,重点在下肢。对前后悬链进行触诊检查发现双侧前-内-骨盆 2* CF 点的敏感。随后对右侧肢体枢轴点进行触诊检查确定内-髋 2** 和后-内-髋 1*。由于循环障碍,远端点都很敏感。触诊躯干发现的点和枢轴点将治疗指向前-内张量。从大腿和膝盖开始,我们发现内-膝 CC 点非常致密和敏感。在治疗这一点的过程中,患者有沿着血管打开"闸门"的轻松感。治疗结束后,患者右腿承重,再也没有腿"即将爆炸"的感觉了。

循环系统的治疗流程示意图

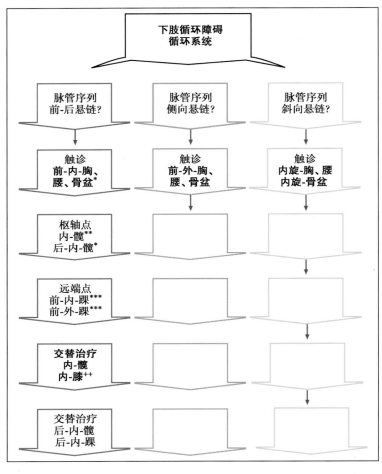

图 11.28   循环系统治疗示意图

泌尿系统

解剖学　泌尿系统由肾脏和尿道构成,而这两者则由肾盂、输尿管、膀胱和尿道形成(图 11.29)。输尿管被平滑肌和筋膜包围,这些平滑肌和筋膜能协调尿液流向膀胱。若有结石,这些筋膜就会突然伸展,引起平滑肌组织痉挛收缩(肾绞痛)。

当沿输尿管的 3 个部位变狭窄时会引起肾绞痛:

- 与肾盂交界处。
- 输尿管进入骨盆的地方。
- 与膀胱交界处。

功能障碍　泌尿系统功能障碍包括上尿路(例如肾盂肾炎、肾脏和肾周疾病)和下尿路(例如膀胱炎、前列腺炎、尿道炎、排尿困难、遗尿、尿失禁等)。

尿液通常含有 95%的水和 5%的有机物质(尿素、肌酸等),或矿物化合物(氯化物、钙等)。在许多病理条件下这些化合物会发生变化,导致酸性、碱性、蛋白尿等升高。

成年人通常每天会排出大约 1500ml 尿液,有些功能障碍会导致多尿或少尿。排泄尿液可以消除代谢废物和其他有毒物质,保持正常渗透压和酸碱平衡。

自主神经支配　筋膜协调排尿反射:当尿量超过约 300ml 时,膀胱周围筋膜被拉伸,刺激壁内神经网络。对幼儿期动物和婴儿来说,这会导致平滑肌的不自主收缩和膀胱排空。成年人可以控制膀胱排空。膀胱壁的伸展会刺激感觉传入纤维,向脊髓和大脑皮质传递信息,中枢神经系统可以抑制或允许排尿反射,因为它可以通过阴部神经控制尿道外括约肌(图 11.29),该括约肌位于以下骨骼肌群内:环绕尿道的深层横会阴肌、肛提肌和耻骨直肠肌。

在生理学课本中,排尿被描述为受副交感神经和交感神经冲动控制,它们抑制或促进排尿。然而,自主神经系统的这种神经支配有争议[98],因为

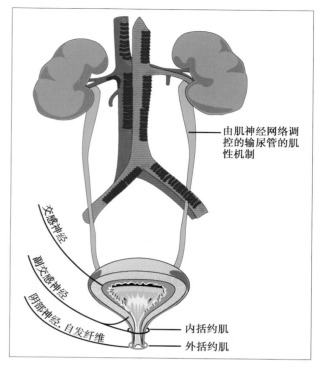

图 11.29　自主神经系统对膀胱的支配

由肌神经网络调控的输尿管的肌性机制

交感神经

副交感神经

阴部神经:自发纤维

内括约肌

外括约肌

抑制机制并不完全清楚。

来源于副交感神经的阴部神经丛是如何激活膀胱逼尿肌的收缩,又同时抑制括约肌的呢?正常情况下,神经只传递激活而不是抑制的冲动,因此很难理解同一个神经丛是如何激活一些肌肉而又抑制其他肌肉的。

调节输尿管和尿道壁扩张的肌源性机制与肠道中的机制相似。当尿液在膀胱壁的前交感刺激下进入尿道时,它会扩张筋膜壁,从而激活肌间神经网络。壁内神经元使尿液后面光滑的肌肉组织收缩,通过反射,液体前面的肌肉组织放松。这种机制向前推动尿液,若上述骨骼肌自主收缩,就会影响外括约肌而打断排尿。

这些微妙的、不自主的机制可能会被下肢肌肉的张力所干扰(图 11.30)。

股薄肌起源于耻骨下支的大腱膜和耻骨弓的小部分,闭孔内肌来源于耻骨上支、坐骨和闭孔膜,这些肌肉的筋膜与固定膀胱和尿道的韧带是连续的。

手法　小骨盆的内筋膜与大腿和小腿的内侧筋膜是连续的。这解释了为什么泌尿系统疾病要治疗下肢内侧肌肉的筋膜。

牵连性疼痛,例如肾绞痛,也是因为有筋膜传

---

[98]对于切开交感神经腹下神经丛和副交感神经骶神经丛的纤维得到的结果,褒贬不一。从这些结果来看,关于交感神经和副交感神经纤维的排列和分界的知识实际上很不完整。(Testut L. 1987)

递才会有牵连性的疼痛(图11.30)。实际上:

- 当结石拉伸肾盂时,疼痛沿着肾筋膜或肾鞘分布,肾筋膜或肾鞘位于腰方肌筋膜上。
- 当结石拉伸输尿管筋膜时,疼痛沿着髂腰筋膜延伸,并因此下降到腹股沟区。
- 当结石碰到膀胱的交界处时,疼痛会向会阴蔓延。
- 当泌尿系统筋膜功能障碍为慢性时,它们可以沿着大腿和小腿的内部筋膜进行代偿,从而引起该区域的疼痛。痛风是另一个例子。在痛风患者身上也可以看到上述的肾脏疾病引起下肢内筋膜疼痛。这些患者有可能在肾脏中形成尿酸结石,并且他们膝内侧区域和足大趾的跖骨-趾骨关节会疼痛。

自主神经不是这种疼痛的来源,因为它们具有激活平滑肌的作用。疼痛信号通过两种类型的传入神经传递:

- 内部的传入神经(internal afferents)是包埋在内脏、脉管和腺体的封套筋膜中的,如果这些筋膜突然扩张,就会传递疼痛信号。
- 外部的传入神经(external afferents)是包埋在嵌入筋膜(insertional fasciae,意为筋膜附着处,译者注)的,然后嵌入肌筋膜。

上述内部传入神经沿着与内脏神经相同的路径到达脊髓,而外部传入神经则走周围神经的传入路径。这两种神经都可以发出疼痛信号,但是只有当它们所嵌入的筋膜以异常方式拉伸时才会如此。没有其他组织能够执行这一功能。

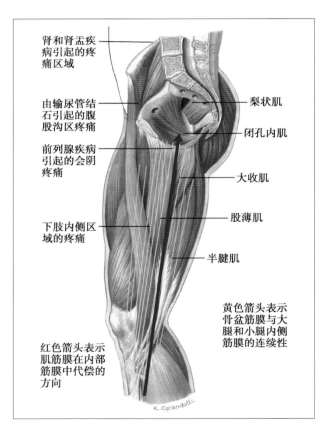

图11.30　骨盆的内筋膜与大腿和小腿内侧,筋膜的连续性(摘编自 G. Chiarugi and L. Bucciante,op. cit.)

泌尿系统的触诊检查与治疗（图 11.31～图 11.34）

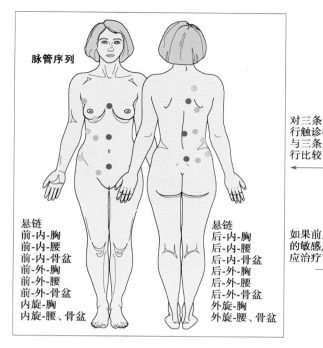

脉管序列

悬链
前-内-胸
前-内-腰
前-内-骨盆
前-外-胸
前-外-腰
前-外-骨盆
内旋-胸
内旋-腰、骨盆

悬链
后-内-胸
后-内-腰
后-内-骨盆
后-外-胸
后-外-腰
后-外-骨盆
外旋-胸
外旋-腰、骨盆

图 11.31　对脉管序列进行触诊检查，循环系统和泌尿系统的功能障碍经常同时存在

对三条前悬链进行触诊检查，然后与三条后悬链进行比较

如果前后悬链上的敏感点最多，则应治疗前后悬链

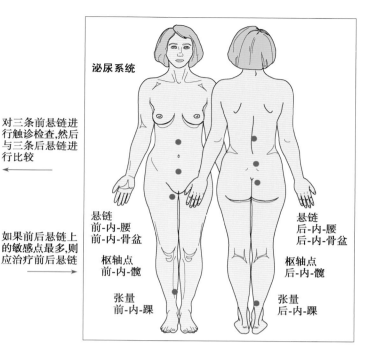

泌尿系统

悬链
前-内-腰
前-内-骨盆

枢轴点
前-内-髋

张量
前-内-踝

悬链
前-内-腰
后-内-骨盆

枢轴点
后-内-髋

张量
后-内-踝

图 11.32　前后悬链及其远端张力的治疗。如果只有骨盆中的悬链致密或敏感，则表明需要治疗泌尿系统

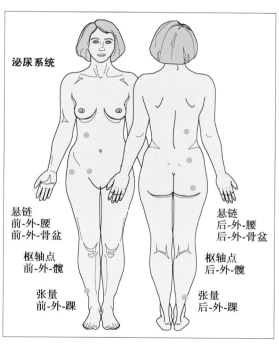

泌尿系统

悬链
前-外-腰
前-外-骨盆

枢轴点
前-外-髋

张量
前-外-踝

悬链
后-外-腰
后-外-骨盆

枢轴点
后-外-髋

张量
后-外-踝

图 11.33　侧向悬链的治疗

如果触诊检查确定了躯干的侧向悬链，那么应治疗前-外CF点和后-外CF点

斜向悬链在腿部继续延伸：内侧有前-内，外侧有后-外

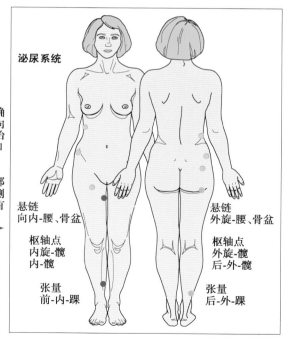

泌尿系统

悬链
向内-腰、骨盆

枢轴点
内旋-髋
内-髋

张量
前-内-踝

悬链
外旋-腰、骨盆

枢轴点
外旋-髋
后-外-髋

张量
后-外-踝

图 11.34　斜向悬链的治疗

泌尿系统功能障碍涉及的前部关键点的治疗方法（图 11.35~图 11.38）

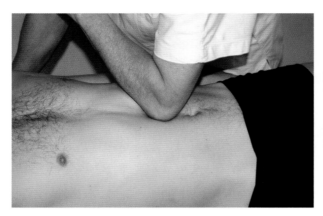

图 11.35　前-内-腰 2 CF 点的治疗

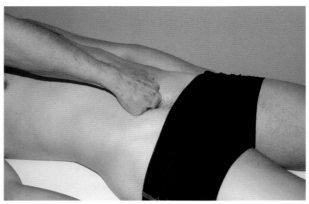

图 11.36　前-内-骨盆 2 CF 点的治疗

患者仰卧

此点与肝脏的圆形韧带相互作用，该韧带是胎儿脐静脉的残余。在成人中，这种纤维索包含在镰状韧带内，镰状韧带起源于膈肌的中央腱，与白线连接并终止于脐。

患者仰卧

脐尿管是胎儿泌尿管的残余，它在出生后转变为连接脐带和膀胱的韧带。治疗此点可以降低白线张力，从而改善尿管的过度牵引，最终释放膀胱筋膜。

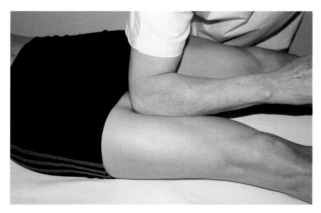

图 11.37　内旋-髋 CC 点的治疗

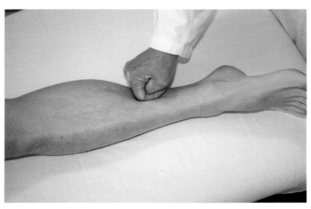

图 11.38　前-内-踝 1 CF 点的治疗

患者仰卧

治疗完前躯干悬链，应检查枢轴点。对于泌尿系统功能障碍，触诊检查经常会发现，内-髋 CC 点和内旋-髋 CC 点发生了致密化，这时可以用肘部治疗这些点。

患者侧卧

可以直接在胫骨后面（前-内-踝 1）、内踝前面（前-内-足 1）或胫骨平台下面（前-内-膝 3）找到远端点。这些点都很浅，因此，为了恢复各种支持带的滑利性，可以用指关节治疗操作。

泌尿系统功能障碍后关键点的治疗方法（图 11.39～图 11.42）

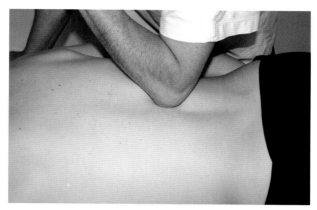

图 11.39　后-内-腰 1 CF 点的治疗

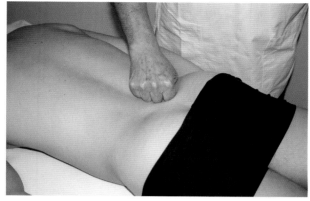

图 11.40　后-内-骨盆 1 CF 点的治疗

患者俯卧

为了正确地在这个点上进行操作，建议从治疗点的同一侧开始，将肘部定位在棘突和竖脊肌之间，在这一点上施加摩擦，但不要深入到骨膜。

患者俯卧

这一点与支配膀胱的骶部自主神经相互作用。经常有患者说，治疗这一点时，耻骨和会阴区域会出现疼痛。这一点与后-骨盆 CC 点非常接近。

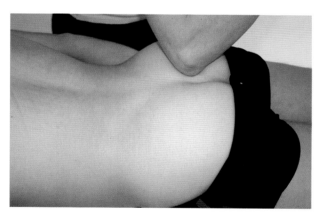

图 11.41　后-内-髋 CF 点的治疗

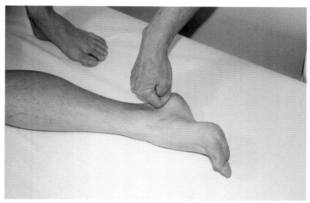

图 11.42　后-内-足 1 CF 点的治疗

患者俯卧

这个支点与肛提肌相连，肛提肌又分为耻骨直肠肌和耻骨尾骨肌。耻骨直肠肌纤维终止于肛门外括约肌，直肠前纤维附着在会阴上，将泌尿生殖道与肛道分开。

患者仰卧或侧卧

对后-内-足 1-3 CF 点和后-内-踝 1-2 CF 点的治疗通常很有效，因为这些点与小骨盆内的泌尿器官，即膀胱和尿道相互作用。示指的指节用于恢复支持带的滑动，并释放下面的神经和血管。

病例报告

　　卢卡是一名 26 岁的男性患者,8 个月来,他的膀胱区域时常剧烈疼痛,一天发作好几次(图 11.43)。超声波扫描和泌尿科检查都没有找到原因。过去,卢卡有过短暂的腰痛,疼痛延伸到尾骨。6 年前,他的右膝接受了前交叉韧带修复手术。对泌尿系统的触诊检查确定了躯干斜向悬链(向内-骨盆近端 双侧***,向外-腰 双侧**,向外-骨盆双侧*)。对枢轴点的触诊检查发现内旋-髋最为敏感,主要在右侧。距骨段的远端点不敏感,而右侧的 CF 点(右**)前-内-膝 1 非常敏感。对上述各点交替操作,直到完全治愈。

　　一个月后,患者打电话来说,膀胱区域的剧痛再也没有出现过。

泌尿系统的治疗流程示意图

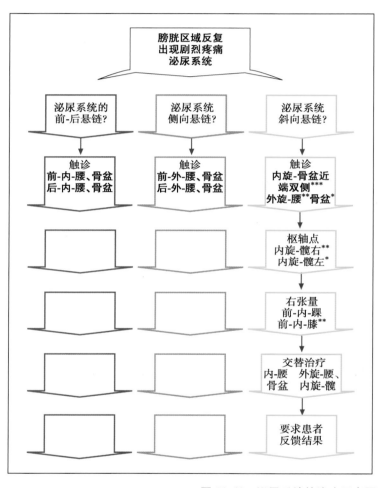

图 11.43　泌尿系统的治疗示意图

（张梦雪　孙丛艳　译）

第十二章
腺体序列的治疗

内分泌系统(endocrine apparatus, AEN)和造血系统(haematopoietic apparatus, AHE)都是腺体序列的一部分。这个系统-筋膜序列从横膈内发展而来,包括所有腺体。

骨髓也可以算在腺体中,因为它的造血功能受到激素类物质的调节[99]。

病史与症状:腺体序列功能障碍

内分泌系统功能障碍主要是腺体分泌过多或分泌不足(图 12.1)。脑垂体通常被称为内分泌系统的主要协调者。例如,脑垂体分泌促甲状腺素,它被输送到甲状腺的靶细胞。然而,甲状腺激素也作用于脑垂体和其他腺体,因此,腺体之间的相互作用不仅是等级性的,也是全局性的,任何腺体的功能障碍都会破坏内分泌系统的稳定。与许多其他功能障碍一样,筋膜手法不仅能治疗腺体功能亢进,也能治疗腺体功能低下。在筋膜手法治疗中,

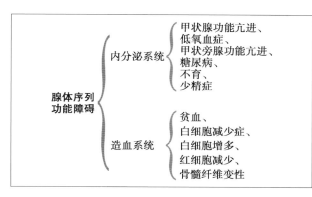

图 12.1　腺体序列最常见的功能障碍

首先要通过触诊检查评估整个身体,目标确定之后,用手法治疗可以消除造成功能失衡的刺激。

内分泌腺体从最初的胚胎鳃部位迁移到功能上更合适的区域:

- 腺垂体向头部移动到丘脑,以便更快地感知来自神经垂体的信息。
- 甲状腺迁移到消化道前面的位置。在原始动物中,甲状腺的位置使得它可以将分泌物直接分泌到消化道中[100](图 12.2,图 12.3)。
- 肾上腺已经在肝和肾之间建立了自己的联系,以便更直接地进行激素交流,包括内分泌和旁分泌。

在白血病或骨髓瘤等重大疾病形成之前,造血系统(图 12.1)经常表现出先兆症状,但是人们并不是总能理解这些症状的意义。例如,多发性骨髓瘤之前通常有骨痛。疼痛是我们身体的一种求助方式。如果面对类似的症状,治疗师对发生病理改变的骨膜筋膜进行手法操作也有积极意义,可以改善骨髓和血液循环之间的细胞交换[101]。

血液是由血浆和细胞形成的结缔组织,血浆构成血液的基质或细胞外基质。如果血细胞的细胞外基质不能使其充分饱和,它们就可能发生改变。这种功能障碍主要发生在血细胞形成的地方,也就是骨髓内。

---

[99] 两种激素物质传递了造血干细胞(血细胞)必须遵循的分化谱系:粒细胞生成素将其转化为早幼粒细胞(白细胞前体),促红细胞生成素使其分化为前幼粒细胞(红细胞前体)。(Elias H. 1983)

[100] 位于文昌鱼和七鳃鳗的内侧(鳃下沟)的一些细胞形成甲状腺素,然后沿着消化道的部分被重新吸收。(Kent G. 1997)
[101] 血管窦是骨髓和血液交换的路径。通过这些窦壁,由骨髓产生的成熟细胞进入循环血液,血细胞进入骨髓。(Monesi. 1997)

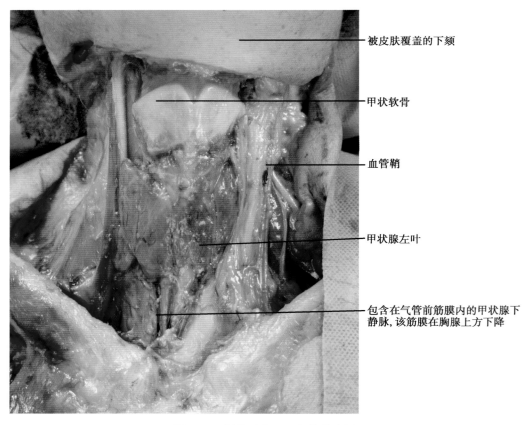

图 12. 2　甲状腺位于颈部的前内侧

被皮肤覆盖的下颏

甲状软骨

血管鞘

甲状腺左叶

包含在气管前筋膜内的甲状腺下静脉,该筋膜在胸膜上方下降

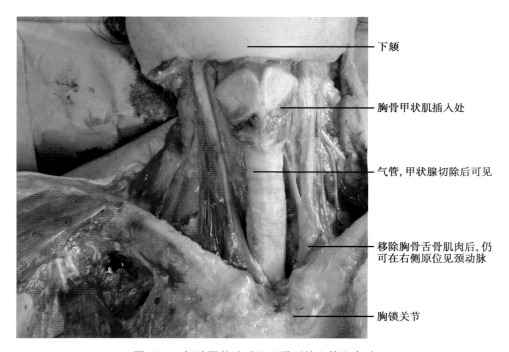

图 12. 3　切除甲状腺后可以看到的血管和内脏

下颏

胸骨甲状肌插入处

气管,甲状腺切除后可见

移除胸骨舌骨肌肉后,仍可在右侧原位见颈动脉

胸锁关节

心包膜是源自横膈的最结实的筋膜[102]。从头部看,它延伸到胸腺和甲状腺,从尾部看,它继续延伸到膈肌的中央腱(图12.4)。

心包膜包括在腺体序列中,不仅因为它的筋膜连续性,也因为它的激素和免疫功能[103]。

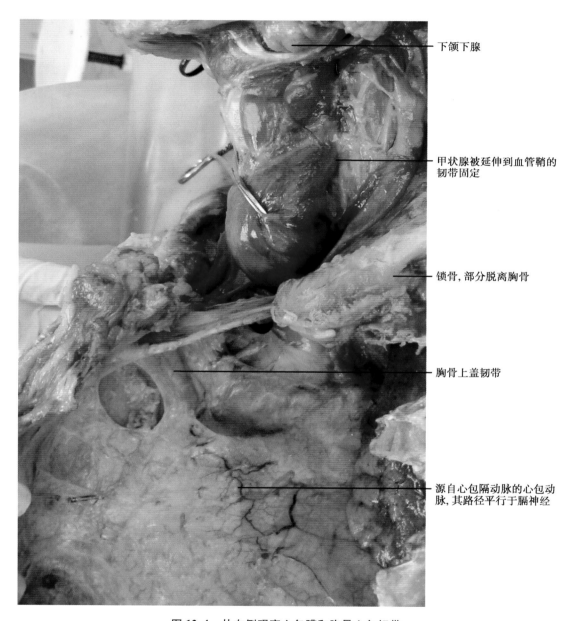

下颌下腺

甲状腺被延伸到血管鞘的韧带固定

锁骨,部分脱离胸骨

胸骨上盖韧带

源自心包隔动脉的心包动脉,其路径平行于膈神经

图12.4 从左侧观察心包膜和胸骨心包韧带

---

[102] 横膈(septum transversum)是指从尾部的腹侧、肠的前面和胸壁的腹外侧面延伸而来的全部中胚层。它的表面延伸到心包膜,参与心包结构的形成。(Gray H. 1993)

[103] 众所周知,许多心脏病伴随着心钠素水平的显著增加,肥大细胞颗粒中的心钠素免疫反应物质位于心包的结缔组织中。(Martynova M. 2008)

内分泌系统

解剖学　作为分泌系统,腺体在体内释放物质。腺体的实质或腺节被认为是"分泌功能单位"。腺体实质由腺上皮形成,腺上皮浸润在被称为基质的结缔组织网中[104]。

腺体可分为三种功能类型(图 12.5):

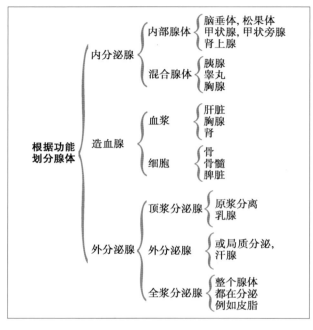

图 12.5　主要腺体的示意图

- 内分泌腺,这类腺体可以直接将分泌物释放到血液中,有些内分泌腺体具有混合功能,如胰腺将胰岛素分泌到血液中,将酶分泌到消化道中。
- 造血功能的腺体,它们负责生成血液。肝脏就属于这一类,因为它产生血浆或血液的基本物质。食物(碳水化合物、脂质和蛋白质)、调节物质(激素、酶)和无机盐(钙、钠和钾)以及其他物质以溶解状态存在于血浆中。
- 外分泌腺,外分泌腺体通过皮肤将分泌物释放到消化道或体外。

外分泌腺分为三种类型:

1. 顶浆分泌腺　分泌物积聚在分泌细胞的顶端部分,在分泌的瞬间,细胞失去了一部分质膜,乳腺就是这样分泌乳汁的。

2. 外分泌腺或局质分泌腺　它们更为常见,其分泌物通过胞吐方式释放,如汗腺分泌汗液。

3. 全浆分泌腺　整个细胞都参与分泌,如皮脂腺。

腺体以三种不同的方式相互传递信息:

- 通过激素反馈机制,例如胰腺分泌的胰岛素量与血糖水平成正比,所以胰岛素能降血糖。
- 通过自主神经系统,考虑到所有腺体都受 3 个自主神经支配,这种机制不仅作用于肾上腺髓质以释放肾上腺素,还通过腺筋膜的机械信息作用于所有腺体,例如,当感觉到危险时,肝脏释放葡萄糖,胰腺释放胰岛素,肾上腺释放肾上腺素。这些机制不是纯粹的激素反应,否则对危险的反应就太慢了,因此,必须有一个即时激活机制。例如,肝脏、胰腺和肾上腺的激活是通过 Treitz 筋膜的牵拉来完成,Treitz 筋膜可延伸到所有这些结构上。

自主神经支配　虽然甲状腺的大部分神经支配是交感神经,但它也接受来自喉上神经和喉下神经的小神经分支的支配。这些小神经分支汇合构成了上甲状腺丛和下甲状腺丛。

甲状旁腺从喉下神经、气管丛和咽神经接收分支。

根据 Testut(1987)的研究,胸腺的神经支配来自交感神经链(通过颈胸神经节或星状神经节进行支配)以及迷走神经。Gray H(1993)指出,膈神经的分支主要分布于胸腺囊。关于胸腺的神经支配,Testut 没有提到膈神经,而 Gray 提到了。这表明,在过去,膈神经的功能以及胸腺的激素功能通常被忽视[105]。根据 Testut(1987),心包神经与膈神经、迷走神经的分支相关,也与交感神经系统有关。

---

[104]骨髓的特征是存在大量窦状网(小血管)和网状基质,其中有不动(造血)的细胞和动的细胞。(Elias H. 1983)

[105]胸腺的功能尚未完全阐明。胸腺髓质含有多种非淋巴细胞,包括对催产素、抗利尿激素等呈阳性反应的细胞,这些细胞可能源自神经外胚层;或者换句话说,源自神经嵴。(Gray H. 1993)

脑垂体的真正分泌腺是腺垂体（或垂体前叶）。这个腺体形成于咽顶（Rathke 氏囊），在特定时间段内，它通过颅咽管与咽保持联系[106]。

神经垂体[107]形成了腺垂体的神经支配，也就是说，神经以旁分泌的方式将腺垂体与丘脑联系起来。

比较解剖学文献中记载的人类腺体的神经支配可以看出，神经将每个腺体与 3 个自主内部系统连接起来。然而，这些文献中没有一篇解释清楚为什么每个腺体需要三条神经。据推测，每条神经对腺体的刺激方式类似于对椎前自主神经节的刺激。像内分泌腺一样，这些神经节包含在横筋膜内，被迷走神经、膈神经和内脏神经的次级分支支配。腺体分泌各种激素，脊椎前神经节释放各种神经递质。

治疗　对内分泌系统进行治疗无法直接作用于腺体，但将腺体固定在躯干壁上的是筋膜，手法操作可以在筋膜上进行。许多功能障碍看似涉及单个腺体，但其实是整个腺体序列异常所致。实际上，许多患者会表现出多重内分泌失调，如甲状腺功能减退、糖尿病和高胆固醇血症[108]。

内分泌腺体见于头部（垂体、松果体）、颈部（甲状腺、甲状旁腺）、胸部（胸腺）、腰部（胰腺、肾上腺）和骨盆（性腺）。这些腺体靠筋膜连接在一起（图 12.6），该筋膜从蝶骨开始，随着茎突肌下延

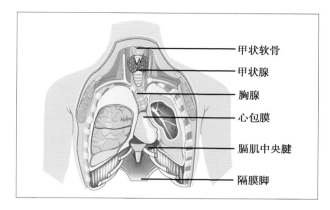

图 12.6　颈部腺体和胸部之间筋膜的连续性

到舌骨。在这里，它分裂后包裹颈部的两个腺体，然后下延到胸腺和心包膜上。膈肌的中央腱与肝筋膜、肾上腺筋膜直接相连。横筋膜从肝冠状韧带分离出来，环绕着骨盆中的卵巢和睾丸。这种连续性解释了为什么触诊检查必须涵盖躯干、头部和颈部的整个腔壁（图 12.7）。

由于起源于横膈的筋膜是连续的，腺体之间就可以传递旁分泌信息了。

像胸膜和腹膜一样，横筋膜对来自远端张量的扭曲牵引力比较敏感。这就是为什么在触诊完躯干悬链和控制悬链后，还需要触诊远端张量。

---

[106]颅咽管的一部分是腺组织小簇的来源，其中一些可以持续存在于构成"咽垂体"的咽壁中，这在新生儿中一直存在。（Testut L. 1987）

[107]垂体由两部分组成，由硬脑膜的共同鞘连接：体积大的腺垂体；体积小的神经垂体。（Testut L. 1987）

[108]肾上腺皮质激素分泌异常是库欣综合征的典型症状：肥胖（肩膀间有脂肪块）、红圆脸、肌肉萎缩、骨质疏松和高血压。一种慢性肾上腺皮质缺乏症被称为 Addison 病，其特征是贫血、嗜睡、虚弱、低血压、体重减轻和皮肤色素沉着过度。（Taber C. 2007）

内分泌系统的触诊检查和治疗(图 12.7~图 12.10)

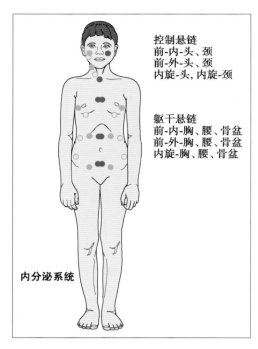

控制悬链
前-内-头、颈
前-外-头、颈
内旋-头, 内旋-颈

躯干悬链
前-内-胸、腰、骨盆
前-外-胸、腰、骨盆
内旋-胸、腰、骨盆

内分泌系统

对躯干悬链和控制悬链的
第一次触诊检查

←

如果前后悬链更敏感, 那么
就针对前后方向进行治疗

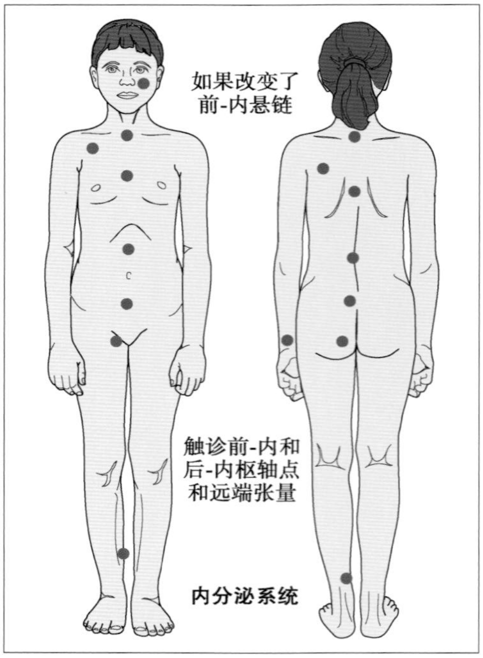

→

图 12.7   内分泌系统的首次触诊检验

如果改变了
前-内悬链

触诊前-内和
后-内枢轴点
和远端张量

内分泌系统

图 12.8   前-后悬链的治疗

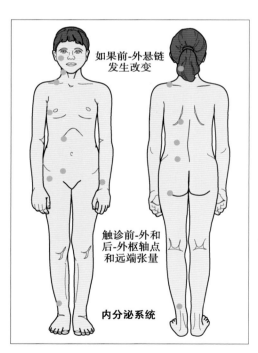

如果前-外悬链
发生改变

触诊前-外和
后-外枢轴点
和远端张量

内分泌系统

如果触诊检查确定侧向悬链,
那么就针对前后方向治疗。

←

如果触诊检查确定斜向悬链,
那么就应与相应的远端张量
一起治疗。

→

图 12.9   侧向悬链的治疗

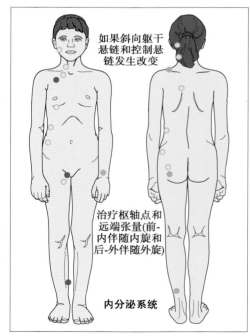

如果斜向躯干
悬链和控制悬
链发生改变

治疗枢轴点和
远端张量(前-
内伴随内旋和
后-外伴随外旋)

内分泌系统

图 12.10   斜向悬链的治疗

导致内分泌系统功能障碍的最常见前点的治疗方法（图 12.11~图 12.14）

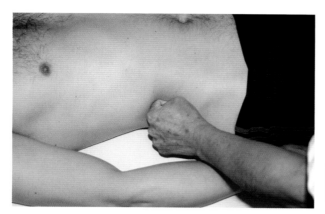

图 12.11 内旋-腰 CC 点的治疗

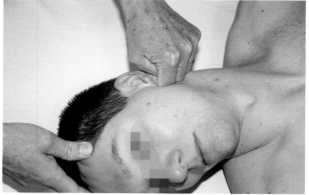

图 12.12 内旋-头 3 CC 点的治疗

患者仰卧

患者侧卧时，治疗内旋-腰 CC 点通常更容易。然而，因为治疗经常必须在 4 个前点之间交替进行，所以治疗师必须在患者仰卧的情况下治疗 CC 点。

患者仰卧，侧头

这一点向茎突延伸。这个区间的筋膜插入蝶骨的底部，垂体腺位于其中。由于多米诺效应，对外周筋膜的治疗可以传递给脑膜。

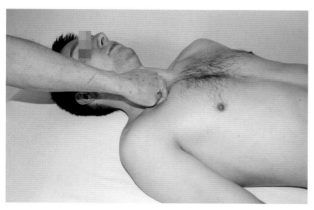

图 12.13 内旋-肩胛 CC 点的治疗

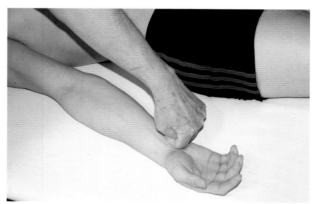

图 12.14 前-内-手指 CF 点的治疗

患者仰卧，手臂放于侧边

治疗师治疗锁骨下肌，用示指关节对内旋-肩胛 CC 点进行操作。通常，只有当治疗也扩展到位于锁骨正上方的内旋-颈 CC 点时，这一点的敏感性才会降低。如果治疗师选择先操作内旋-颈 CC 点，那么同样的原则也适用。

患者仰卧，手放于桌子上

当正中神经受到刺激时（腕管综合征），对腕管横韧带进行操作会非常有效。在这种情况下，操作可以刺激自主神经的传入，自主神经传入可上升到颈神经节，并从颈神经节上升到甲状腺。

注意：作为一个例子，这里仅给出了躯干悬链的单点、控制悬链、枢轴点和斜向悬链远端张量的治疗，但治疗内分泌系统功能障碍需要关注的悬链不仅限于斜向悬链，其他也需要关注。

导致内分泌系统功能障碍的最常见后点的治疗方法（图 12. 15~ 图 12. 18）

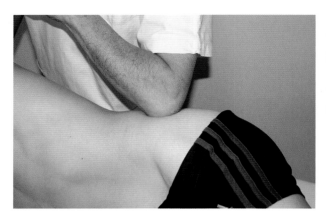

图 12. 15　外旋-骨盆 CC 点的治疗

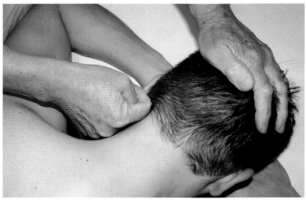

图 12. 16　外旋-头 3 CC 点的治疗

患者侧卧

这个 CC 点位于髂嵴下方，臀中肌筋膜正上方。这里介绍斜向悬链的治疗，因为它与前面治疗的悬链连续（见上一页）。在持续治疗中，治疗师可能会治疗不同的悬链。

患者呈坐姿

在治疗躯干悬链之后，对控制悬链上的点进行触诊检查。上面的照片是假设只有左侧外旋-后方 3 CC 点敏感。治疗师在操作时可用另一只手固定患者的头。

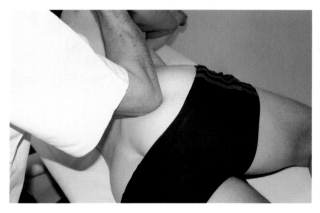

图 12. 17　外旋-髋 CC 点的治疗

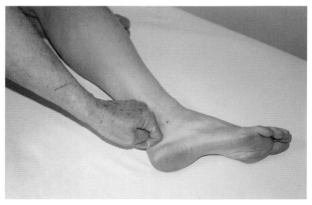

图 12. 18　后-外-足 2 CF 点的治疗

患者侧卧，下肢弯曲

外旋-髋 CC 点位于梨状肌上方，与闭孔筋膜和小骨盆内筋膜直接相连。这些筋膜与性腺相连，但它们通过横筋膜的连续性作用于整个腺体序列。

患者侧卧

后-外侧张量的诊断点位于腓骨和跟腱之间。如图所示，可以推断触诊确定后-外-足 2 CF 点，这与之前的诊断点是连续的。应该注意的是，在四肢中，后-外侧张量吸收了外旋序列。

病例报告

一名 19 岁女性患有痛经（图 12.19），她主诉在排卵和月经周期时会感到头痛、骨盆和颈部疼痛，而且她必须每天服用两种止痛剂，才能克制沿着大腿内侧区域延伸的强烈痛感。

对于这个患者，躯干悬链的触诊检查并不十分重要，因为这三条悬链在触诊时都特别疼痛(**)。对控制悬链进行触诊，没找到敏感点。所以，治疗师选择对枢轴点和远端张量进行触诊，结果发现只有前-内侧张量的点出现敏感（内旋-髋**，前-内-踝**）。在第一阶段，治疗 CF 点前-内-腰 2、前-内-骨盆 2 和前-内踝 2 的双侧，交替操作。在第二阶段，触诊检查发现斜向悬链更敏感，因此对内旋-腰 CC 点、内旋-骨盆 CC 点和内旋-髋 CC 点的双侧进行治疗。

内分泌系统的治疗流程示意图

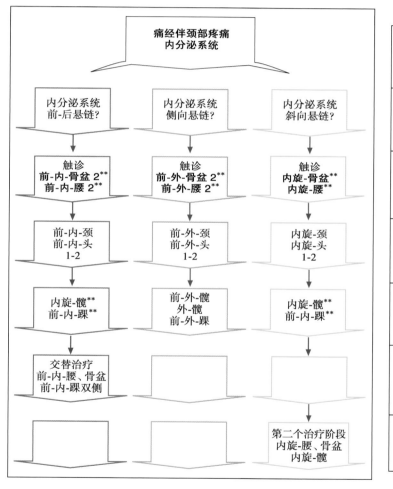
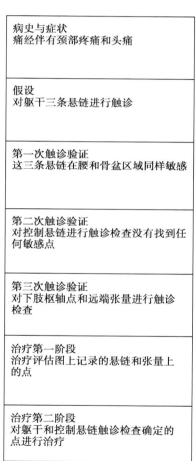

图 **12.19** 内分泌系统的治疗示意图

造血系统

解剖学　骨祖细胞是在骨形成之前能够增殖并分化成骨母细胞的干细胞[109]。与成纤维细胞相似，这些干细胞也有间充质来源。

胎儿时，血细胞由肝脏产生，因为此时骨骼仍是软骨（图 12.20）。在成人体内，造血系统的细胞由骨髓产生，不同细胞的更替率不同[110]。

软骨组织不是直接血管化（vascularised）的，但是血管位于软骨膜中。只有当透明软骨受到牵引和承重时，其基质才会由于胶原纤维和纤维软骨变硬（图 12.21）。软骨、骨骼会不断被重吸收和重塑，例如，新生儿的头盖骨就必须被逐渐重塑，才能适应不断生长的大脑，软骨逐渐被重吸收并被新生骨骼取代[111]。

纤维软骨组织的成纤维细胞被成骨细胞替代，成骨细胞形成骨管或 Haversian 氏管系统（osteonor Haversian canal system）。骨是由骨细胞和血管（板层骨和成熟骨的 Volkmann 管和 Haver 管）形成的同心环。

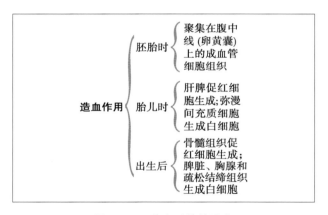

图 12.20　造血系统的进化

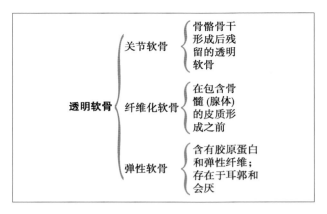

图 12.21　透明软骨的转化

Haver 管不同于 Volkmann 管，它们相对于骨骼主轴的方位不同：前者平行于骨骼延伸，而后者成直角并将骨连接在一起。同时，骨髓在海绵组织或小梁骨组织中形成，它逐渐取代了胎儿肝脏的造血功能。

骨髓[112]是由结缔组织纤维组成的网状网络，为血管和细胞提供支撑。

红骨髓产生髓样元素，如红细胞和某些类型的白细胞。这种类型的骨髓见于短骨（腕骨和跗骨）和扁平骨（胸骨、肩胛骨、肋骨和颅骨）。

骨髓[113]的多能干细胞产生不成熟的血细胞，例如：成髓细胞、单个细胞、成红细胞和巨核细胞。这些前体细胞产生粒细胞、单核细胞、网织红细胞和巨核细胞（图 12.22）

[109]大量证据表明成骨细胞对骨重吸收过程中的激素调节有重要作用。成骨细胞具有甲状旁腺激素受体，以及其他刺激骨降解的物质的受体。在刺激重吸收因素的存在下，例如甲状旁腺激素，成骨细胞释放各种激素破骨细胞的介质。（Gray H. 1993）

[110]中性粒细胞的寿命只有 15 小时，而红细胞的平均寿命为 120 天。每秒钟大约产生 200 万红细胞。（Elias H. 1983）

[111]在胚胎中，透明软骨在骨化之前形成许多骨骼的前体。在成年人中，透明软骨仍然存在于长骨的关节表面、肋骨顶端、气管环和头盖骨的某些部位。（Kenneth V. K. 2005）

[112]骨的髓腔衬有内膜，内膜是一种结缔组织膜，呈现与骨膜相似的特性。骨内膜具有沉积和重塑骨基质的能力。（Gray H. 1993）

[113]红骨髓的基本结构类似于其他造血系统，网状基质由网状纤维和造血细胞组成。此外，内皮细胞、成纤维细胞、巨噬细胞和脂肪细胞持续存在。内皮细胞形成一个连续的层，但是，它们以与肝窦相同的方式彼此分离。（Monesi. 1997）

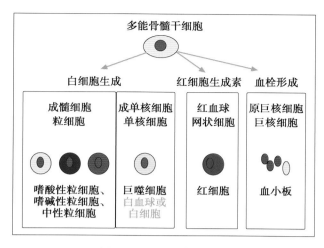

图 12.22　血细胞的起源

粒细胞的特征是细胞质中存在大颗粒,包括以下几种类型:

- 嗜碱性粒细胞,不到所有白细胞的 1%,含有组胺颗粒和肝素。
- 嗜酸性粒细胞,约占所有白细胞的 2%,能够消灭寄生虫。
- 中性粒细胞,约占所有白细胞的 65%,是炎症的主要介质。

单核细胞约占所有白细胞的 7%,当它们分化为巨噬细胞时,可以通过吞噬去除病原体和受损细胞。

淋巴细胞没有被包括在白细胞群中[114],因为 99% 的淋巴细胞存在于淋巴中,因此,它们将与免疫系统[115]一起呈现。

自主神经支配　Gray(1993)曾肯定地提出:"长骨、椎骨和扁平骨的末端有许多神经,它们大多分布在骨膜中,将薄的有髓和无髓纤维延伸到骨骼内部,这些纤维通常伴随着营养血管。"

骨膜的神经支配属于感觉传递类型,实际上,嵌入骨膜中的游离神经末梢可以感知骨骼的变化,例如骨折。

穿过骨骼的神经纤维通常伴随着营养血管,属于自主神经,没有感觉或运动功能,它们的作用是刺激血细胞产生并感知细胞外基质的变化。

骨膜筋膜的致密化会阻塞 Volkman 管,从而干扰自主血管和神经的通过。在成年人体内,这些血管和神经在扁平骨中非常分散。

功能障碍　血细胞疾病涉及血细胞数量或浓度的变化:

- 白细胞-白细胞增多(每立方毫米超过 10 000 个白细胞)、免疫缺陷(每立方毫米少于 5 000 个白细胞)。
- 血小板或凝血细胞-血小板减少症(低浓度)、血小板增多症(高浓度)、血小板病(功能障碍)。
- 红细胞-贫血(低浓度)、血红蛋白病、红细胞增多症、溶血等。

红细胞生成素是一种在肾脏中产生的调节激素,也参与红细胞的产生。

脾脏被包括在造血系统中,它在破坏血细胞(红细胞和粒细胞)的同时具有溶血作用。

通过网膜囊韧带,脾脏与膈肌(膈疝韧带)以及肝和胰腺(胰脾韧带)相连。这种连续性解释了脾脏体积的变化如何总是被肝脏[116]体积的变化所平衡。

肝脏、肾脏和骨髓[117]产生血小板生成素,这是一种刺激血小板产生的激素。心脏和心包产生利钠激素[118],作用于肾脏。

以上这些说明人体内所有腺体之间是相互作用的。

---

[114]二元论假设存在两种干细胞:一种用于淋巴组织,一种用于骨髓组织。(Elias H. 1983)

[115]红骨髓中产生红细胞、血小板和白细胞,包括淋巴细胞和单核细胞。直到几年前,人们还认为这些细胞只在淋巴器官中产生。相反,只有淋巴细胞,也许还有部分单核细胞是在淋巴系统中产生的。(Benninghoff A., Goerttler K. 1986)

[116]在强迫潜水(呼吸暂停)过程中,使用磁共振成像来证明,海象脾脏(其初始体积的 16%)在快速收缩(1~3 分钟)的同时肝窦会充盈。这项研究清楚地证明了脾和肝窦之间的功能关系(Thornton S. J. 2001)。

[117]血小板生成素:通过作用于巨核细胞受体来刺激骨髓中血小板生成的生理激素。(Treccani. 2014)

[118]心钠素是由心肌的特殊细胞产生的肽源激素。它也被称为心钠因子(ANF)、心钠荷尔蒙或心房肽。(Wikipedia)

治疗 每当一个人抱怨"骨头疼"时,实际上是骨膜[119]引发了这种疼痛(图 12.23),因为只有筋膜这种弹性结构才能拉伸到伤害感受器,骨骼这种刚性结构是不行的。

因此,造血系统的触诊检查必须重点识别可能的骨膜致密化。骨膜的外层与腱鞘、表肌筋膜是连续的(Stecco C. 2013)。在触诊检查过程中,为了直接作用于骨膜,有必要将触诊从肌肉组织转移到骨节。例如,如果病史记录或资料表明造血系统可能有功能障碍,那么触诊大腿时不要只检查臀肌,还要检查髂骨骨膜(图 12.24)。

在评估图上,尽管操作是针对骨膜的,但被治疗的点仍然由最近的 CC 点或 CF 点来命名。

人类整个一生中维持红色造血组织的骨骼包括胸骨、肋椎、髂骨、肩胛骨和头盖骨。青春期过后,脂肪组织替代远端骨骼的骨髓。因此,治疗成年人造血系统功能障碍仅在躯干上进行,偶尔在腕骨和跗骨上进行。

触诊检查在三条前悬链(前后、侧向和斜向)上进行(图 12.25),并且仅限于对应骨膜的点。在相同的治疗过程中或在随后的治疗过程中,对三条后悬链实施相同的治疗程序。一旦确定了最受影响的悬链,就局部移动骨膜,直到感觉到它的滑动,目的是促进循环和自主交流。

对于造血功能障碍,必须遵守触诊检验的结果进行治疗,然后等待血液分析(血细胞计数)的结果。

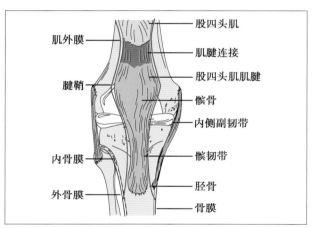

图 12.23 表层筋膜和腱鞘之间的连续性

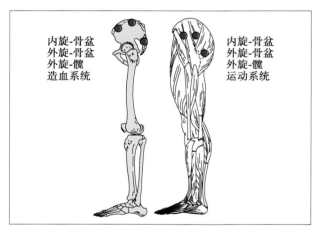

图 12.24 将 CC 点从肌肉转移到骨膜

---

[119]骨膜:包裹骨的结缔组织膜。从组织学的观点来看,它由两层组成:外层,为肌肉提供附着,由结缔组织束与弹性纤维混合而成;内层,有许多血管交叉,由结缔组织束和弹性纤维以及大量的用于骨骼生长的成骨细胞形成。(Treccani. 2014)

造血系统的触诊检查和治疗(图 12.25~图 12.28)

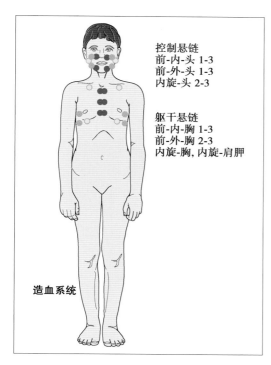

控制悬链
前-内-头 1-3
前-外-头 1-3
内旋-头 2-3

躯干悬链
前-内-胸 1-3
前-外-胸 2-3
内旋-胸, 内旋-肩胛

造血系统

图 12.25　造血系统的第一次触诊检查

第一次触诊检查从控制悬链和前躯干壁上的躯干悬链开始

在确定了最敏感的悬链后,其下所有骨膜都要接受治疗,包括前部和后部的骨膜

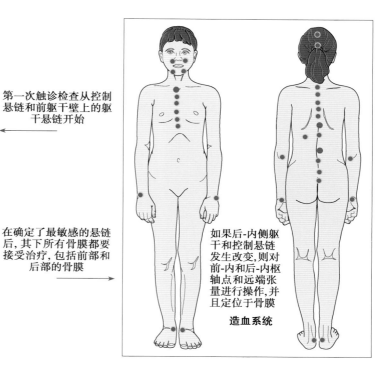

如果后-内侧躯干和控制悬链发生改变,则对前-内和后-内枢轴点和远端张量进行操作,并且定位于骨膜

造血系统

图 12.26　前后悬链的治疗

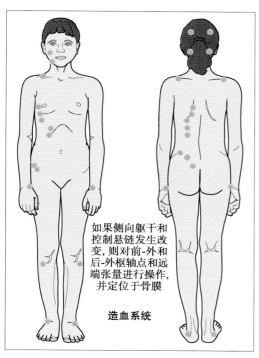

如果侧向躯干和控制悬链发生改变,则对前-外和后-外枢轴点和远端张量进行操作,并定位于骨膜

造血系统

图 12.27　侧向悬链的治疗

治疗侧向悬链要包括其路径下的所有骨膜

这同样适用于斜向悬链的治疗。若患者为儿童,也要对腕骨和跗骨进行操作。

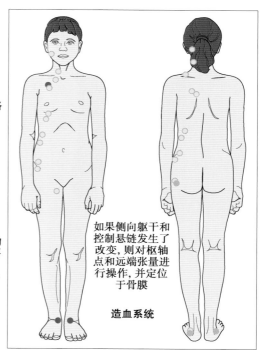

如果侧向躯干和控制悬链发生了改变,则对枢轴点和远端张量进行操作,并定位于骨膜

造血系统

图 12.28　斜向悬链的治疗

蓝色的点对应于前后悬链；绿色的点对应于侧向悬链；黄色的点对应于斜向悬链。为了避免造成过度的物理压力，建议一个疗程只处理一条悬链上

的点。操作的目的是动员骨膜，以促进骨髓中的血液交换（图 12.29）。

用于造血系统触诊检查和治疗的骨膜点（图 12.29，图 12.30）

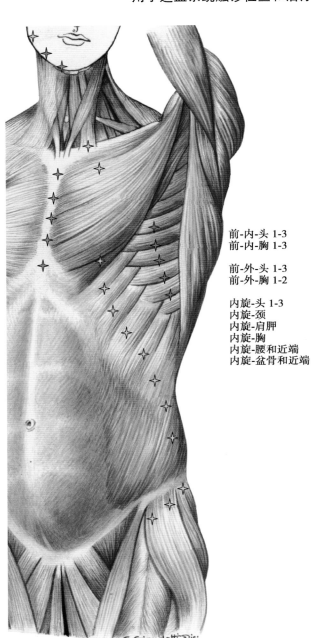

前-内-头 1-3
前-内-胸 1-3

前-外-头 1-3
前-外-胸 1-2

内旋-头 1-3
内旋-颈
内旋-肩胛
内旋-胸
内旋-腰和近端
内旋-盆骨和近端

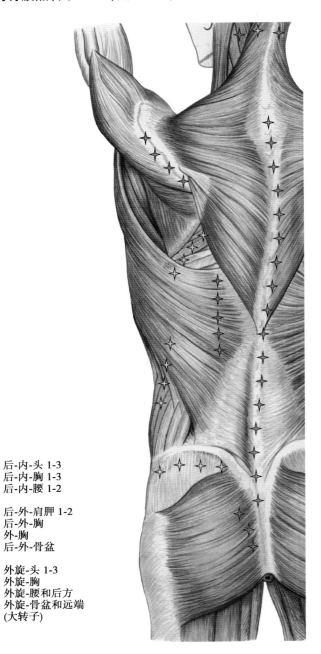

后-内-头 1-3
后-内-胸 1-3
后-内-腰 1-2

后-外-肩胛 1-2
后-外-胸
外-胸
后-外-骨盆

外旋-头 1-3
外旋-胸
外旋-腰和后方
外旋-骨盆和远端
（大转子）

图 12.29　骨膜刺激的前点（摘编自 G. Chiarugi and L. Bucciante，Istituzioni di anatomia dell'uomo，vol. 2，Piccin Nuova Libraria，1983，op. cit.）

图 12.30　骨膜刺激的后点（摘编自 G. Chiarugi and L. Bucciante，op. cit.）

躯干前面部分骨膜点的治疗方法（图 12.31~图 12.34）

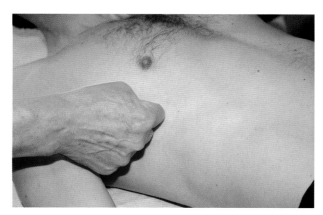

图 12.31　肋骨骨膜的治疗：内旋-胸和更远的肋骨

患者仰卧

如果患者的血浆和血液细胞成分都发生变化，那么有必要对所有三条躯干悬链进行触诊检查。如果腹壁更敏感，那么肝和脾（血液中的血浆成分）部位的点需要治疗。如果胸部骨膜更敏感，那么骨髓（血液中的细胞成分）部位的点需要治疗。

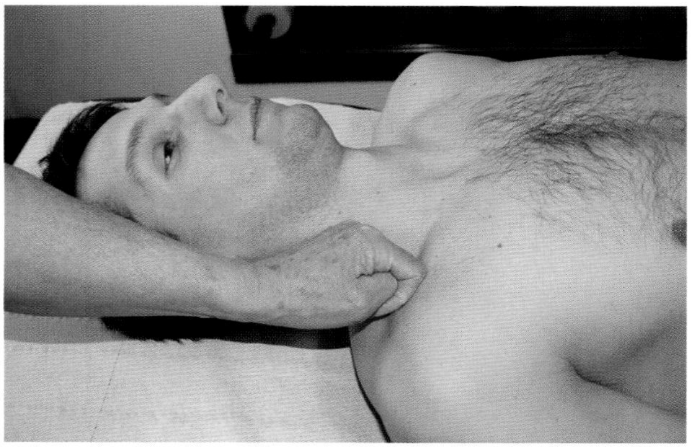

图 12.32　锁骨骨膜的治疗：内旋-肩胛

患者仰卧

如果触诊检查确定斜向悬链的骨膜点，治疗师会在内旋-肩胛附近对锁骨骨膜进行操作。治疗师用指关节来检查锁骨上最敏感和最黏着的部位，一旦确定了这一点，就用轻微但持续的压力，直到患者感觉疼痛已消失。

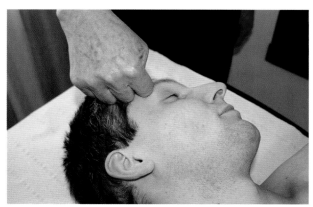

图 12.33　颅骨骨膜的治疗：内旋-头部 1

患者仰卧

在内旋-头部 1、2、3 之间对头部的前控制悬链进行探查。在照片中，治疗的目标是眼眶骨膜（内旋-头部 1）。建议在同一疗程中只处理一个悬链：前后、侧向或斜向。其他骨膜区域可以在接下来的疗程中完成。

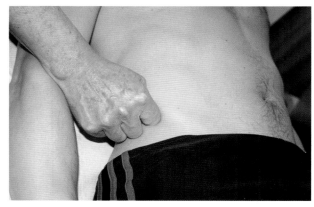

图 12.34　髂嵴骨膜的治疗：内旋-骨盆

患者仰卧

治疗骨膜不应局限于一点，要在最敏感的点之间交替进行操作，这些点在同一悬链上，触诊检查时可以先记录下来。在上述情况下，治疗师对内-骨盆（髂嵴上方）和 CC 点内旋-胸、内旋-肩胛、内旋-头交替进行手法操作。如果交替操作得当，这四个点的疼痛感会同时减轻。

躯干后面部分骨膜点的治疗方法(图 12.35~图 12.38)

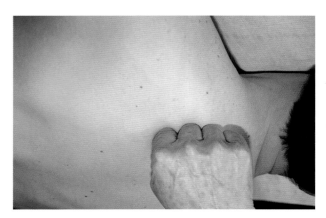

图 12.35 肩胛骨骨膜的治疗:外旋-胸

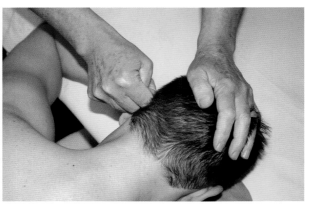

图 12.36 颅骨骨膜的治疗:外旋-头 3

患者俯卧或呈坐姿

只要前、后躯干壁的骨膜点连在同一悬链上,就可以在同一疗程中一起治疗它们。治疗造血系统时,对外旋-胸 CC 点的操作并不仅针对筋膜间的滑动,而是延伸到肩胛骨的整个内侧缘。

患者俯卧或呈坐姿

治疗师用他们的示指关节插入到帽状腱膜下,目的是用手法使颅骨的骨周筋膜可以彼此滑动。在这些情况下,对外旋-头部 3 CC 点的操作不应仅局限于小区域,还应该延伸到乳突区域,以刺激骨膜。

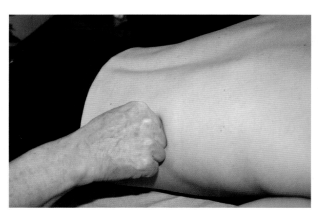

图 12.37 肋骨骨膜的治疗:外旋-腰

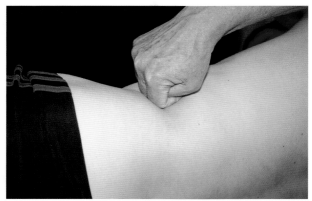

图 12.38 髂骨骨膜的治疗:外旋-骨盆

患者俯卧或侧卧

外旋-腰 CC 点在第十二根肋骨的顶端下面,但是操作也延伸到了整个肋骨和近端肋骨(外旋-腰后)。

如果第八根和第九根肋骨更敏感,那么外旋-腰后会被记录在评估表上。在接下来的治疗阶段,可以再次检查这一点,看它是否保持了第一次治疗

后的良好状态(即没有疼痛)。

患者俯卧或侧卧

如果已经完成对侧卧患者的外旋-腰 CC 点的治疗,那么可以在相同位置继续治疗髂嵴(外旋-骨盆)。治疗一定要在两点之间交替进行。如果有一点特别敏感,这就给了患者一个休息的时间,同时由于热的产生加速了骨周筋膜点的溶解。

病例报告

　　一名 65 岁的男子主诉整个背部弥漫性疼痛，症状已持续 8 个月。除了有背痛，血液分析也证明其血液化学值异常（图 12.39）。治疗师推断弥漫性骨痛可能是造血系统功能障碍的标志，对躯干悬链进行触诊检查，发现非常敏感的胸骨骨膜点（前-内-胸 1-3***）；对相应的后悬链进行触诊检查，发现所有棘突（后-内-胸 1-3**，后-内-腰 1-2*）都敏感。

　　治疗师用指尖移动胸骨的骨膜，以促进骨髓生产白细胞、红细胞和血小板。使用指关节，对棘突骨膜进行操作，直到滑动恢复、敏感度降低。治疗 20 天后，患者做了血液分析复查，数值已经恢复正常。

造血系统治疗流程示意图

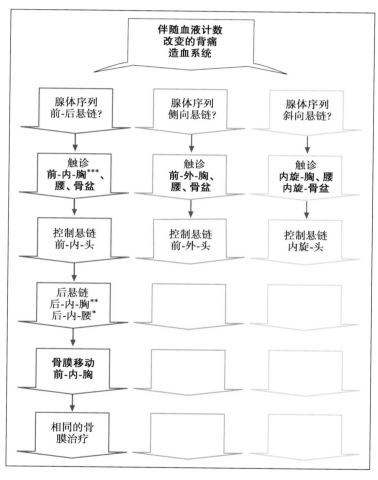

病史与症状
伴有异常血细胞计数的弥漫性背痛（血液化学值）：造血系统

假设
骨膜功能障碍与哪个悬链有关？

第一次触诊验证
躯干的第一次触诊确定前-内悬链的骨膜

第二次触诊验证
控制悬链的触诊不是很重要

第三次触诊验证
相应的后悬链（后-内）也包括在内

治疗第一阶段
治疗评估图上记录的点，同时也把治疗延伸到周围的骨膜

治疗第二阶段
如果治疗已充分改变了血细胞计数，那么还是应遵循第一阶段的治疗程序

图 12.39　造血系统的治疗示意图

（张梦雪　关玲　译）

第十三章
感受器序列的治疗

头部系统的功能障碍非常常见,因为这些脏器系统有专门的感受器,可以敏锐地感受光线的微小变化、低振幅声波或细微的化学差异。要准确感知这些微小变化,就需要头部悬链处于完美的张力状态。筋膜绷紧或不平衡都会干扰神经感受器。

控制性悬链位于头部,与肢体的远端张量是连续的,远端张量就像这些中央感受器的外围天线。

病史与症状:感受器序列功能障碍

在记录既往史时,治疗师需要向患者询问光感受器系统(视觉和立体视觉)、机械感受器系统(听觉和位置觉)和化学感受器系统(味觉和嗅觉)的具体情况(图13.1)。

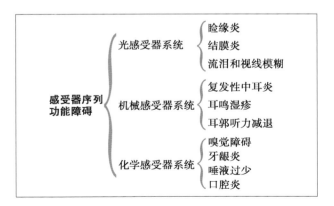

图 13.1　感受器序列最常见的功能障碍

在第二次治疗时,治疗师仍需再次了解第一次治疗时的功能障碍是否好转。因为患者经常忽略已被治愈的症状,而只提到剩余的不适。

许多患者很难相信只靠治疗师的手就能改善内部功能障碍,尤其在其他治疗方法都没有明显效果的情况下。如果对患者手和脚的某些点进行操作后,视力或听力障碍更严重了,患者就会更加怀疑。

为什么手法治疗能取得良好的疗效?可以用筋膜在解剖上的连续性来解释。实际上,感受器序列受连接头部和颈部的控制性悬链控制,这些悬链由浅筋膜与颈阔肌(图13.2),以及深筋膜与下颌骨的下颌-茎突舌骨韧带一起形成(图13.3)。

反过来,颈部筋膜,包括枢轴点,和以下序列连续:
- 肩带和上肢的肌筋膜序列。
- 躯干和下肢的肌筋膜序列。

每个感受器系统(共3个感受器系统)都由2个器官-筋膜单元形成:
- 一个是作为感受器官的特定器官-筋膜单元,负责视觉、听觉和味觉-嗅觉。
- 另一个是作为感受器系统的器官-筋膜单元,它们是三维感觉器官:眼睛中的三种肌肉;耳朵里的3个半规管;舌头的三组肌肉;鼻子的2个鼻孔。

手和脚可以被认为是这3个方向的器官-筋膜单元的一种"感知延伸"。

然而,因为皮肤没有被分成运动平面,所以在皮肤层面上找不到这种连续性(图13.4)。因为浅筋膜的象限不是根据运动方向而划分的,所以在浅筋膜中也找不到这种划分(图13.5)。这种连续性只能在深筋膜中找到(图13.6,图13.7),肌筋膜对角线和序列从头部到指尖形成了不间断连续结构。

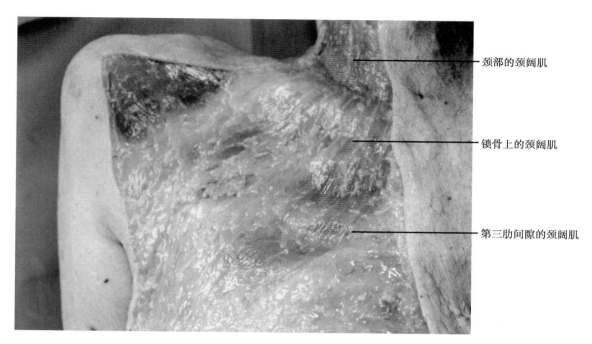

图 13.2　右侧颈阔肌,包含在浅筋膜内

颈部的颈阔肌

锁骨上的颈阔肌

第三肋间隙的颈阔肌

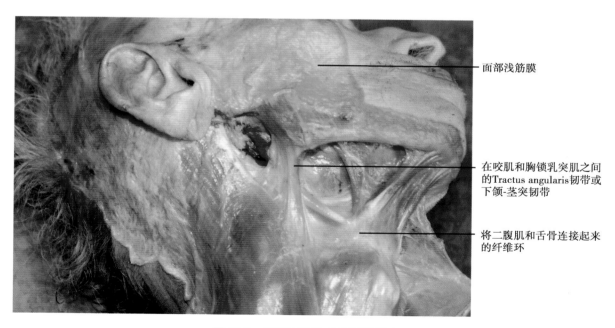

图 13.3　颈部右侧前-外区域的肌肉

面部浅筋膜

在咬肌和胸锁乳突肌之间的Tractus angularis韧带或下颌-茎突韧带

将二腹肌和舌骨连接起来的纤维环

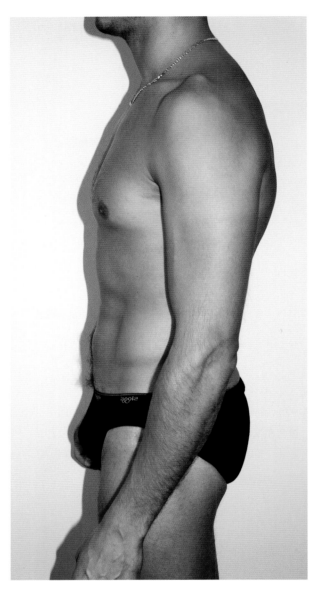

图 13.4   上肢外侧区域的皮肤

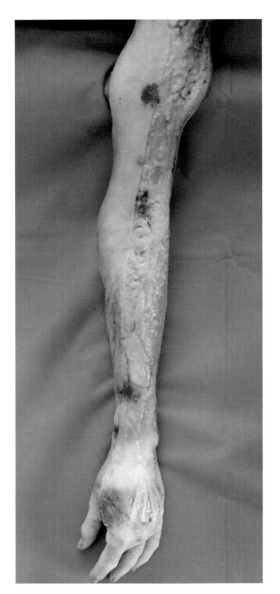

图 13.5   上肢外侧区域的皮下组织

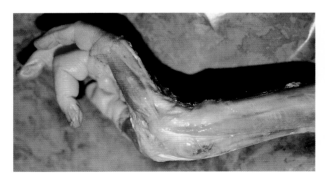

图 13.6   手腕和手指前内区域的深筋膜

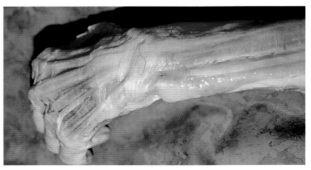

图 13.7   手腕和手指后内区域的深筋膜

如果头部某个器官不起作用,那么其他能力就会增强。例如,视力受损的人会发展出更强大的触觉能力,而听力障碍的人对来自身体其他部位的振动非常敏感。

感受器序列

人体有四种类型的感受器(图13.8):

运动系统 **本体感受器** {
方向:肌筋膜单元
位置:肌筋膜序列
姿势:肌筋膜螺旋
}

内部系统 **肠感受器** {
内脏:接触感受器
脉管:压力感受器
腺体:渗透感受器
}

皮肤系统 **外部感受器** {
触觉:触觉感受器
热:温度感受器
疼痛:游离神经末梢
}

头部系统 **远程感受器** {
光感受器:视觉
机械感受器:听觉
化学感受器:嗅觉
}

图13.8　人体内感受器的分类

- 本体感受器,或称嵌入深层肌筋膜中的感受器,它们分布不均匀,沿着肌筋膜序列排列,可以感知运动方向。
- 内感受器,是系统-筋膜序列的感受器,能敏锐感触特定内部器官的张量变化。
- 外感受器,或叫包埋在浅筋膜象限内的触觉感受器,它们能感知外界的刺激。
- 远程感受器,或叫能从远处感知信息的感受器,如能看到远处图像的眼睛、能识别远处声音的耳朵和能从远处感知气味的鼻子。

本体感受器、肠感受器和外感受器嵌入不同的筋膜中,当这些组织被拉伸或压缩时,它们就被激活。

在这一章中,我们将研究远程感受器的功能障碍以及筋膜手法中治疗这些功能障碍的技术。

远程感受器由对光波、声波和化学刺激做出反应的神经末梢构成。因此,它们似乎与筋膜没有任何关系。然而,筋膜也包围着这些头部感受器,以保证它们健康并且功能正常。每个远程感受器都

受自主神经末梢的支配,自主神经末梢调节腺体分泌和血液循环。操作可以影响这些自主神经网络,因为可以触到的外部筋膜与不可触及的内部筋膜都由相同的神经支配。例如,耳郭由三叉神经、迷走神经和颈神经支配。同样的神经支配着中耳和内耳。

现在来讨论当筋膜致密化影响感受器系统功能时该如何治疗。与内脏系统一样,视力下降、听力减退、分泌物减少等功能上的改变是感受器系统功能障碍的常见的症状,疼痛反而少见。

由于这些系统功能障碍的症状常常模糊不清,所以治疗师不一定能据此追溯到病因。因此,治疗方案是首先对控制悬链进行初步触诊检查(图13.9),然后触诊远端张量,最后触诊一些局部点。

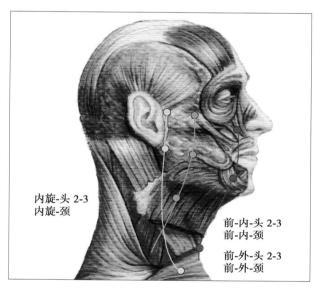

内旋-头2-3
内旋-颈

前-内头2-3
前-内-颈

前-外头2-3
前-外-颈

图13.9　前控制悬链

每个控制悬链都由头部张力结构的点与颈部枢轴点构成。这两个部分(头和颈)无论从解剖学角度,还是从神经学角度来说,都是紧密结合的。实际上,许多颈部肌肉由头部的神经支配,头部的许多器官从颈部的颈上神经节分支接收信号。

后部和前部控制悬链（图 13.10）的定位完全相反。

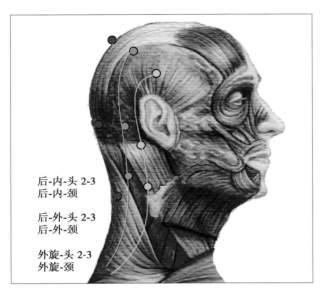

图 13.10 　后控制悬链

一旦识别出发生改变的控制悬链，就要对远端张量进行触诊检查。由于患者很少会提到四肢和头部都有不适，所以这些远端张量点通常被忽略。如果头部的前-内悬链或斜向悬链（内旋-头，内旋-颈）表现出敏感，那么触诊时会发现手部的相应 CF 点和 CC 心点更敏感，例如前-内-手指、前-外-手指等（图 13.11）。

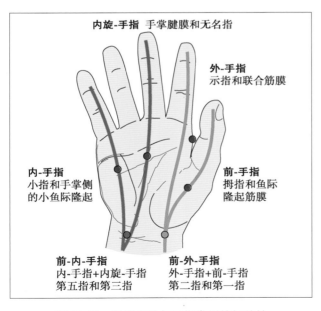

图 13.11 　远端张量与手指掌侧的相关性

与感受器序列相连的张量向手指延伸得更多，因为它们要在感知上相互协作。因此，对张量前-内-手指的触诊检查应从手腕开始，然后向小鱼际隆起延伸。触诊也应延伸到手掌以及中指、小指的关节。

这种触诊检查的方式包括身体的所有部分。如果远端触诊仅限于腕部，那么被反射学家[120]和针灸师最常用的工具——手就被忽略了。

根据反射学和针灸的方法，手部区域与特定的内脏相连。指尖与额窦相关，指间关节与头部（眼睛和耳朵）的神经相关。手掌与颈部、胸部和腰部的器官相关，而肠、膀胱和生殖器官与手腕相关。

这种排列对应于躯干分成的 5 个张力结构，筋膜手法治疗就针对这 5 个张力结构（图 13.12）。

当一个特定的远程感受器失灵时，手背上也有一些区域会变得高度敏感。

在反射疗法中，手指甲的区域对应鼻孔，指间关节对应眼睛和耳朵，掌骨头对应肺和膈肌等。

后-外张量穿过手背，止于无名指的手指甲上。沿着这条路径，外旋序列的 CC 点被合并到后-外张量中（图 13.13）。

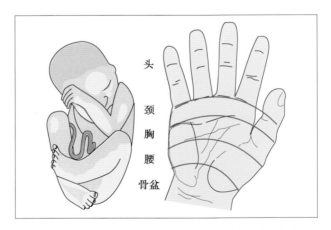

图 13.12 　五个张力结构中器官的反射区域、胎儿的躯体部分和身体内腔之间的对应关系

---

[120]反射疗法：医学中使用的治疗方法，通过注射、烧灼、电脉冲等刺激皮肤或黏膜区域，反射诱导深部器官的功能恢复，通常深部器官与刺激区域之间都有一定距离。（Treccani. 2014）

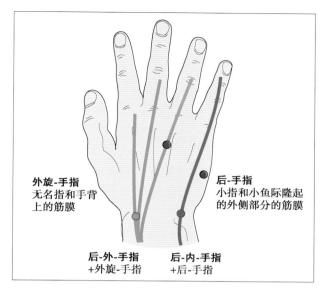

图13.13 远端张量与指背的联系

外旋-手指
无名指和手背
上的筋膜

后-手指
小指和小鱼际隆起
的外侧部分的筋膜

后-外-手指
+外旋-手指

后-内-手指
+后-手指

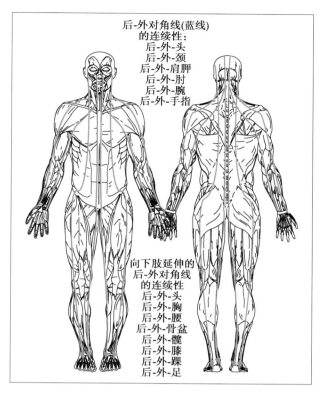

图13.14 张量的连续性：从头部到四肢

后-外对角线(蓝线)
的连续性：
后-外-头
后-外-颈
后-外-肩胛
后-外-肘
后-外-腕
后-外-手指

向下肢延伸的
后-外对角线
的连续性
后-外-头
后-外-胸
后-外-腰
后-外-骨盆
后-外-髋
后-外-膝
后-外-踝
后-外-足

后-内张量穿过手腕尺侧,止于小指指甲。筋膜治疗师沿着这些张量触诊,寻找筋膜弹性发生改变的位置,而筋膜弹性的改变可能会导致近端方向的张量代偿,这会干扰到头部的器官。

只有筋膜的连续性可以解释为什么对四肢进行手法操作可以对感受器系统产生积极影响。

这些肌筋膜张量的路径可以阐释头部和四肢之间是如何直接联系的。因此,在反射治疗中没有必要提及脊髓反射通路。筋膜手法治疗学提出的这种纵向连续性,是基于手指屈肌和伸肌筋膜的分布,而不是反射疗法中提到的横向连续。

肌肉不能提供头部和手指之间的纵向连续性,因为它们在每个关节处都有尽头。能在纵向实现对角线连接的是筋膜。

例如,通过手臂的后-外张量(图13.14),帽状腱膜的后-外部分被斜方肌拉紧。斜方肌筋膜延续到三角肌的后-外部分。

三角肌筋膜与臂外侧肌间隔相连,桡侧腕伸肌插入其中。

CF点后-外-手指位于拇短伸肌和长肌之间。眼睛或耳朵的功能障碍可以沿着上肢筋膜或躯干筋膜和下肢筋膜进行代偿。代偿也可以沿着后-外对角线延伸:帽状腱膜继续延伸到竖脊肌筋膜,该筋膜终止于骶结节韧带,内侧腘绳肌源自骶结节韧带。这条对角线终止于脚的后内侧区域。

除了这种张力机械分布外,还有生物电传输。

由于压电效应,机械张量可以转变成小电荷。如果这种电荷太强,它会影响自主神经网络的正常功能。张量代偿不能超出四肢(手、脚和头)。因此,随着头部和躯干内脏器官系统的改变,四肢区域会形成非常敏感的点。

就像上肢的张量一样,下肢的每个张量都终止于特定的脚趾。后-内张量向后传递到内踝,穿过脚底,继续延伸到外侧筋膜室,在第五趾末端终止(图13.15)。

前-内张量与胫前肌腱一起穿过舟骨;这个张量的牵引力沿着足的内侧隔室分布,包括蹬展肌鞘,也沿着中间隔室分布,中间隔室终止于第二和第三脚趾的底部。

筋膜治疗师沿纵向检查这些隔室,寻找特别致密和疼痛的部位。足部反射学将所有的内部器官按水平排列分布在脚底,这类似于胎儿的内腔(图13.16)。头部的器官与脚趾相关,颈部的器官与距骨头部相关,胸腔的器官与距骨底部相关等,一直到足跟。

在筋膜手法治疗中,前-外张量在足背筋膜上延伸,然后分布到第二和第三趾(图13.17)。后-外张量从外踝延伸,越过CC点外旋-足,终止于第五趾沟。

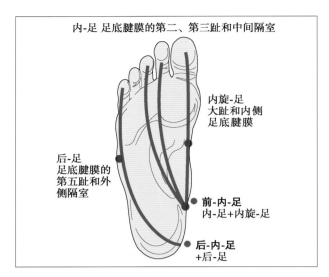

图 13.15 远端张量、脚趾和脚底筋膜室之间的相关性

内-足 足底腱膜的第二、第三趾和中间隔室

内旋-足
大趾和内侧
足底腱膜

后-足
足底腱膜的
第五趾和外
侧隔室

前-内-足
内-足+内旋-足

后-内-足
+后-足

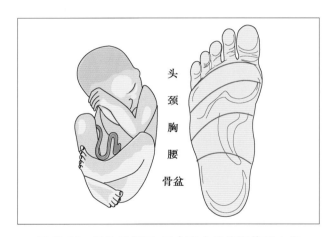

图 13.16 足的反射区、五个张力结构和体腔之间的对应关系

头
颈
胸
腰
骨盆

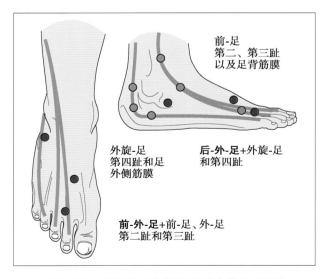

图 13.17 脚趾前-外张量和后-外张量的连续性

前-足
第二、第三趾
以及足背筋膜

外旋-足
第四趾和足
外侧筋膜

后-外-足+外旋-足
和第四趾

前-外-足+前-足、外-足
第二趾和第三趾

在触诊确认远端张量后，应该检查分布在功能失调的感受器系统周围的点。这里使用了新的点。这些点与反射疗法中用于诊断和/或治疗躯干内器官功能障碍的点相关，用筋膜手法治疗内脏功能失调时可以选择这些点，因为它们受与内部感受器系统相连的自主神经支配，触诊无法触及内部感受器系统，却可以通过作用于这些点而影响它们。

眼睛、耳朵、鼻子和嘴巴的新点与 CC 点或 CF 点的名称不同，所以，用与功能失调器官的第一个字母相关联的数字将它们记录在评估表上：
- 眼睛（e），1e 表示上方区域，2e 表示下方区域。
- 耳朵或耳郭（a），根据区域用 1a、2a 等标注，这将在后文解释。
- 口腔或颊腔（b），1b 表示上牙龈，2b 表示磨牙牙龈等。
- 鼻子（n），用 1n 到 7n 表示鼻子的各个部分。

光感受器系统的治疗

解剖学　眼球由以下部分构成：
- 外部纤维被膜，具有透明的前部（角膜和结膜）和白色的后部（巩膜和附着的肌肉）。
- 中间层，血管被膜或葡萄膜，具有后部（脉络膜）和前部（虹膜，瞳孔和晶状体穿过虹膜）。
- 内神经层（视网膜），其中包含光学部分、盲点（色斑盲点）和第二脑神经蒂。

这些器官部分来源于外胚层，部分来源于中胚层。

自主神经支配　一些副交感神经纤维作用于瞳孔的括约肌。位于视神经和眼外直肌之间的睫状神经节由副交感神经根、动眼神经纤维、颈上神经节和眼神经的正交感神经纤维组成。

功能障碍　这种器官更常见的问题与折射有关，包括：
- 近视（眼球前后径太长）。
- 散光（角膜结构缺陷）。
- 老花眼（晶状体弹性降低）。

筋膜手法治疗有效的其他功能障碍还包括青光眼、结膜炎和眼外睑腺炎。

　　治疗　作用于眼外肌（直肌和斜肌）的 6 个肌筋膜序列的 CC 点位于眼睛周围、眼眶之外（图 13.18）。这些点通过眼球筋膜[121] 与眼球相连。筋膜手法治疗学统一用筋膜来分析虹膜学和其他替代医学[122] 提到的与反射有关的内容。

　　为了治疗光感受器系统的功能障碍，在肌筋膜序列的 6 个点上增加了 2 个新的点。1e 位于眼球和轨道上缘之间，2e 位于眼球和轨道下缘之间（图 13.19）。

　　对这些点的触诊和治疗都要用示指末端滑过下面的骨边缘。

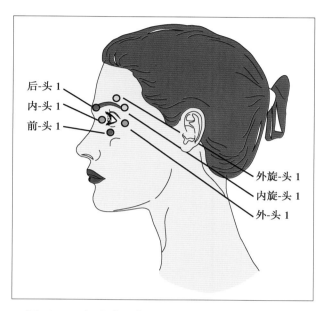

图 13.18　与眼球运动肌或眼外肌相连的眶周 CC 点

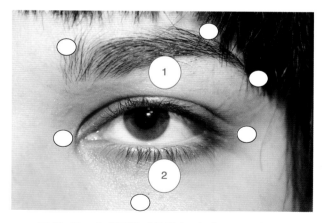

图 13.19　光感受器系统的点（新点用红色表示）

---

[121] 虹膜分析能显示出健康状况的变化和虹膜的形态之间的关系。例如，虹膜的几何结构在胃肠道疾病存在时会发生变化。目前研究结果已证明虹膜诊断的有效性和特异性。（Ma L Zhang. 2013）

[122] 近年来，人们对替代医学的兴趣越来越大，其在人群中的使用也越来越普遍。我们的研究建议分别对它们进行分析，为草药和针灸研究提供有效证据。（Corrao S. 2013）

为治疗光感受器系统功能障碍,对眼周点进行手法操作(图13.20~图13.23)

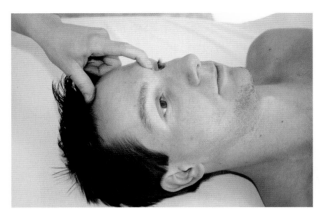

图 13.20   后-头部 1 CC 点的治疗

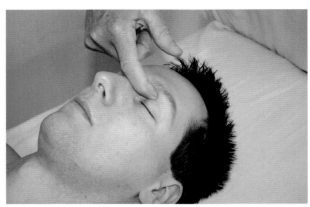

图 13.21   新点 1e 的治疗

患者仰卧

这里展示了对两个看起来相似的点进行触诊检查和治疗有何区别。

触诊后-头部 1 在眶上孔上方进行,患者可以保持眼睛睁开。一旦确定了致密点,就应该对其进行治疗,直到致密点完全消融。

患者仰卧,闭着眼睛

对于新点 1e 进行治疗和触诊检查时,治疗师要从后面靠近患者,用指尖向上挤压,避免眼睛受压。即使该点发生了致密化,用示指指尖治疗时也仅限于轻微摩擦。

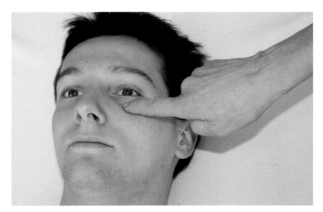

图 13.22   前-头部 1 CC 点的治疗

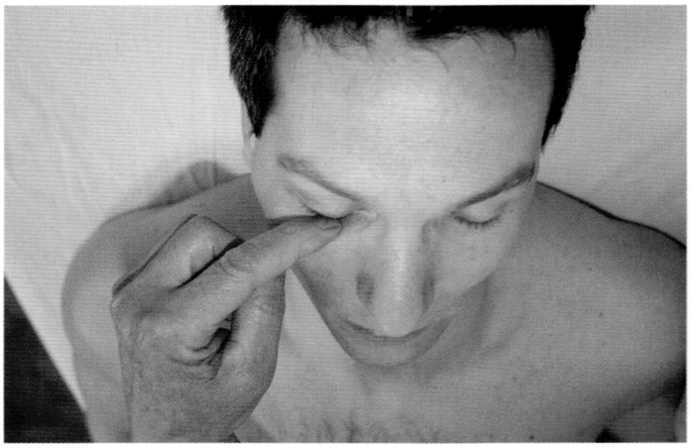

图 13.23   新点 2e 的治疗

患者仰卧

触诊检查下眼眶边缘的外部。患者可以睁开眼睛。眼球与许多光感受器系统疾病有关。球筋膜包围着眼球运动肌并插入眼球。手法治疗可以修复眼周筋膜,也可以增强这些肌肉的自主调节能力,从而增强眼球的适应性。

患者仰卧,闭着眼睛

如果眼眶周围的外部点没有改变,就要对眼眶内部的点进行触诊。2e 点位于前-头部 1 CC 点上方。为了检查先前触诊无法触及的结缔组织,治疗师可将指尖放在眼球和眼眶边缘之间。

机械感受器系统的治疗

解剖　形成机械感受器系统的结构是：

－外耳：耳郭和耳道。

－中耳：鼓室有锤骨、砧骨和镫骨。

－内耳：耳蜗的前迷路或声迷路、螺旋器（又称科尔蒂器）以及可以感受位置觉的半规管后部或前庭部。

自主神经支配　穿过视神经节后，三叉神经的下颌支支配鼓室肌张量。源自第九脑神经（舌咽神经）和第七脑神经膝状神经节的其他神经纤维插入听觉器官。

功能障碍　听力减退，又称听力损失，是对声音的感知减弱，通常由衰老（老年性耳聋）或反复的声音创伤（噪音导致听力下降）引起。

机械感受器系统功能障碍包括与平衡有关的问题，这是由于颈部紧张性反射和半规管传入之间缺乏同步。

治疗　治疗机械感受器系统的功能障碍就要治疗控制悬链、远端张量和位于耳郭的点。实际上，在耳郭内可以发现一些疼痛区域或皮肤滑利性发生改变的区域。要用指尖对这些反应点（图13.24）进行操作，直到它们恢复滑利。

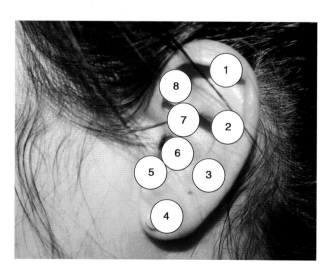

图13.24　机械感受器系统

第一点在耳轮及耳沟（1a）处，第二点在对耳轮（2a）处，第三点在对耳屏（3a）处，第四点在耳垂（4a）处，第五点在耳屏（5a）处，第六点在下耳甲艇（6a）处，第七点在上耳甲艇（7a）处，第八点在三角窝（8a）处。

在针灸学中[123]，耳朵类似于子宫内倒立胎儿（图13.25），并且存在以下关联：

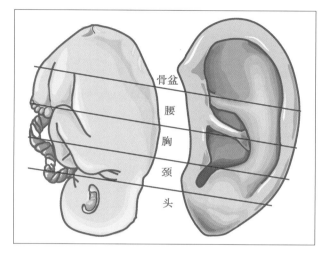

图13.25　耳郭区域和躯干五段内器官的相关性

－耳垂对应于颅腔，包括眼睛、内耳和嘴。

－耳屏对应于咽喉所在的颈腔。

－下耳甲艇对应于心脏和肺所在的胸腔。

－上耳甲艇相当于腹腔，包括肾脏、胰腺、胆囊、肝脏和脾脏。

－三角窝对应生殖器官，包括子宫点。

用筋膜手法治疗这些新点，可以影响支配外耳并延伸至内耳的自主神经。考虑到控制悬链和躯干悬链之间的连续性，治疗这些点对身体其他部位也有积极意义。

---

[123]耳穴疗法是通过刺激外耳的某些区域来治疗疾病。这种方法是针灸的一个组成部分。写于2000多年前的《内经》引用了耳朵与内脏、经络之间的关系。（Manuale di Agopuntura. 1979）

为治疗机械感受器系统功能障碍,对耳部点进行手法操作(图 13.26~图 13.29)

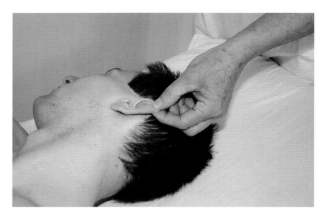

图 13.26　耳轮(1a)的触诊检查和治疗

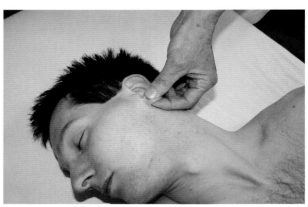

图 13.27　耳垂(4a)的触诊检查和治疗

患者仰卧

　　用拇指指尖和示指挤压耳轮、对耳轮、对耳屏和耳垂的这些点,可以触诊和治疗这些部分。如果触诊确定了一个比其他区域更敏感的区域,那么就在这一点上治疗,直到敏感完全消失。

患者仰卧,头转向一侧

　　了解头部自主神经相互联系的治疗师应该不会惊讶于发现一些患者没提到的敏感点。手法操作应集中在触诊检查确定的点上,而不是为任何器官寻找特定的点。

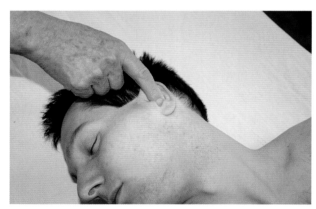

图 13.28　下外耳(6a)的触诊检查和治疗

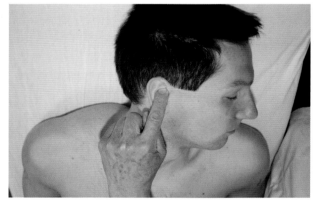

图 13.29　上外耳(7a)的触诊检查和治疗

患者仰卧,头转向一侧

　　将示指紧紧地压在头盖骨上,触诊和治疗耳屏、上下耳甲艇和三角窝的点。在治疗下耳甲艇的过程中,治疗师应该站在患者的后面,以便指尖和解剖部位之间能够充分贴合。

患者仰卧,头转向一侧

　　为了治疗上耳甲艇,治疗师应该从尾部方向接近该点,让示指穿透耳部解剖沟。要在评估表上记录患者在治疗期间提到的任何疼痛,这能为以后的疗程提供参考。

化学感受器系统的治疗

鼻子和嗅觉

解剖学 鼻子由骨、软骨、黏膜、鼻窦、鼻甲和腺体组成。

它有嗅觉感受器,能够感知化学刺激。嗅觉灵敏度允许识别多达 10 000 种不同的气味。

自主神经支配 像迷走神经和膈神经一样,脑神经的一些自主神经纤维终止于大的神经节(睫状神经节、耳神经节等)。其他纤维直接延伸到壁内神经节。这些小神经节是头部脏器系统自主"运动"[124] 的真正控制者,它们包含在浅筋膜和深筋膜内。

功能障碍 与嗅觉相关的疾病包括嗅觉缺失或嗅觉丧失,嗅觉亢进或嗅觉敏感性增强,嗅觉缺失或对不愉快气味的感知,嗅觉减退或嗅觉异常等。筋膜手法对这些症状影响很小,但这些症状通常都有一个中心起源。而筋膜手法对于鼻炎、闭鼻、酒糟鼻、腺样体肥大、鼻子干燥或疼痛、无明显原因的流鼻涕等起源问题非常有效。

治疗 正如前面对耳朵的描述,在中国传统医学中,鼻子[125] 也和内脏息息相关。在这种情况下,胎儿处于直立位置(图 13.30),因此鼻根对应于头部和面部,鼻根中点对应于包括咽部的颈腔。鼻梁对应于胸腔,胸腔包含心脏和肺。三角形软骨区域对应于包含胃和肝的腰腔。对应于膀胱和外生殖器官的区域为鼻尖。

可以用筋膜手法治疗这些区域,因为它们由内部自主神经的浅支支配。

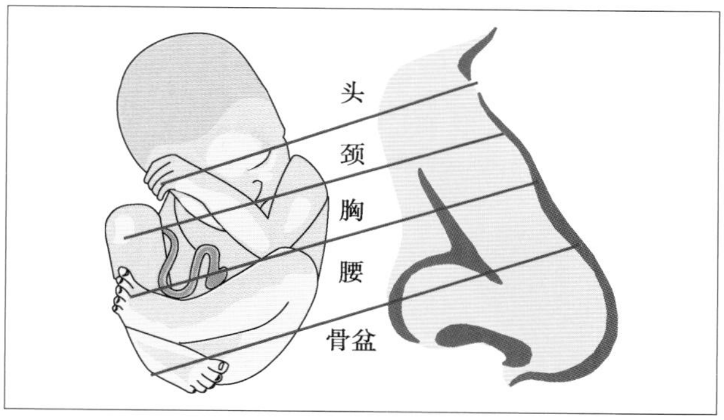

图 13.30 躯干部分和鼻子之间的关系

鼻子上的每个点(图 13.31)都有一个精确的位置:第一点(1n)在鼻翼上唇提肌处,第二点(2n)在鼻翼横肌和上颌窦上,第三点(3n)在鼻孔张肌处,第四点(4n)在鼻翼软骨的顶端,第五点(5n)在鼻翼软骨处,第六点(6n)在鼻翼上,第七点(7n)在鼻翼肌肉和印堂处。

治疗前三个点和第七个点要对鼻子进行按压。对于另外三点,用拇指和示指挤压并移动皮肤和下面的组织即可。

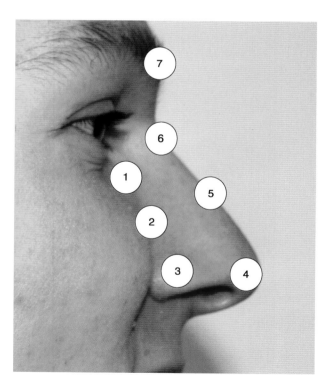

图 13.31 鼻子触诊检查的点

---

[124] 位于头部不同部位器官之间的颅内神经节被分配到交感神经系统的头侧部分,包括睫状神经节、蝶腭神经节、耳神经节和下颌下神经节以及小神经节,其中一些在显微镜下可见。(Chiarugi G. 1975)

[125] 一些作者描述了投射到鼻子上的整个生物体的躯体表现,这与耳朵、虹膜和脚类似。在针灸学中,鼻子轮廓上有 5 个重要点-从鼻根到鼻尖,代表了相应的器官。(Bossy J. 1981)

针对化学感受器系统的功能障碍,对鼻部的某些点进行手法操作(图 13.32～图 13.35)

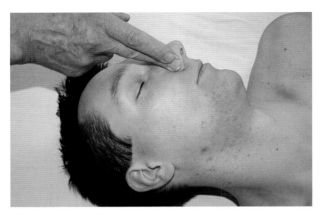

图 13.32　鼻翼区域(3n)的触诊检查和治疗

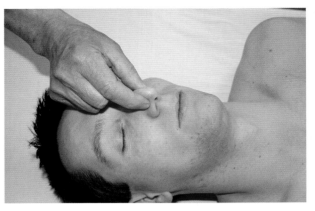

图 13.33　鼻骨(6n)的触诊和治疗

患者仰卧

鼻子的每一个部位,就像其他感受器一样,治疗时需要特殊姿势,这些要通过听有资质的老师讲课才能学会。在本节中提供了一些照片,展示了一些治疗案例。上图显示了对鼻翼区域第三点的治疗。

患者仰卧

捏住鼻骨,不需要很大力气——只需要足够大到手指可以附着在皮肤上并使其能滑过下面组织即可。当对这个区域进行操作时,经常有患者说感觉鼻子不那么受限制了,通过鼻孔呼吸更舒畅了。

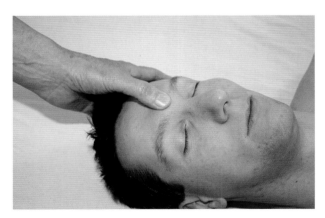

图 13.34　眉间(7n)的触诊检查和治疗

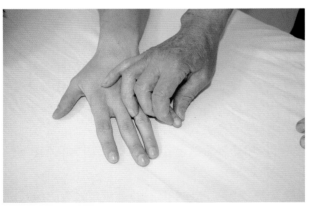

图 13.35　小手指上点的触诊检查和治疗

患者仰卧

点 7n 位于额骨(眉间)的鳞状部分,在内缝线的正上方。治疗这一点可以有效刺激额窦的循环和自主神经支配以及淋巴的排出。一般来说,使用拇指指尖是为了能够更长时间地施加压力。

患者仰卧或呈坐姿

如果感受器系统有功能障碍,触诊检查也确定了远端诊断点(前-外-手指,前-内-手指,后-内-手指,后-外-手指),那么就有必要沿着与该张量相关的手指进行延伸触诊。例如,如果发现前-内-手指 CF 点或后-内-手指 CF 点敏感,那么触诊应沿小指延伸,特别是沿手指甲的侧面按压。

嘴和味觉

解剖学 口腔内有专门的感受器,能够感知与味觉相关的化学刺激。有四种基本味觉:甜味、酸味、咸味和苦味。每当食物或其他物质在舌头的特定区域释放刺激时,大脑就会辨识出这些味道。这表明只有外周感受器集落能够保证信息传入,而不是大脑本身。嵌入肌筋膜序列中的定向感受器也是如此。

自主神经支配 下颌下腺和舌下腺接受下颌下神经节的自主神经支配。这个神经节接收来自泌涎核的副交感神经纤维、来自上颌动脉丛的正交感神经纤维和来自膝状神经节的腺交感神经纤维。其他神经[126]从颈部向上延伸到面部和黏膜。

功能障碍 味觉感知能力会随着年龄增长而降低,但也可以通过唾液分泌多或少来改变。手法治疗有助于恢复唾液腺和嘴唇黏膜(干燥、开裂)、脸颊黏膜(口腔干燥或颊咬)以及牙齿的牙槽(牙齿疼痛、敏感)的功能。

中医学将舌诊和牙诊[127]作为非常重要的诊断方法,用来确定需要治疗的部位。

治疗 根据针灸医师几千年的经验,筋膜手法使用位于牙根的穴位来消除阻碍化学感受器正常运作的张力。

上尖牙和下尖牙区域对应于前-内-头 2 和 3 CF 点(图 13.36)。其他牙槽的区域对应于 4 个新点(图 13.37)。

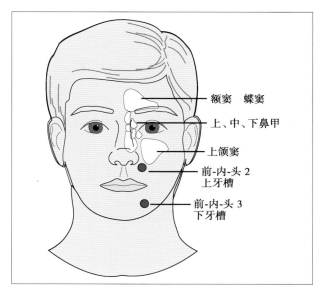

图 13.36 治疗牙槽要对前-内悬链和线上的点进行手法操作

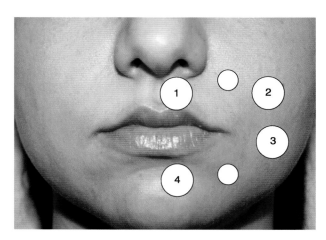

图 13.37 对于味觉功能障碍需触诊检查和治疗的点

第一点(1b)对应于上颌门牙的牙龈(带脉穴、五枢穴、维道穴);第二个(2b)对应于上颌前磨牙根部;第三个(3b)对应于下颌前磨牙的根部,第四个(4b)对应于下颌切牙的牙龈(承浆穴)。

左侧点的编号遵循顺时针方向,而右侧点的编号则遵循逆时针方向。如果只处理一侧的点,则"(右)rt"或"(左)lt"会被添加到评估表中。

对这些点进行持续的手法治疗,直到其敏感度降低。

---

[126] 三叉神经(Ⅴ)支配着二腹肌的前腹部和舌头。面神经(Ⅶ)支配着二腹肌的后腹部和舌前 2/3 的味觉感受。舌下神经(Ⅻ)起源于延髓的灰色物质,支配舌头的垂直、纵向和横向肌肉。(Chusid J. G. 1968)

[127] 通过牙齿的状况可以看出身体和器官的不同表征。舌头也与内脏的能量状态相关:尖端对应心脏,中间对应脾脏,底部对应肾脏,左边对应肝脏,右边对应肺。要特别考虑两个因素:舌体和舌苔。(Bossy Y. 1981)

为治疗味觉功能障碍,对口腔周围的某些点进行手法操作(图 13.38 ~ 图 13.41)

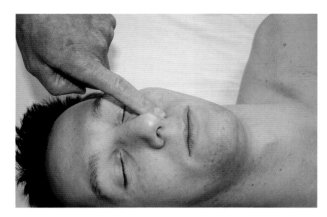

图 13.38　治疗前-内-头 2 CF 点

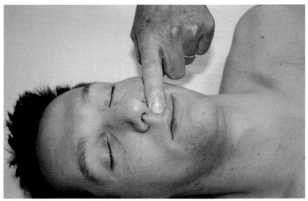

图 13.39　口腔第 1 点(1b)的治疗

患者仰卧

前-内-头 2 CF 点是前后控制悬链的一部分。这里提出了治疗口腔功能障碍的方法,治疗师首先触诊面部肌肉确定是否有挛缩,随后检查对应于上颌尖牙和上唇黏膜的牙龈的敏感性。

患者仰卧

这个新点(1b)对应于 3 个穴位(水沟穴、兑端穴、龈交穴),这些穴位具有以下适应证:休克、癫痫、面瘫、牙痛、口腔念珠菌病、口臭、牙龈疼痛和肿胀、鼻塞、鼻息肉、牙龈炎、三尖症、抽搐、舌燥、鼻出血等。

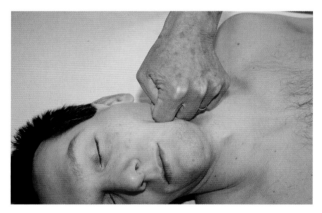

图 13.40　口腔第 3 点(3b)的治疗

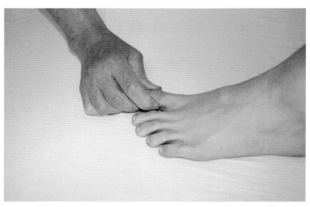

图 13.41　远端张量前-足的治疗(第一趾)

患者仰卧

对咬肌前缘前-外-头 3 CF 点进行治疗。新点 3b 位于牙齿根部和下颌骨之间的牙槽中。适应证与前一点(1b)相同,但用此点治疗牙龈疼痛和肿胀特别有效。

患者仰卧

对脚趾指间韧带和趾甲底部进行的手法操作与之前对手指的操作类似(第 181 页)。这些点都有相对应的针灸穴位[128]。脚趾和手指一开始会疼痛,随后就会通过外翻、内翻或锤畸形来适应异常的肌肉牵引。

---

[128] 一项关于针刺入和以手按压穴位的比较研究表明,两种干预措施的效果相同。(Takakura N. & Yajima H. 2009)

病例报告

一名 42 岁的女性患者头痛伴随视力模糊多年（图 13.42）。这些症状在治疗期间也存在。头部和颈部的磁共振显示，在颈 6 和颈 7 水平上，颈椎有微小的突起。患者没有主诉包括四肢在内的其他部位的疼痛。

触诊检查控制性悬链确定前-内-头 2 右**、前-外-颈右** 和前-外-颈左*。由于这些点之间没有特别的联系，所以应该对四肢进行触诊检查，发现一些远端点非常敏感：前-外-腕 1 右**，前-外-踝 1 右**。眼睛周围的点并不敏感。选择右侧的侧向控制性悬链和相关的远端张量进行治疗。治疗上述各点后，患者说她的头痛减轻了 50%。然后，对后体壁进行触诊检查，发现后-外-颈左**、后-外-腕左** 和后-外-踝左**，这些点也得到了治疗。治疗结束时，患者说她的头痛已经完全消失。10 天后，患者打电话说，好转的症状没有出现反复。

光感受器系统的治疗流程示意图

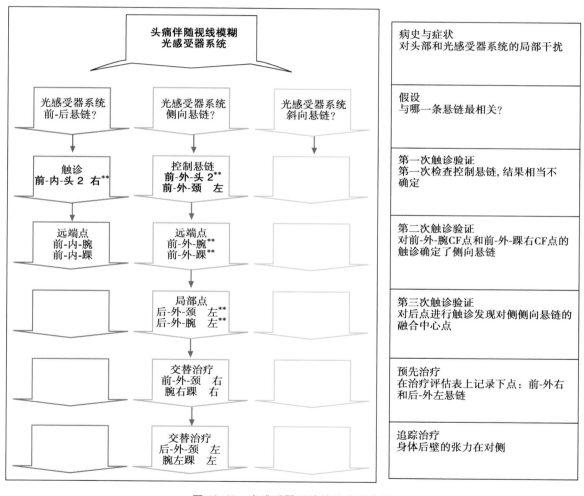

图 13.42　光感受器系统的治疗示意图

（张梦雪　陈星达　关玲　译）

第三部分

整体系统的治疗

本书的第三部分将分析与皮下组织（包括浅筋膜）相关的整体系统（systems）的功能障碍和治疗。皮下功能障碍的第一阶段表现为水肿，其位于皮肤深处的支持带下方，这个阶段与淋巴整体系统有关。通过松解的方式，可以重新打开淋巴管，也能疏通阻滞的淋巴液。第二阶段涉及皮肤支持带和浅筋膜，这个阶段与脂肪整体系统有关。如果浅筋膜和皮肤支持带的基质致密化，则脂肪细胞组织液交换也会减少。可通过作用于所谓的"吸引点（attractor-points）"来改善皮肤支持带的致密化。第三个阶段涉及皮肤层，与皮肤整体系统有关。在这个阶段，胶原纤维在基质中增生，导致皮肤变硬和纤维化。于是，感觉神经支配被干扰并可能引起感觉异常，而且自主神经支配也受到影响，甚至可能引起皮炎。皮肤纤维化可以通过炎症来改变，而炎症可以通过对局部浅筋膜象限的手法操作而诱导产生。

第十四章
浅筋膜、整体系统和宏观自主神经节

术语"浅筋膜"通常用于描述"整个皮下组织"。我们可以继续互换使用这两个术语，但是我们要知道只有真皮的膜性部分才是真正的浅筋膜。

术语"系统（systems）"通常也用于描述脏器系统（apparatus）[129]。我们仅将那些以统一方式在全身散布的结构称为"整体系统（systems）"。人体内有三对耦合的整体系统，即 3 个外部整体系统和 3 个内部整体系统：
- 皮肤-体温调节整体系统。
- 淋巴-免疫整体系统。
- 脂肪-代谢整体系统。

大的自主神经节是肉眼可见的神经节，它们由椎旁和椎前神经节组成：
- 椎旁神经节包含在肌筋膜深层，它们与外部整体系统连接。
- 椎前神经节包含在腹横筋膜内，它们与内部整体系统连接。

浅筋膜

浅筋膜或皮下组织支持着真皮层和上皮层。这些结构构成一个单元，将内环境与外环境联系在一起，它们一起形成了外部整体系统的解剖结构。

任何对完整个体的力都必须通过浅筋膜。每个外部整体系统都有专门识别压力信号的功能。皮肤整体系统的神经末梢可以识别不同类型的接触，无论力量是否够大。脂肪整体系统保护身体免受温度骤变的影响，淋巴整体系统将淋巴细胞分布在所有皮下组织中，作为一种保护抵御细菌入侵。

浅筋膜的改变由自主神经系统识别，并且通过传入纤维将这些信息传递给椎旁神经节（图 14.1）。

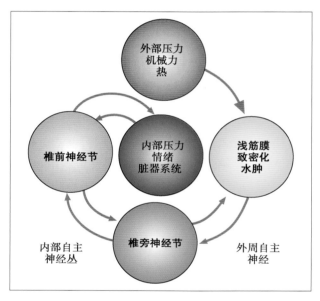

图 14.1　从外周（外部）整体系统到中枢（内部）整体系统，反之亦然

椎旁神经节连接到中枢神经系统和椎前神经节。反过来，椎前神经节与内部脏器系统的神经丛相连，若存在功能障碍，神经丛就会释放异常脉冲。

现在讨论从内部整体系统到外部整体系统的回路。椎前神经节识别内部功能障碍，然后传递异常信号到椎旁神经节。异常信号从这些神经节分开并传递到浅筋膜，通过皮炎、水肿和脂肪积聚等表现提示整体系统稳态受损。

因此，整体系统的角色是对压力作出反应。无论是外在的压力（物理、热）还是内部的压力（营养、心理）都会引起身体反应，导致心跳、血压、肌肉张力和注意力的增加。如果这种警报状态持续时间长，就会降低抵抗力、产生疲劳，导致躯体和心理整体系统的功能障碍。

---

[129] 在解剖学中，"整体系统（systems）"一词经常与"脏器系统（systems）"混淆，其实整体系统的结构和功能比脏器系统更为丰富、清晰和复杂。（Wikipedia）

为了描述腹股沟-股骨区域,Testut(1987)从解剖学文献中找到的一些说明:

"皮下层分为脂肪部分和层状部分(图 14.2,图 14.3)。层状部分构成浅筋膜。反过来,浅筋膜被分成两个薄层,在它们之间穿梭着浅表血管和神经"(图 14.4,图 14.5)。

"髂前上棘通过腹股沟韧带与耻骨结节相连,腹股沟韧带是一条始终拉紧的纤维带,它也被称为Falloppio 韧带和 Pupart 韧带。此外,长期以来这种韧带被认为是一种特殊形态,但其实它是腹外斜肌的腱膜下束构成的"。

"腹股沟韧带可分为 3 个部分:与髂腰肌筋膜紧密贴合的外侧部分,位于股骨血管上方的过渡部分,与腔隙韧带相对应的中间部分"。

皮下组织的大脂肪小叶

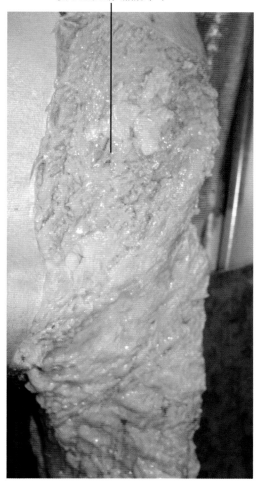

增厚的深层支持带

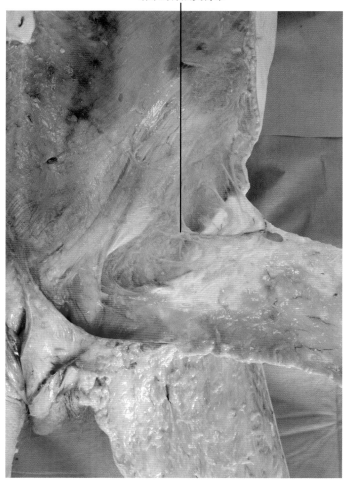

图 14.2　腹部和左大腿前部皮下的脂肪组织

图 14.3　从外表面和内表面去除脂肪组织后,将腹部浅筋膜向外拉起,在腹股沟水平有增厚的皮肤支持带

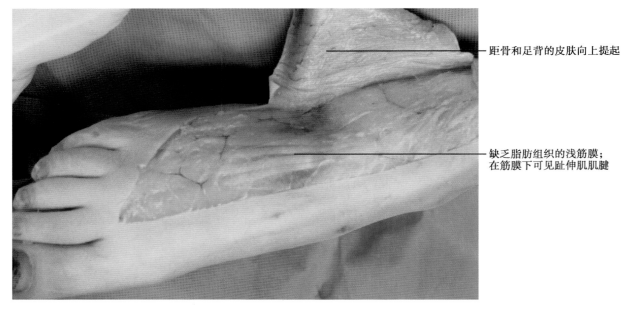

距骨和足背的皮肤向上提起

缺乏脂肪组织的浅筋膜；在筋膜下可见趾伸肌肌腱

图 14.4 踝关节和足部前外侧区域的皮下组织,脂肪组织缺乏,小的浅表毛细血管显而易见

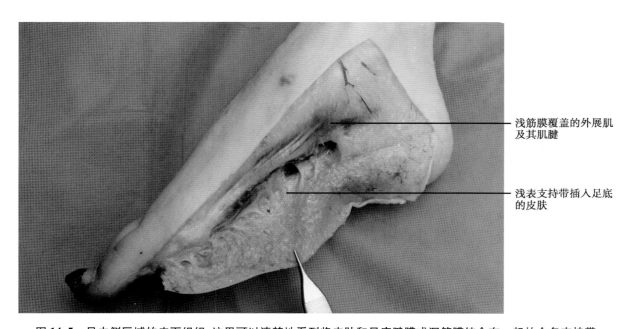

浅筋膜覆盖的外展肌及其肌腱

浅表支持带插入足底的皮肤

图 14.5 足内侧区域的皮下组织,这里可以清楚地看到将皮肤和足底腱膜或深筋膜结合在一起的众多支持带

浅筋膜：分层

在解剖学文献中，浅筋膜或皮下组织被描绘为位于皮肤下方并均匀分布在整个身体中的脂肪组织层。然而，这类描述让人不容易理解其在系统生理学中的作用。因此，有必要从垂直和横向两个方向分析皮下组织：

从垂直方向分析浅筋膜（图 14.6），其有明显的三层：

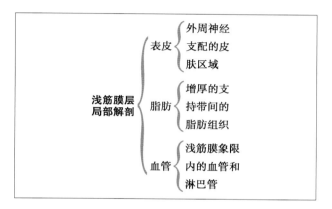

图 14.6　覆盖于外部整体系统的部分，位于浅筋膜的每个象限

- 真皮层位于皮下组织之上。它与皮肤整体系统有关，受周围感觉神经支配，这些感觉神经仅是周围神经的一小部分，约 70% 的神经纤维是自主神经，自主神经纤维遍布每个象限（真皮区）的血管、腺体和竖毛肌。
- 在真皮层和皮下组织膜层之间有脂肪组织，与脂肪整体系统有关。脂肪组织不是均匀地分布在全身。在一些象限（脂肪区）中，脂肪含量丰富，而在其他象限，如手和脚的背部，脂肪含量却较少。
- 最深的一层是血液和淋巴管（淋巴整体系统），位于真正的浅筋膜下，以特定的方式分布在每个象限（血管区[130]）。

"皮节（Dermatome）"[131] 常用来表述皮肤神经

---

[130] 血管体区是由特定动脉或静脉供应的人体区域。这一概念可能为缺血性组织病变的血运重建提供新的信息。（Alexandrescu V. 2012）

[131] 皮节（Dermatome）：将皮肤分成彼此相邻的区域，每个区域都与一个特定的体节有关，这是根据神经根划分的，支配每个区域的感觉神经分支都起源于一个神经根。在人类体内，这种体节划分在躯干中尤为明显。（Treccani. 2014）

支配，这种命名方式可以表明某个神经支配哪个特定体节。然而，特定体节与特定节段或躯体相连，由肌肉运动神经支配。为了避免混淆，我们在提及特定皮肤象限的神经支配时，更喜欢使用术语"皮区（cutisome）"，而术语"皮节"则用来描述深筋膜的肌筋膜序列的神经支配。

浅筋膜：象限划分

从横向分析浅筋膜，可将其划分为不同象限（图 14.7、图 14.8、图 14.9）。

观察皮肤，很难看到与每个象限相对应的切割面，因为皮肤在整个身体上均匀延伸。然而，通过观察象限的神经支配，可以明显看到皮肤神经的分布与其延伸的特定区域（即象限）之间的相关性。

很难看到由淋巴管构成的皮下组织特定区域，因为淋巴整体系统总是被描述为纵向管道网络。同样，如果我们观察浅表血管的分布，我们可以看到这种分布对应于象限的分布。

在脂肪组织内也很难看到象限的划分。尽管如此，当在解剖过程中去除皮肤后，可以看出，浅表支持带有明显的增厚，包围着各个象限。

象限与对角线具有相同的名称，前面加上字母 q（象限）：
- 在前-内对角线附近有象限：象限-前-内-头、颈、胸、腰等。
- 在前-外对角线附近有象限：象限-前-外-头、颈、肩胛、肩、肘等。

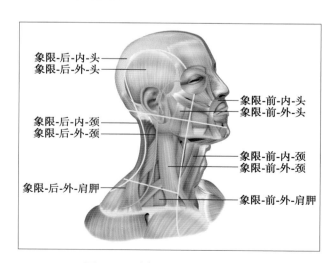

图 14.7　头部和颈部象限的划分

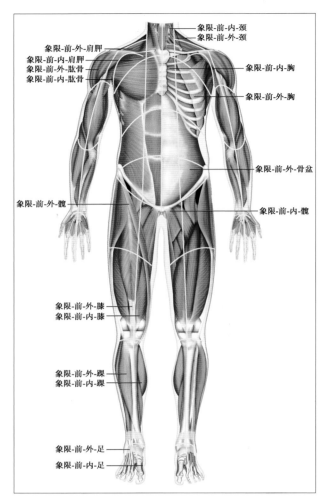

图 14.8   躯干和四肢前象限的划分

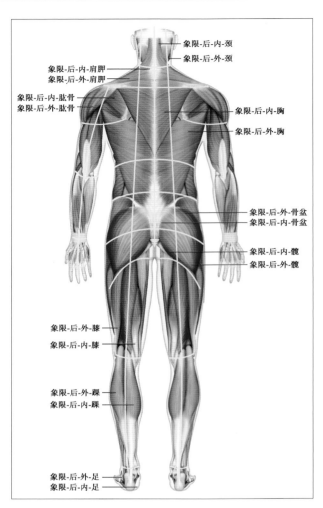

图 14.9   躯干和四肢后象限的划分

- 在后-内对角线附近有象限:象限-后-内-头、腰等。
- 在后-外对角线附近有象限:象限-后-外-头、颈、足等。

象限二字放在前-内、前-外、后-内或后-外之前,将象限与对角线区分开来。

前-外和后-外象限之间的分界线(图 14.8 和图 14.9,蓝线)如下:

- 在躯干,从腋窝到大转子的线。
- 在下肢,从大转子下降到外踝的肌间隔。
- 在上肢,从肩峰下降到桡骨茎突和拇指的隔膜。

前-内和后-内象限之间的界线如下:
- 躯干前壁的白线,躯干后壁的棘上韧带。
- 四肢内侧的肌间隔,从耻骨下行到下肢内踝,从腋下到腋窝和上肢五指。

对于整体系统,颈部、肩胛骨-肱骨和髋部的象限特别重要,所以它们被称为枢轴象限。

整体系统

《Treccani 百科全书》(2014)将整体系统定义为:"由不同的互相联系和互动的元素构成,与外部环境相互作用,具有自身规律可作为独立单元回应或演变的科学研究对象"。

因此,整体系统是由许多互相联系的子系统组成的功能单元,这些子系统通过相互代偿方式与外部环境相互作用。

在人体内,有 3 个整体系统连着外部环境(皮肤、脂肪和淋巴),还有 3 个内部整体系统(体温调节、代谢和免疫)(图 14.10)。

从解剖学视角看,3 个外部整体系统分布在全身表面的三层结构(皮肤、脂肪和淋巴)(图 14.11)。

另外,从解剖学视角看,3 个内部整体系统没有特定的器官,但它们充分利用了所有内部器官。

淋巴-免疫整体系统的淋巴管网络分布在与外

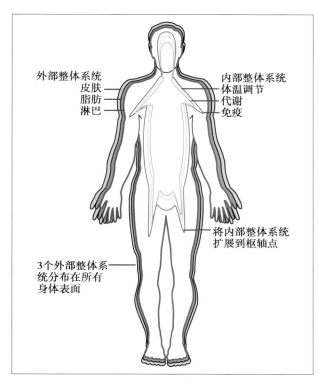

图 14.10　外部整体系统和相应内部整体系统的解剖排列

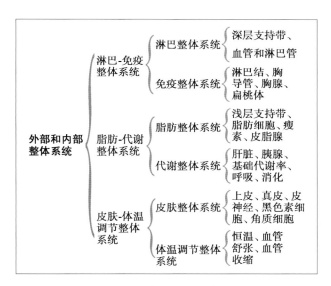

图 14.11　外部和内部整体系统的解剖结构

界接触区域中，包括皮下淋巴管网络和消化道淋巴管网络。免疫整体系统将淋巴细胞释放到这些淋巴管中。

脂肪-代谢整体系统在皮下组织和一些内部筋膜中有一些脂肪沉积或能量储存的区域。这些区域可以根据代谢整体系统的需要产生或利用能量储存。

皮肤-体温调节整体系统的神经末梢在皮肤

中，它可以检测周围环境的温度变化，而椎前神经节控制体热分散或积聚区域的血液循环。

动态平衡和整体系统

与椎前、椎旁神经节一起，外部整体系统和内部整体系统具有维持所有生物体内平衡的作用，但最重要的条件是恒温。内稳态是维持身体内部功能和任何外部干扰之间平衡的自然趋势。实际上，要维持内稳态必须维持体重（脂肪整体系统）、体液（淋巴整体系统）和体温（体温调节整体系统）的平衡。

如果身体内部温度太高，那么血液就向外周流动，毛细血管扩张并开始出汗。这是在外部需求影响下，内部功能保持稳态或平衡的方式（图14.12）。维持内稳态的其他形式还包括当外周能量消耗增加时内部代谢增加、有外部细菌攻击时内部免疫防御增加。

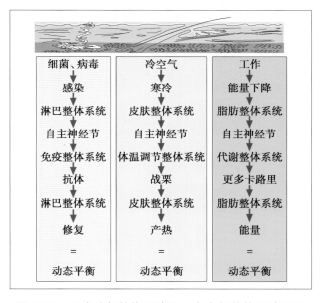

图 14.12　3个外部整体系统和3个内部整体系统之间的稳态示例

保持内稳态要基于一个反馈机制，反馈机制包括干扰刺激、外部受体（浅筋膜整体系统）、控制中心（自主神经节和丘脑）和对应于自主神经的效应器。一旦这些自主神经到达皮下，它们就会改变毛细血管、竖毛肌或腺体的功能。

整体系统的演变

整体系统以不同的形态和数量存在于不同的动物体内。

在许多动物体内淋巴-免疫整体系统发育不完

善[132]，事实上，淋巴细胞存在于所有脊椎动物体内，而淋巴结和其他构成免疫整体系统的组织结构，例如胸腺和脾脏，则普遍存在于鸟类和哺乳动物[133]体内。

在青蛙体内，淋巴整体系统仅存在于皮下层，形成与浅表筋膜象限相对应的淋巴囊[134]。

脂肪整体系统主要存在于恒温动物体内的皮下组织[135]，而代谢整体系统存在于所有动物体内，人体的代谢整体系统由数千个由酶介导的生化过程构成。

皮肤整体系统存在于所有动物体内，为体温调节整体系统提供外周或外部的参照。体温调节整体系统在恒温动物体内进化得十分完善。

上表皮起源于外胚层，而真皮层和皮下组织则起源于中胚层。皮肤附件，也称表皮衍生物，在不同动物体内成分不同，包括：

- 鱼鳞和爬行动物的鳞片。
- 羽毛以及鸟类的长羽毛。
- 哺乳动物的毛发和鬃毛。

最复杂的整体系统是神经-心理整体系统，其组成可分为以下几个部分，按重要性排序：

- 与推理相关的高级大脑功能部分，为人类所特有。
- 与情感相关的自主神经部分，只存在于某些动物体内。
- 与领土、自我保护意识和生殖本能相关的部分，所有动物都有遗传倾向。

最后一个部分看似是与神经-心理整体系统无关的反射性反应，但其实，它是人类很多行为的基础。

神经-心理整体系统与3个躯体整体系统有一定联系，但更多与中枢神经系统相关，其相关性将在第十九章进行详细讨论。

外周或外部整体系统

外周或外部整体系统位于浅筋膜象限内，由皮肤、脂肪和淋巴整体系统组成。

皮肤由真皮层形成，真皮由皮下组织支持，表皮覆盖于真皮上，而表皮由角质层和基质层构成（图14.13）。

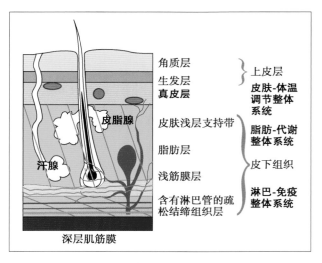

图14.13　外部整体系统的象限分层

真皮层分为乳头层和生发层，可通过拉伸激活嵌入其中的大量受体。这些感受器包括游离神经末梢、被包裹的触觉和压力感受器，如Meissner小体、Ruffini小体和Merkel触盘，以及温度感受器如Krause小体等。

如果真皮层发生致密化，那么这些受体就会受到异常牵拉，从而导致感觉障碍或触压痛。

压觉感受器位于皮下组织的更深层，皮下组织适应压力的同时可以激活这些受体。

上皮层和真皮层构成皮肤整体系统，它包括构成内部体温调节整体系统的体外组成部分，包括汗腺、皮下毛细血管和竖毛肌，这些都是某些动物调节体温的重要结构。

现在将要讨论的脂肪整体系统，是与皮下组织或浅筋膜相连的第二个外部整体系统。

脂肪层的支持带几乎垂直排列，在手掌和足底，这些支持带会使真皮层在深筋膜的附着点增加。浅层支持带的网状结构中有脂肪小叶，在一些肥胖的人体内它的体积会大大增加。脂肪层[136]为

---

[132] 不同种类的鱼的免疫整体系统器官不同。无核细胞缺乏真正的淋巴器官，如胸腺和骨髓。然而，这些鱼的确能从其前肾产生红细胞和巨噬细胞，而且在肠道某些区域的成熟粒细胞类似于原始骨髓。（Kenneth V. 2005）

[133] 所有脊椎动物都有淋巴和淋巴管。在鸟类和哺乳动物中，淋巴结或淋巴生成"站"沿着淋巴管的路径分布。（Kent C. G. 1997）

[134] 青蛙的皮下淋巴囊由隔膜分隔，隔膜延伸到皮肤和皮下肌肉组织之间。这些囊被称为：外侧臂囊、背侧脚囊、外侧股囊、胸骨囊、下颌下囊等。（Kent C. G. 1997）

[135] 皮下或皮下层由含胶原蛋白和弹性纤维的疏松结缔组织以及约占体脂总量50%的大量脂肪组成。脂肪组织具有保温和储能的功能。（Kenneth V. 2005）

[136] 脂肪组织与胰岛素抵抗密切相关。糖尿病与胶原蛋白糖化引起的筋膜厚度变化有关。足底筋膜厚度随年龄增长而增加，男性比女性厚。足底筋膜的硬化会导致距骨活动度降低。（Kelley D. 2000）

内部代谢整体系统提供外围能量储备。

皮下膜层位于脂肪层下方,胶原纤维呈水平方向排列,形成类似筋膜的结构。在这该层内有皮肤肌(肌膜),如颈阔肌、阴囊平滑肌和肛门外括约肌。

第三个外部整体系统是淋巴整体系统。大部分血管位于浅筋膜和深筋膜之间的疏松结缔组织层[137](图14.13)。斜向排列的支持带层可以增强皮下组织与肌肉层之间的滑利性。最后一层不仅有小淋巴管,也有主淋巴结。这一层的脂肪组织具有促进组织层滑动的作用。

外部整体系统在真皮层和皮下组织中具有特定组织,它可以根据外部压力而发生改变(图14.14)。外部环境产生的所有压力都要通过浅筋膜,创伤、手术、擦伤、烧伤或严寒造成的瘢痕会在皮下组织的不同层形成。可能造成的结果包括水肿、脂肪组织硬化、粘连、感觉异常和皮炎。

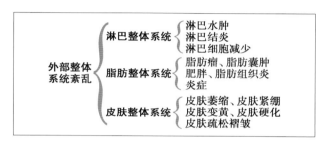

图14.14　外部整体系统的紊乱

中枢或内部整体系统

筋膜手法治疗可以通过干预浅筋膜层的自主神经影响内部整体系统,浅筋膜层位于相应的外围整体系统。

内部整体系统没有特定器官,以下不协调的自主冲动会使其功能改变(图14.15):

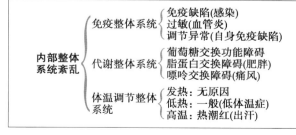

图14.15　内部整体系统的功能障碍

[137] 传统中医文献记录的治疗操作手法,针对皮肤层的问题采用轻微施压治疗,针对骨骼和肌腱的问题则采用深层点压的方式治疗。(Manuale di agopuntura. 1979)

- 丘脑(心因性压力通过迷走神经、膈神经和内脏神经传递到内脏)。
- 浅筋膜(周围神经通过椎旁和椎前神经节将物理应力传递到内脏)。

人体内免疫整体系统结构包括胸腺、脾脏、胸导管(有乳糜球)、集合淋巴小结、阑尾、扁桃体(腭、舌、咽或腺体),以及位于内脏筋膜和枢轴点(颈部、腋窝和腹股沟区)的淋巴结。免疫整体系统的改变会产生过度(过敏)或不足(免疫缺陷、感染等)的反应。

人体代谢的整体系统与腺体排列相关。代谢的整体系统功能失调与下列腺体有关:
- 与葡萄糖交换障碍相关的胰腺。
- 与脂蛋白代谢紊乱相关的肝脏。
- 与嘌呤(尿酸)代谢紊乱相关的肾脏[138]。
- 与产热和新陈代谢(脂肪分解[139])障碍相关的甲状腺。

代谢整体系统在躯干内产生卡路里,外周脂肪为其提供能量储备。

体温调节整体系统也被称为吸热整体系统(endothermal system),因为它通过将血液从中心转移到外周而维持体内温度稳定,反之亦然。

皮肤整体系统具有特定细胞,包括控制皮肤颜色(黑色素细胞[140])以及保护其免受外部威胁(角质细胞[141])的细胞。该整体系统与体温调节整体系统相互作用,通过汗腺和血管(外周血管收缩能保温,舒张会散热)维持体温。

总之,只有免疫整体系统才有一些特定器官,代谢整体系统和体温调节整体系统是利用脏器系统(internal apparatus)发挥效应。

大的自主神经节

这种显微镜下可见的神经节常与器官-筋膜单元(organ-fascial units)和脏器系统-筋膜序列(apparatus-fascial sequences)(见第一章)同时出现,这种神经节对包绕和嵌入筋膜所受到的牵拉十分敏感,

[138] 高尿酸血症要么是由于尿酸合成增加,要么是由于肾脏排出的尿酸减少。也有可能两者同时存在。(Faglia G. 1997)

[139] 甲状腺激素刺激影响脂类代谢的各个阶段,包括合成、动员和降解。(Faglia G. 1997)

[140] 黑色素细胞形成1/4的基底细胞,它们是从神经衍生而来的细胞,是从神经中迁移到表皮层的细胞。黑色素细胞内含决定肤色的细胞器-黑色体。(Wikipedia)

[141] 角质细胞是表皮的主要细胞类型,它们起源于多功能干细胞的基底层,并经历分化过程成为角质细胞。角质细胞到达角膜层需要大约两个星期,再经过两个星期它会脱离皮肤。(Wikipedia)

因此,它们可能受到腹壁筋膜弹性改变的影响。

　　椎旁神经节和椎前神经节都是大神经节,肉眼可见。结构决定了它们不能被牵拉激活,只能被神经冲动激活,它们具有协调内部整体系统和外部整体系统活动的作用。

　　小神经节存在于所有动物体内,但肉眼可见的神经节仅在硬骨鱼[142]亚纲体内被发现。椎旁神经节是先形成的,而椎前神经节[143]只在恒温动物体内有结构实体。

　　在医学文献中,椎旁神经节和椎前神经节以交感神经形式存在。然而,它们实际上是多功能的,有一些研究支持这个假设:

- 在这些神经节中,有不同结构和功能[144]的神经元。
- 椎旁神经节主要是通过白交通支连接脊髓,其中包括交感神经和副交感神经纤维[145]。
- 胆碱能和肾上腺能[146]神经冲动都通过椎旁神经传到皮下组织。

椎旁神经节

　　椎旁自主神经节或胸腰段自主神经系统由以下结构组成(图14.16,3):

- 3个颈神经节的一部分。
- 12个胸神经节。
- 5个腰神经节。
- 4个骨盆神经节。

　　浅筋膜的信息被传递到这些神经节(图14.16,1)。

　　通过椎旁神经节,信息被传递到丘脑,而神经冲动通过灰交通支传到浅筋膜上(图14.16,2)。

　　灰交通支支配周围的血管、汗腺以及竖毛肌[147],因此这些交通支与外界环境相互作用。

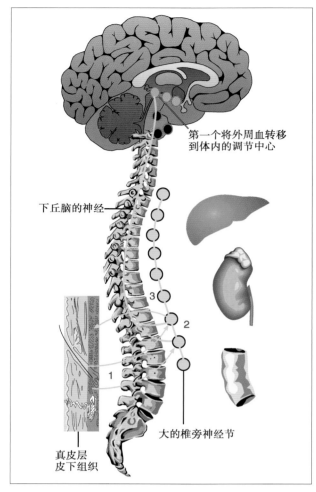

第一个将外周血转移到体内的调节中心

下丘脑的神经

真皮层
皮下组织

大的椎旁神经节

3
2
1

图14.16　椎旁神经节以及内脏神经的二级分支

　　椎旁神经节产生的自主神经冲动通过以下与外周躯体神经相连的结构传至浅筋膜:

- 颈中神经节与颈5、颈6、颈7神经根汇合,颈下神经节与臂丛神经的其他支汇合。
- 胸椎旁神经节[148]和肋间神经结合,将神经冲动分布于躯干浅筋膜。
- 4个腰部神经节沿腰大肌中线分布于腹膜后结缔组织,灰交通支从椎旁神经节延伸到腰部神经以支配下肢。

椎前神经节

　　椎前神经[149]之所以这样命名是因为它位于椎体前方,分布于以下器官:

[142] 在硬骨鱼体内,初级主动脉周围交感神经的一些神经节形成次级椎正交感神经索或交感神经链。(Kent C. G. 1997)

[143] 在软骨鱼体中,外周自主神经支伴随着血管。在硬骨鱼和两栖动物体内,椎旁神经节调节色素细胞或染色体的分布。(Kent C. G. 1997)

[144] 椎旁神经节主要有两种神经元亚型,它们在组织化学标本制备中可以很容易地鉴定和分离。这两种是分泌神经元和血管舒缩神经元,它们在神经冲动的节前传入和节后传出方面都不同。(Kullmann P. 2010)

[145] 有研究者认为,在整个脊髓中存在副交感神经成分,并不仅仅在骶区区域内。(Chiarugi G. 1975)

[146] 汗腺受交感神经纤维刺激,这些神经纤维与同系统的普通纤维不同,因为它们属胆碱能类而并非肾上腺能类。(Guyton A. C. 1980)

[147] 灰交通支从椎旁神经节延伸至脊神经,以便分布到浅筋膜区域内,灰交通支从椎旁神经节延伸至脊神经,从而将冲动传递到皮下小动脉、毛发和腺体,刺激血管舒缩以及汗液分泌。(Kent C. G. 1997)

[148] 椎旁自主神经节或交感干沿脊柱两旁垂直下降,附着于肋骨头外侧,在胸膜壁层后。脂肪组织、疏松结缔组织将神经节与胸膜内筋膜分开并使其能够滑动。这些神经节在数量上很少是12个,因为第一个神经节和颈段的3个神经节的星状神经节相连,第12个神经节和第一个腰神经节联合。(Testut L. 1987)

[149] 椎前神经节(腹腔、主动脉、肠系膜上下)位于椎骨前方。它们位于腹腔和盆腔内,支配所属内脏。(Stedman's Med Dict. 1995)

－ 颈上神经节向头颈部器官发出分支。

－ 星状神经节向胸部器官发出分支。

－ 腹腔神经节通过腹腔神经丛（太阳神经丛）到达所有腰椎器官-筋膜单元。

－ 肠系膜上神经节与大骨盆的器官-筋膜单元相连。

－ 肠系膜下神经节（盆腔神经节）支配小骨盆器官。

　　到达椎前神经节的神经纤维与离开的神经纤维之比为 1：30。这意味着，当每个神经节从迷走神经[150]、内脏神经和膈神经接收大量纤维时（图14.17,3），许多神经从椎前神经节离开，形成腹腔、肠系膜和其他神经节。根据外部整体系统的需要，椎前神经节会调整，让一个脏器系统功能递增的同时让另一个脏器系统功能递减。第一颈神经节和第一胸神经节[151]也包括在椎前神经节中，因为它们具有与腹椎前神经节相同的功能。实际上，它们是从迷走神经和膈神经接收纤维，并对头部、颈部和胸部起调节作用。

　　由于它们的位置，解剖学研究者将第一颈和第一胸（星状神经节[152]）椎前神经节与椎旁神经链联系在一起。然而，它们的神经丛分布于躯干上段器官，所以它们成了椎前神经节。因此，这两个神经节是椎旁和椎前神经节融合的结果。

　　外部整体系统和内部整体系统通过宏观神经节形成的回路如图14.17所示。外部整体系统（皮肤、脂肪和淋巴）从皮下向椎旁神经节发送自主神经冲动（图14.17,1）。信息通过白交通支从椎旁神经节传输到脊髓，然后再上升到下丘脑。下丘脑[153]是外部整体系统的感知中枢和3个内部整体系统的调节中枢。

　　椎前神经节的神经冲动从这些中枢（图14.17,3）发出，通过迷走神经、膈神经和内脏神经的第二支进行传递。

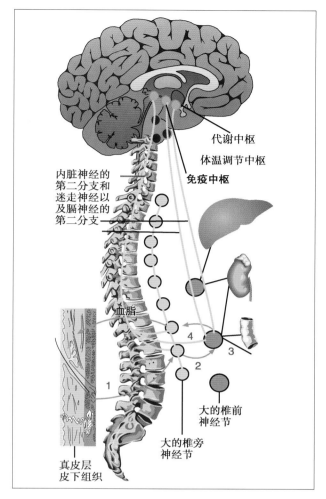

图14.17　下丘脑自主调节中枢通过迷走神经、膈神经、内脏神经的二级分支与椎前神经节相连

　　3个脏器系统-筋膜序列（内脏、脉管和腺）中对脏器产生刺激的物质都聚集在椎前神经节，如腹腔神经节（图14.17,3）。椎前神经节会持续刺激，直到收到重建体内平衡的信息，这类信息来自皮下组织和椎旁神经节（图14.17,4）。

化学介质

　　传递到宏观神经节的神经冲动由乙酰胆碱介导。由这些神经节传递来的冲动具有多种类型的化学介质[154]（图14.18）。

　　两种类型的化学介质或神经递质介导椎旁神经的传导：一个是肾上腺素，通常与血管相关；一个是胆碱能受体，通常与腺体相关。传统认知是胆碱

---

[150] 有两种迷走神经系统：腹侧迷走神经复合体（有髓鞘）和背侧迷走神经复合体（无髓鞘）。（Porges S. W. 2007）

[151] 虽然从位置上看，颈交感神经节和上胸交感神经节是椎旁的，但它们部分是椎旁的，部分是椎前的。实际上，源自这些神经节的神经节后纤维到达脊髓神经和头、胸部脏器。（Basmajian J. V. 1984）

[152] 星状神经节提供连接迷走神经、膈神经与甲状腺的内脏分支的神经纤维。（Gray H. 1993）

[153] 下丘脑介导神经分泌，它可以产生抗利尿激素（血管加压素）、催产素，它们都储存在脑神经垂体，并在合适的时候释放。此外，下丘脑还参与调控与体温、饥饿等有关的自主神经功能。（Taber C. 2007）

[154] 交感神经和副交感神经节前神经冲动的传导均由乙酰胆碱介导。副交感神经的节后神经冲动由乙酰胆碱介导，而交感神经的节后神经冲动由去甲肾上腺素介导。但最近有研究发现也存在其他化学介导。（Stedman's. 1995）

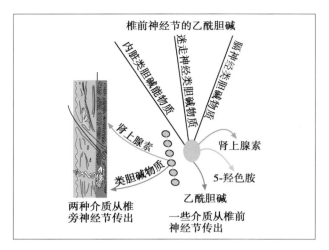

图 14.18　多种化学介质仅存在于椎前和椎旁神经节之后

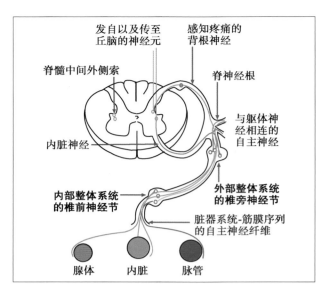

图 14.19　分布于椎旁和椎前神经节的自主神经反射弧

能递质与副交感神经系统相关,肾上腺素能递质与交感神经系统相关。然而,将这些化学介质仅仅与一个整体系统联系起来并不正确,它们不是相互拮抗的,它们的作用只是对外部整体系统进行不同的兴奋刺激。

根据外部需要,椎前神经分泌不同的化学介质刺激不同的脏器系统。例如,循环系统会被刺激以输送更多或更少的血液到皮下毛细血管,内分泌系统和代谢系统可以控制分解和/或储存脂肪。

反射弧

反射弧经常被用来解释各种手法治疗是怎样对内脏产生积极作用的。首先要区分清楚神经肌肉反射弧和自主神经反射弧。

神经肌肉反射弧是肌肉对刺激产生自动收缩。这种反应可以是单突触(由于牵拉而产生的 α-γ 回路)或多突触(例如三重屈曲)。这些反射由脊髓前角的运动神经元控制。

自主神经反射弧由椎旁神经节控制,通过以下三种方式(图 14.19):

- 如果是浅筋膜上很弱的刺激,则只有局部反应,如刺激局部的立毛反应。
- 如果刺激强度增大,则沿着椎旁神经分布的整个链都会反应。

- 如果刺激是持续的,那么则会通过椎旁神经传递到脊髓,而后上升至丘脑(脊髓-延髓-中脑反射弧)。

所有这些反射都是自动的,因为它们都受大的神经节支配。由于椎旁神经节的信息来源于浅筋膜,所以筋膜手法治疗要作用于浅筋膜才能治疗整体系统疾病,这是可以推断出来的。

实际上,70% 的外周神经纤维都是与椎旁神经相连的自主神经纤维。椎旁神经控制外部整体系统的反应(如立毛、出汗、血管收缩等)以及传递神经冲动到椎前神经和丘脑。例如,如果外部温度过高,神经冲动则会从皮下组织传到椎旁神经,再经传到丘脑,然后又传到椎前神经,通过使代谢减慢、出汗以及增加血流来分散热量。

另外,内脏神经的痛觉传入神经纤维直接连接内脏器官与中枢神经系统。这些纤维起自内脏、脉管、腺体管道的壁层,它的作用是感知这些结构的突然膨胀。这些痛觉传入纤维没有通过突触,是通过自主神经传递的。与其他来自皮肤的传入纤维一样,它们的神经元位于背根神经节(或脊神经节)。

（杨垒　张梦雪　关玲　译）

第十五章
整体系统的治疗

人体利用各种信号来保护自己的健康。关节疼痛提示肌肉承受了非生理性牵拉,动物会本能地自我伸展让肌筋膜和骨骼力线重新排列,但社会环境中人体不总能对这些信号做出反应。因此,我们的筋膜会处于致密、疼痛状态,甚至会演变成慢性疼痛。

皮肤瘙痒[155]的信号会提醒人体浅筋膜内部整体系统的需求和淋巴回流障碍。为了促进淋巴引流,动物会出现抓挠反射。对于人类,社会条件降低了我们感知这些感觉的能力,因此,皮下组织的基础物质趋于致密化。

病史与症状

患者向筋膜治疗师寻求帮助时,会有不同整体系统的功能障碍而不是简单地表现为皮肤抓伤(图15.1),这些功能障碍需要更深、更长时间的手法治疗。

随着时间的推移,这些外部整体系统的功能障碍会互相影响,例如淋巴整体系统紊乱会使脂肪组织变得致密,进而又影响皮肤整体系统。

对治疗师而言,尝试处理复杂的多系统且相互影响的功能障碍,可能效果不明显,也可能无效。但是,如果把整体系统中各部分分开或者单独分析,它们的功能障碍则更容易缓解。

淋巴整体系统功能障碍主要存在于成年人的面部、上肢和下肢,而淋巴结功能障碍如淋巴管或淋巴腺紊乱,则更常发生于儿童。

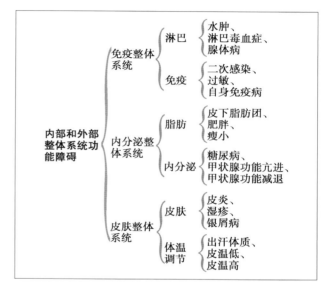

图15.1　内部和外部整体系统的主要功能障碍

大多免疫整体系统的问题存在于所有年龄段,包括自身免疫系统疾病、过敏反应、感染以及病毒引起的高热如流行性感冒。

筋膜手法治疗可以通过脂肪整体系统发挥杠杆作用而引起代谢整体系统的反应,反过来,体内代谢整体系统也利用内分泌脏器系统来执行其活动。例如,基础代谢率会随着甲状腺功能亢进而增加,如突眼性甲状腺肿,也随着甲状腺功能减退而减少,这会造成黏液性水肿。

皮肤整体系统功能障碍表现非常明显,包括一些小问题如湿疹、银屑病,这些往往起源于内部神经系统。体温调节整体系统会影响皮肤整体系统。实际上,体温调节整体系统功能障碍在皮肤上的表现是通过出汗使皮肤感到冷和湿,或者使其感觉到热和干燥。

---

[155] 与全身疾病相关的瘙痒可以通过病因治疗来缓解,其中包括肾脏疾病、肝胆疾病、甲状腺功能障碍、药物治疗引起的过敏反应以及血液瘤等。(Taranu T. 2014)

在这张图片中看不到一个象限与另一象限明显的分隔区域,因为在去除皮肤的时候浅筋膜上增厚的支持带也被去除了(图 15.2)。通过对躯干皮肤皱褶的观察,Ida Rolf 描述了支持带增厚物质,取名为"线"。这些"线"包括腹股沟线、脐带、乳房下的胸线、锁骨线和下颌线。

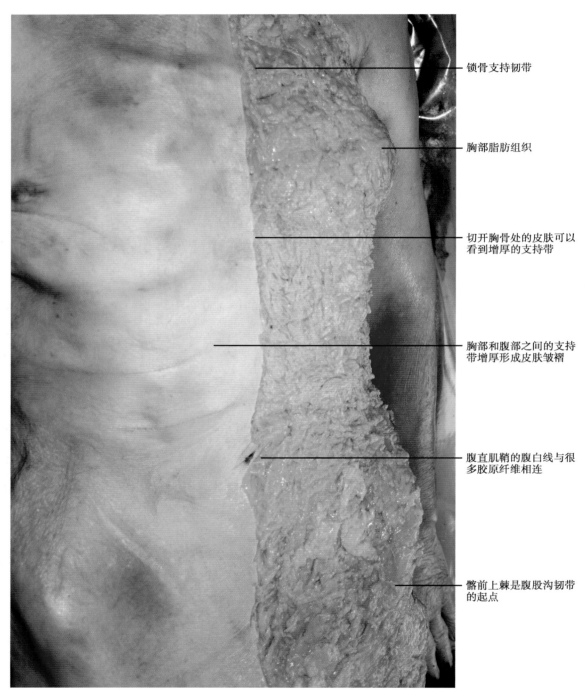

锁骨支持韧带

胸部脂肪组织

切开胸骨处的皮肤可以看到增厚的支持带

胸部和腹部之间的支持带增厚形成皮肤皱褶

腹直肌鞘的腹白线与很多胶原纤维相连

髂前上棘是腹股沟韧带的起点

图 15.2　包含在皮肤浅筋膜支持带中的皮下脂肪组织

背部浅筋膜在各个节段结构不同(图 15.3,图 15.4),胸段浅筋膜很薄,腰段浅筋膜很厚而且富含疏松结缔组织,可以提供良好的滑动。盆腔内的深层支持带与臀部筋膜紧密相连。沿着中线的皮下组织非常致密,它缺乏脂肪组织并与棘上韧带相连。再往下,这个组织与会阴浅筋膜[156] 相连,而会阴浅筋膜依次在骨盆器官之间凹入。

从解剖学角度看,浅筋膜似乎是一层没有任何特殊意义[157] 的膜。然而,如果考虑到超过 70% 的自主神经纤维终止于该组织,那么我们就可以理解它在内外整体系统生理上的重要性。

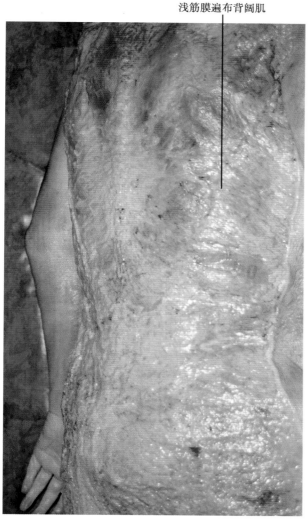

浅筋膜遍布背阔肌

图 15.3　去除脂肪组织和表皮支持带的背部、腰部和骨盆部浅筋膜

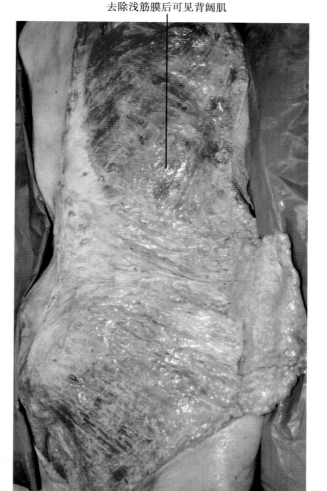

去除浅筋膜后可见背阔肌

图 15.4　去除浅筋膜并切除一定疏松结缔组织后的背部、腰部和骨盆部深筋膜

---

[156] 会阴组织由浅层脂肪层和深层膜或纤维层构成,脂肪层有网格形态的组织包含着脂肪细胞,中间层与皮肤、皮下膜层相连。膜层十分有弹性,它与会阴体的尿生殖膈的筋膜相连。会阴体,也称为会阴的中心腱膜,是一个纤维肌性的结节,在其顶端有直肠囊或直肠阴道隔膜。(Gray H. 1993)

[157] 背部浅筋膜是一个不重要的、简单的结缔组织层。(Testut L. 1987)

假设

外部整体系统的改变表现为浅筋膜的特殊改变,特别是免疫整体系统的水肿、代谢整体系统的脂肪堆积、皮肤整体系统的皮炎。内部整体系统的改变表现在内部器官,如支气管哮喘、食物不耐受、自身免疫性疾病、内分泌紊乱等。

根据这些资料,可以制订两种治疗方案(图15.5):

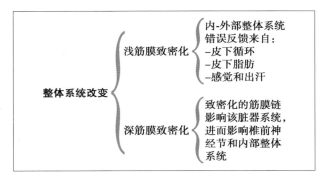

图 15.5　从整体系统改变到治疗措施

- 用不同的手法作用于外周象限,使其恢复正常,外周象限有自主神经末梢嵌入。重新建立正常的反射弧,这涉及自主神经的传入和椎旁神经节的传出。
- 治疗躯干筋膜链让腹壁筋膜张力恢复正常,这会使脏器系统的嵌入筋膜被生理方式刺激蠕动,这涉及自主神经从神经丛和壁外微神经节到椎前神经节的传入过程。

由于浅筋膜与椎旁神经节直接相连,所以从皮下组织象限开始触诊。如果结果不是阳性,则修改方案,对筋膜链进行触诊。

触诊检查

触诊包括以下步骤:

1. 触诊躯干象限以鉴别浅筋膜的致密是否影响内部整体系统(椎旁神经节)功能。

2. 对不同枢轴点用不同方式触诊,是为了确定淋巴结功能障碍、脂肪细胞功能障碍,以及从头部扩展至上下肢神经丛的功能障碍。

3. 根据症状,对病变象限用不同的触诊方法:滑动触诊适用于水肿,提捏法适用于脂肪组织疼痛,而对近端 CF 点的深度操作则适用于感觉障碍和皮炎。

在详细检查浅筋膜不同层的触诊之前,要讨论治疗师可以注意到的不同触觉感受(表 15.1)。

表 15.1　治疗师触诊时收集到的信息

触感	来自浅筋膜的感觉	治疗师手指接收器
粗糙	如果筋膜致密,会有粗糙和颗粒感	横向拉伸 Ruffini 小体
光滑	如果筋膜正常,则能感到光滑且可滑动	
僵硬	如果筋膜致密,会感到硬并且紧缩	给 Pacini 小体以垂直压力
柔软	如果筋膜正常,会感到柔软且放松	

在触诊浅筋膜和深筋膜时有两个基本变量:
- 如果真皮层和皮下组织正常,治疗师横向滑动时可以感到光滑、滑利,否则就会有粗糙和颗粒感。
- 如果真皮层和皮下组织正常,治疗师垂直按压组织可以感到柔软、有弹性,否则组织就是僵硬和不可收缩的。

现在来研究这两种不同感觉的再现方式。

在第一种情况下,治疗师将手指放在皮肤上,然后充分按压到浅筋膜,指尖横向运动去感觉组织是粗糙或者光滑(图 15.6)。这种感觉可以通过用指尖横向拉伸 Ruffini 小体和 Meissner 小体来感受。患者可以通过这些相同的感受器感受到正常触觉,但前提是这些感受器嵌入的是弹性筋膜,如果它们嵌入在致密筋膜中,那么患者会感觉到疼痛。

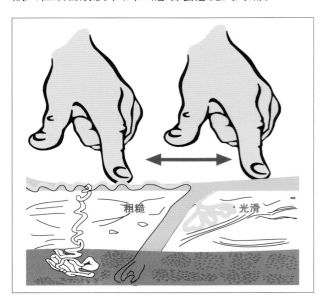

图 15.6　手指横向滑动时能感受到两种变化

治疗师可以通过按压感受到第二种触感。在这种情况下,治疗师可以给予深筋膜一个垂直方向的力(图15.7),根据筋膜是有弹性还是僵硬,治疗师体内的环层小体和Merkel触盘可以传递僵硬或柔软的感觉。

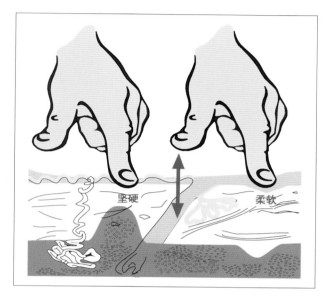

图15.7　触压时能感受到组织的均匀变化

如果患者的浅筋膜和深筋膜都非常有弹性,那他只会有触压感。如果筋膜变得致密,受体受到异常牵拉就会有疼痛或者受压过度的感觉。

这说明针对筋膜的不同状态,可以用不同方式激活受体,随着手法处理后筋膜的僵硬逐渐消融,患者可以感受到治疗师使用的压力在减小甚至消失。皮肤表面有其他神经末梢,如Krause小体和游离神经末梢可以传递冷、热、粘连以及滑动的感觉。

触诊检查的基本规则

浅筋膜的象限触诊是为了确定"引力点(attractor points)"[158]。

在筋膜手法治疗学中,引力点指的是象限内的触压点(引力区域),如果它变得致密,就会通过牵拉周围的支持带结构来进行代偿。如果涉及浅筋膜,所谓的"引力点"就会特别被关注,因为它有以下属性:

---

[158] 引力点(Attractor):是指动态整体系统在一段较长时间内演变出的一组点。引力点的一个特性是吸引靠近动态整体系统的轨迹。换句话说,引力力邻近的轨道沿引力点分布,这个引力点的集合被定义为吸引池。一个整体系统可以存在多个引力点,也就是存在不同的吸引池,引力点可以是一个点、一条曲线或不规则点的集合。(Treccani. 2014)

– 引力点与CC点(矢量中心)和CF点(融合中心)不一致。
– 引力点变致密时,在局部深筋膜可以代偿,但首先,引力点会吸引支持带。
– 引力点没有固定位置,可以在一个象限的任何部分找到它。

每个外部整体系统都可以在一个象限内形成引力点,在以下情况下,吸引点更容易形成:
– 淋巴管关闭不全时,遇到这种情况需要定位浅筋膜中最致密的点。
– 不是所有支持带都纤维化时,这时需要在相邻代偿的支持带中找出最僵硬的支持带。
– 外周神经通路不完全受压时,这种情况需要确定神经在哪一点穿过筋膜。

历史上,物理治疗中使用的第一项技术是针对浅筋膜整体系统,这些技术包括
– Dicke的结缔组织按摩技术。
– Vodder的淋巴疏通技术。
– 足底按摩技术等。

将筋膜手法用于外部整体系统要遵循一定原则:
– 筋膜治疗师不会试图用引流代替缺损的淋巴管功能,用按摩代替循环缺陷的脂肪组织功能,或用拉伸来代替缺损的神经功能。
– 相反,筋膜治疗师释放受压的淋巴管,刺激脂肪组织的支持带,使压迫周围神经的筋膜滑动更加流畅。
– 为了释放淋巴管或被压迫的神经,筋膜治疗师要在靠近缺损区的象限内治疗。

对每个整体系统来说,特定类型的触诊适用于枢轴象限,另外的则用于躯干或四肢:
– 淋巴整体系统:指尖用于枢轴象限(颈、肩-肩胛、髋),而手掌则用于治疗其他象限。
– 脂肪整体系统:提捏技术用于枢轴象限(颈、肩-肩胛、骨盆-髋),而指关节则用于在其他象限滑动治疗。
– 皮肤整体系统:"触诊神经丛"用于枢纽象限,其中颈、臂和腰骶神经丛位于该象限,而关节或肘部用于其他象限。

用于触诊检查的手法也可以同样用于外部整体系统象限的治疗。这些方法将在每个整体系统的章节中阐释。

引力点的治疗目的是升高局部温度以改变浅筋膜细胞外基质的黏滞度。

治疗引力点需要用手法来分离皮下组织,这样就可以在不涉及深筋膜的情况下作用于浅筋膜。

躯干的触诊检查

躯干触诊的目的是找到浅筋膜发生改变的点,其可能会向椎旁神经节传递异常的自主神经信息。

不同的整体系统发生功能失调,触诊的目标参数也不同。需要特别注意的是,这些参数包括淋巴整体系统的滑动、脂肪整体系统组织的黏稠度、皮肤整体系统的敏感度。

躯干深层支持带附着在大肌肉的肌层上,因此在这一区域发现局部水肿并不常见。相反地,四肢的腱筋膜与皮下组织是分隔开的,这有利于淋巴液的累积。但对躯干浅筋膜进行触诊很少能发现水肿或滑动减少,皮下组织的致密化、脂肪组织的堆积、皮炎则更为常见。如果淋巴整体系统、脂肪整体系统和皮肤整体系统的功能障碍只存在于四肢,那么有可能仅在四肢象限中能发现异常改变,在躯干象限中则根本没有。

如果触诊躯干象限没发现任何异常,则对深筋膜链进行第二次触诊。

检查深筋膜链是为判断内部脏器系统的自主神经丛功能提供信息,深筋膜致密化会对脏器系统-筋膜序列中嵌入的筋膜产生异常牵拉。这种异常的张力会传递到脏器系统的封套筋膜,进而改变壁外和椎旁神经节的功能(图 15.8)。

筋膜链也会因开始于内部的逆进程而发生改

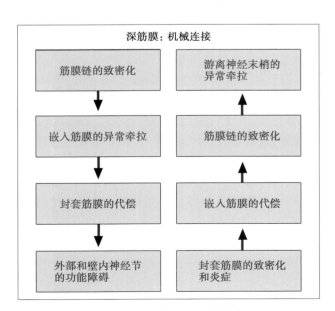

深筋膜:机械连接

筋膜链的致密化 → 嵌入筋膜的异常牵拉 → 封套筋膜的代偿 → 外部和壁内神经节的功能障碍

游离神经末梢的异常牵拉 ← 筋膜链的致密化 ← 嵌入筋膜的代偿 ← 封套筋膜的致密化和炎症

图 15.8　筋膜链的机械传递

变,例如腹膜[159]上反复的炎症会让嵌入筋膜和内脏封套筋膜变得僵硬。这种僵硬会导致在躯干链和肢体远端发生张力代偿。如果触诊检查发现筋膜链和肢体远端发生明显的致密化,那么治疗师会继续使用那些通常用于脏器系统的治疗方法。

枢轴(pivots)象限的触诊检查

对躯干象限进行触诊后,应对枢轴象限和四肢象限进行触诊。

触诊枢轴象限的目的是鉴别每个整体系统的改变。

对于淋巴整体系统而言,可以对枢轴象限进行触诊检查,寻找淋巴结和淋巴管浸入的间质组织内的任何粘连或滑动不良。连接到淋巴结的传入和传出淋巴管是开放性的,这使得淋巴细胞可以进入循环。因此,它对免疫整体系统也非常有用。

对脂肪整体系统而言,触诊时需要在枢轴象限内寻找最致密的引力点。触诊皮下脂肪组织时应使用提捏法。这种方法可以用来检查颈部前-中象限的颈阔肌以及腋窝、腹股沟区域前-中的两个筛状筋膜(cribiform fasciae)[160]的弹性。后两者筋膜非常敏感而且含有增厚的支持带。

对皮肤整体系统而言,检查枢轴点对于识别神经丛疾病非常有用。在颈部,Erb 氏点十分重要,在上肢,检查前-内-肩胛象限有助于诊断胸廓出口综合征,而检查前-内-肱骨象限则有助于判断神经血管鞘膜。在下肢,检查股骨三角[161]外侧边缘的目的是确定是否有股神经压迫,而触诊后-外-髋象限是针对坐骨神经的(尤其是该神经从梨状肌下通过)。

远端象限的触诊检查

治疗内部整体系统失调要对躯干象限进行操作,但也可能涉及枢轴和远端象限,而它们对外围或外部整体系统功能障碍更有特异性。

一旦经过触诊确定了发生病变的象限,治疗就要去平衡内外部整体系统之间的关系。

---

[159] 腹膜是内脏的容器,它通过粘连完成自我修复,这种情况下,肠道运动的牵引力会引起疼痛,手术切除是合理的选择。(Benninghoff A. ,Goerttler K. 1986)

[160] 腋窝区域有毛发覆盖,而且有汗腺,腋窝筋膜是筛状的,它很薄、有很多小孔并包含着脂肪小叶、淋巴结以及肋间壁神经分支。部分浅筋膜层覆盖肱三角,血管和神经从皮下组织的通路穿过,也被称为筛状筋膜。筛状筋膜上丰富的小孔为大隐静脉提供了通路。(Chiarugi G. 1975)

[161] 股神经的出口位于腰大肌边缘,在髂耻韧带上,在股三角内沿着股动脉下降,发出它的末端分支。(Chusid J. G. 1968)

与发生在筋膜链之间的机械传递不同,外周与中枢之间的相互作用通过自主神经的脉冲传递(图15.9)。

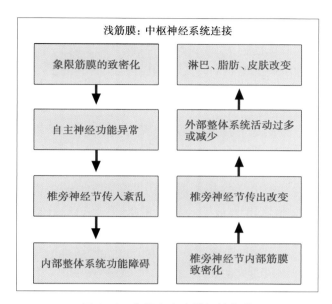

浅筋膜:中枢神经系统连接

象限筋膜的致密化	淋巴、脂肪、皮肤改变
自主神经功能异常	外部整体系统活动过多或减少
椎旁神经节传入紊乱	椎旁神经节传出改变
内部整体系统功能障碍	椎旁神经节内部筋膜致密化

图 15.9　象限和自主神经的传递

浅筋膜象限的致密化会引发异常信息的传递,通过自主传入神经纤维传递到椎旁神经节。同样地,这些神经节会通知丘脑并改变椎旁神经节的功能,这可以调节内部整体系统。

这种类型的神经传递也可以反向作用。脏器系统周围筋膜的改变会改变内部整体系统的功能,椎前神经节和椎旁神经节将会感知到。这些神经节将把异常的冲动传到浅筋膜象限。

各整体系统的治疗

深筋膜致密化常常会导致活动时的疼痛,触诊时也会疼痛,这对于筋膜治疗是有利的。浅筋膜象限的治疗更加困难就是因为很多时候都没有症状。

在肌筋膜中注射高渗盐比皮下组织注射时疼痛更剧烈而且持续时间更长[162]。存在这个现象的原因是深筋膜有固定的尺寸,即使是轻微拉伸也能感知。因此,注射到较硬的深筋膜比注射到浅筋膜更能增加其体积,也能更有力地延展嵌入其中的伤害感受器,从而引发更剧烈的疼痛。实际上,在皮

下组织注射高渗盐引发的问题较少,因为这些组织更适合感知大量外部刺激。嵌入真皮和皮下组织的受体对横向、纵向和斜向的大幅度牵拉敏感。此外,皮下组织受对牵拉不敏感的自主神经末梢支配。这些关于筋膜神经支配的信息有助于解释为什么深层和浅层筋膜功能障碍的治疗方法如此不同。

淋巴-免疫整体系统的治疗

血管壁和淋巴管壁有很多自主神经元受到局部牵拉刺激,这些神经元形成壁内神经元网,控制血管的节段性收缩。

每个象限由特定的皮神经支配,该神经也有自主传入和传出纤维。这些纤维向神经节传递有关周围环境的信息,并向周围传递维持体内平衡所必需的刺激。

如果象限内形成粘连,反馈回路会中断,造成淋巴液淤积,导致水肿[163]。

现在来要讨论局部水肿,然后分析全身性水肿。局限性水肿可能是由炎性血管舒张导致渗出造成的,也可能是因为局部压力增高出汗所致。

局部压力增高可能由以下原因引起:
- 静脉淤积导致静脉压增高(静脉曲张、血栓等)。
- 胶体渗透压降低导致淋巴液渗出。
- 淋巴回流受阻导致下端淋巴水肿。

全身水肿指的是内部如肝硬化(腹水),或外周如组织液淤积,由以下原因引起:
- 充血性心力衰竭。
- 肾功能不全(钠元素过多)。
- 肝脏疾病。
- 营养不良。
- 甲状腺功能减退(库欣综合征)。

从简短的描述中可以推断出,筋膜手法对治疗淋巴管循环障碍引起的淋巴水肿很有效,淋巴水肿常发生于外科手术(例如乳房切除术)后,或者浅筋膜发生致密时。

液体力学[164]的控制定律可以解释为何用筋膜手法治疗水肿有效(图15.10),例如,根据帕斯卡定律,当一个力被施加于液体的一部分,那么这个力会被传递到整个液体。同样地,象限内某个点的

---

[162] 腰部皮下高渗盐注射局部疼痛持续时间较短,然而胸腰筋膜或肌内注射引起的腹部牵涉痛持续时间较长,大约 25 分钟。另外39% 的肌筋膜注射都比皮下注射更加疼痛。(Schilder A. 2014)

[163] 渗透压改变会造成透明质酸堆积,同样地,造成间质水肿。(Waldenstrom A. 1991)

[164] 需要记住筋膜组织含有 2/3 的水分,当某个点受到机械应力时,大量的水分会分散开,很像海绵受压时。(Schleip R. 2012)

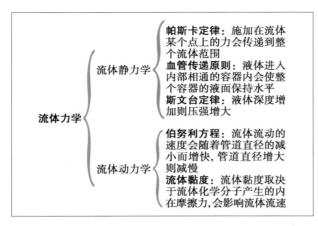

图15.10　应用于象限水肿运动的流体力学定律

运动会传递到整个象限。另一条定律指出：液体的流动性与其黏度和阻力相关。筋膜手法产生的摩擦力[165]会使局部温度升高从而有利于降低淋巴液的黏度。

筋膜手法不是代替失去弹性的淋巴管壁收缩来干预淋巴引流，而是通过作用于淋巴管周围的皮下组织而增加淋巴的流动性。

根据被治疗的区域，选用大鱼际、指尖、指间关节或者整个手掌作用于浅筋膜来增加其滑动性（图15.11）。例如，改善面部皮下组织的滑动性用指尖操作，改善帽状腱膜淋巴管的滑动性用指尖关节或手掌操作。

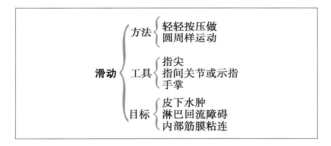

图15.11　皮下组织的松解

治疗师用手掌或指尖治疗，因为这些区域的皮肤和深筋膜紧密连接，不会产生滑动。用这种方式，治疗师进行的旋转运动完全被转移到了患者的浅筋膜。操作主要作用于深层皮肤支持带，目的是恢复弹性，从而促进淋巴管收缩和淋巴的再吸收。

脂代谢整体系统的治疗

为了理解何时以及如何作用于脂肪细胞或者每个象限内的脂肪成分，下面将简要介绍不同类型的脂肪组织[166]：

- 内脏脂肪组织，位于网膜、肠系膜以及内脏筋膜，内脏脂肪组织的转化率相当快。
- 腹壁的皮下脂肪组织，具有中等转化率。
- 臀部和股部脂肪组织，转化率相当慢。

睾酮是一种源自雄性激素的类固醇激素，可以减少皮下脂肪组织但增加内脏脂肪组织。相反地，雌激素特别是雌二醇，会增加皮下脂肪堆积的趋势同时减少内脏脂肪堆积。皮下脂肪比内脏脂肪对胰岛素[167]更为敏感。胰岛素能促进皮下脂肪堆积。脂蛋白脂肪酶是负责脂肪组织中甘油三酯沉积的酶。脂肪分解是一个代谢过程，包括累积脂肪的分解代谢或动员。

这种内分泌脏器系统与脂肪整体系统之间的相互作用说明，筋膜手法可以通过刺激外部脂肪组织影响体内代谢整体系统。

当操作手法作用于外周脂肪组织，提捏法会通过以下途径影响代谢整体系统：

- 形成外周激素（瘦蛋白）与中枢激素（胰岛素、雌激素）互相影响的形式。
- 释放自主传入神经末梢，它可以通知中枢代谢整体系统外周脂肪的存储状态。

在触诊皮下组织纹理时，采用示指和拇指指尖的提捏法（图15.12），而在治疗引力点时，常常采

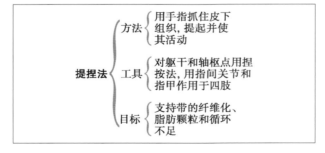

图15.12　皮下组织的提捏法

[165] 在各种方法中，手法治疗是筋膜操作中改善透明质酸黏滞度以及增加筋膜滑动性最舒适的方法。（Chaudhry H. 2013）

[166] 腹部的皮下脂肪细胞对儿茶酚胺的脂肪溶解作用比股部皮下脂肪组织更加敏感。（Rebuffé S. 1985）
[167] 超重或肥胖妇女的高胰岛素血症与肢体肌肉重量增加有关，空腹胰岛素浓度的降低部分是可逆的，可持续刺激并作用于骨骼肌的胰岛素。（Chaudhry H. 2013）

用中指和示指的指间关节,应该着重于触诊时发现的更加致密的点。提捏法用于治疗僵硬的皮下组织。在某些区域,为了只针对浅筋膜进行治疗,会采用尺骨鹰嘴的横向手法。

如果脂肪组织不仅是致密的,而且是纤维化的,那么操作就需要更长的时间,因为它必须修改皮肤支持层的胶原网,这阻碍了血液和淋巴液在皮下的交换。

皮下体温调节整体系统的治疗

不同的皮炎有不同的发病原因,包括:
- 外部因素:化学因素(洗涤剂)、物理因素(烧伤)、微生物因素(病毒、真菌等)、寄生虫(疥癣)。
- 内部因素:过敏(肥大细胞过度活跃)、自身免疫(银屑病)、压力。
- 神经因素:传入感觉改变(触压痛、麻木、感觉异常、感觉过敏)、由于外周传出神经受压而发生改变的自主传出神经(湿疹、雷诺综合征、复杂区域疼痛综合征等)。

当用筋膜手法进行治疗时,即使导致皮炎的病因不清楚,通过触诊仍然应该有详尽的治疗计划(图15.13)。

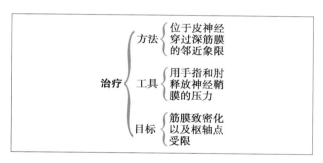

图 15.13　治疗皮下组织的手法

外周神经受压会造成皮肤其他类型的功能障碍,例如针刺感或麻木。如果出现整个上肢感觉异常,则触诊枢轴点;如果出现局部感觉障碍,则应触诊近端象限。

治疗周围神经压迫要对深筋膜上的神经出入点进行操作。由于筋膜限制,这些点会造成某种解剖学上的阻塞。

使用筋膜手法治疗内脏功能障碍需要指导方针。正如已经看到的对拉伸结构和脏器系统的治疗,在评估表上记录触诊验证可以提供这样的指导。

整体系统功能障碍总结

为了改善内部和外部整体系统的功能障碍,可针对象限采取筋膜手法治疗(图15.14)。

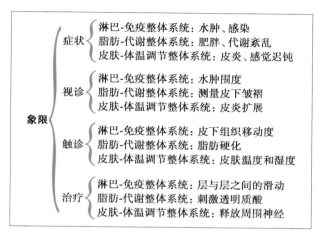

图 15.14　整体系统治疗大纲

收集资料并记录症状体征后,先进行触诊验证,再进行治疗,具体包括:
- 淋巴管的松解手法,作用于免疫整体系统外部淋巴循环和淋巴结,治疗过敏以及自身免疫疾病等。
- 提捏法,针对脂肪组织,直接作用于支持带,通过反射作用于椎旁或椎前神经节,而这些神经节在出现代谢紊乱、高血糖症等时会作用于代谢整体系统。
- 皮神经支配点的手法治疗,直接作用于象限内所分布的自主神经以及感觉神经,通过反射作用于导致热潮红、银屑病等症状的体温调节整体系统的神经节。

(杨垒　张梦雪　关玲　译)

第十六章
淋巴和免疫整体系统的治疗

白细胞由骨髓产生,骨髓是造血系统(apparatus);淋巴细胞由淋巴组织产生,是淋巴整体系统(system)的一部分,它可以保护人体抵抗细菌感染、毒素或外部物质入侵。

白细胞是血液循环中的运动性细胞,淋巴细胞[168]是非运动性细胞,排列于肠管、血管、肝窦和淋巴结的网状内皮中。

T淋巴细胞和B淋巴细胞[169]提供适应性免疫(adaptive immunity),而白细胞(包括肥大细胞、巨噬细胞和粒细胞)提供先天非特异性免疫。

肥大细胞释放组胺是炎症反应的一部分,这可以限制感染的扩散。

病史与症状:淋巴-免疫整体系统功能障碍

淋巴-免疫整体系统最常见的三种功能障碍是(图16.1):
- 上下肢以及面部水肿。
- 淋巴结病:泛发性或局限性腺病,多见于下颌和颈外侧区。
- 增殖腺炎:上颚和咽部扁桃体的异常状态会分布于咽淋巴环的各个部位。

免疫整体系统最常见的三种功能障碍是:
- 自身免疫障碍:免疫整体系统不规则应答,例如风湿性关节炎、硬皮病、结缔组织病、桥本甲状腺

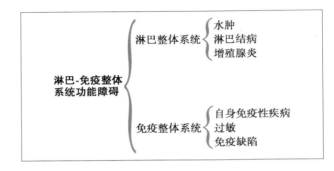

图16.1 淋巴-免疫整体系统最常见的功能障碍

炎、腹部疾病等。
- 过敏反应:例如过敏性鼻炎、支气管哮喘、食物过敏、过敏性皮炎等。
- 免疫缺陷:由细菌、病毒和真菌引起的慢性或反复性感染,没有完全治愈。

为了使患者回忆起他可能患过的淋巴整体系统疾病,应该询问以下问题:
- 是否有过面部、上肢或下肢水肿。
- 是否做过淋巴结切除手术。
- 是否常常出现淋巴结或扁桃体发炎。

为了帮助患者回忆起是否患过免疫整体系统的功能障碍,将会询问以下问题:
- 是否有过细菌或真菌感染。
- 是否患过过敏。
- 是否有过小关节疼痛。

筋膜手法可以同时治疗淋巴整体系统和免疫整体系统,因为这两个整体系统是协同作用的。然而,当这两个整体系统同时发生功能障碍时,筋膜治疗师没有必要知道哪个整体系统受累更加严重。治疗师根据本章提供的指南进行评估和治疗,身体能在治疗的刺激下调整达到新的平衡(图16.2,图16.3)。

---

[168] 淋巴细胞是一种白细胞,主要负责机体的免疫。在循环血液中发现的淋巴细胞不到1%,其余的位于淋巴小结及其他淋巴器官内。(Taber C. 2007)
[169] 淋巴细胞是由扁桃体、腺样体和脾脏的淋巴结产生的。来自淋巴结前体的淋巴细胞可以留在淋巴结内而不改变自己。在血液中发现两种淋巴细胞:少量的B淋巴细胞,寿命为3~4天,部分T淋巴细胞,寿命为100~200天。(Seidel H. 1991)

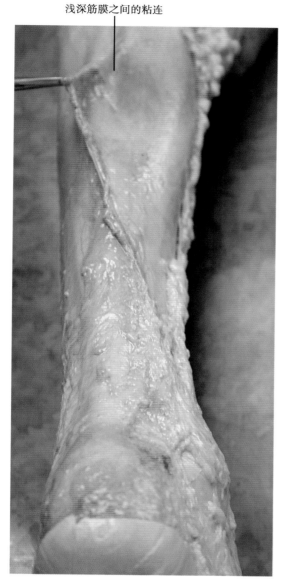

浅深筋膜之间的粘连

图 16.2 下肢后部的浅筋膜,注意后-内象限和后-外象限分割线的粘连

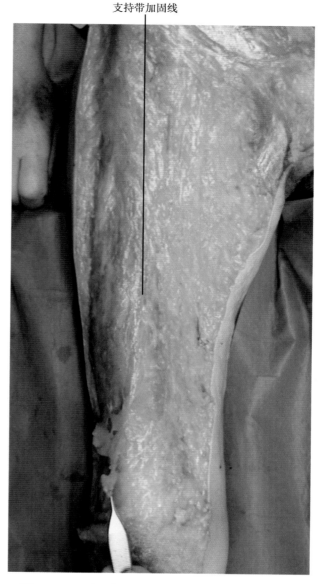

支持带加固线

图 16.3 下肢后部的浅筋膜,注意后-内象限和后-外象限分割线的粘连

目前使用的疫苗是基于刺激敏化淋巴细胞产生的抗体来保护系统。

淋巴细胞分布在与外界沟通的体壁上,如皮下淋巴管和消化道。在肠道壁上大约有 100 万亿细菌参与代谢,它们使免疫整体系统成熟。免疫整体系统紊乱会导致乳糜泻(coeliac),即对谷蛋白的特定部分——麸朊(gliadin)不耐受。乳糜泻是一种小肠自身免疫性疾病,有遗传倾向,症状包括腹部疼痛不适、慢性便秘、慢性腹泻、生长发育迟缓(儿童)和疲劳。

此外,还有食物不耐症,例如,果糖不耐症是由遗传性醛缩酶 B 缺乏引起的;还有乳糖不耐症是由乳糖酶水平不足引起的。

肱骨内上髁是纤维肌痛中常见的 18 个敏感部位之一。Prof. Imamura[170] 研究表明,使用硬膜外电极对大脑皮质进行经颅磁刺激可以减轻纤维肌痛患者的疼痛感。其他研究[171] 表明,对于纤维肌痛患者,治疗浅筋膜可以减少敏感痛点的数量(图 16.4,图 16.5)。

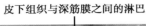

皮下组织与深筋膜之间的淋巴

浅筋膜内的脂肪小叶和淋巴

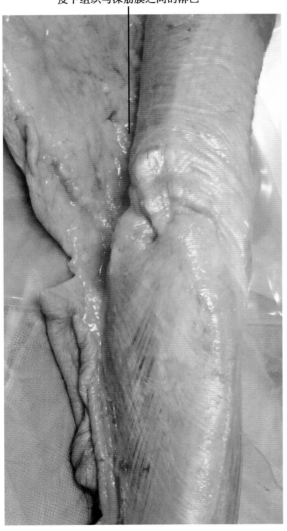

图 16.4　前臂深筋膜,注意皮下组织和深筋膜之间堆积的淋巴

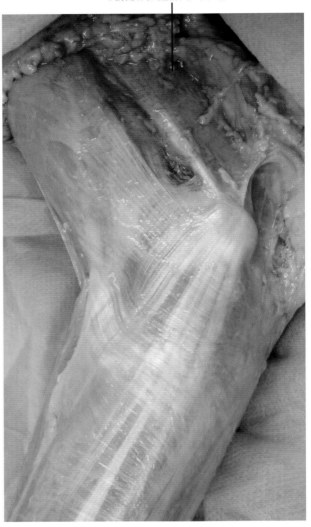

图 16.5　肱骨内上髁水平的前臂深筋膜,注意其上浅筋膜富含丰富的淋巴

[170] 纤维肌痛是一种慢性疼痛综合征,可降低机体疼痛阈值。事实上,即使压力为 4kg/cm^2,纤维肌痛的患者也会感到疼痛。越来越多的证据表明,外周组织产生的持续伤害性冲动会引发中枢致敏。纤维肌痛与抑郁有关,因为丘脑核水平的血液循环发生了变化。(Imamura M. 2010)

[171] 筋膜手法可以有效治疗周围性功能障碍,如纤维肌痛患者的浅表筋膜象限的病变。这种干预具有双重作用,既可立即减轻疼痛,又能使传输到脊髓的感觉传入恢复正常。在这类患者中,这两方面在中枢敏化方面起着重要作用。(Copetti L. 2014)

淋巴-免疫整体系统功能障碍:神经学和解剖学

周围淋巴系统由自主神经末梢支配,它们与周围神经一起从椎旁神经节延伸至血管壁。这些神经末梢控制着血管和淋巴管的扩张和收缩。因此,血管壁的牵伸和壁内神经网络的激活导致了血管平滑肌有节奏的基础收缩。此外,椎旁神经节的刺激可以根据体温调节的需要和对感染、炎症等的反应,而改变周围血管的收缩节律。

淋巴结内的淋巴细胞适合对外防御。淋巴细胞[172]存在于皮下,用于保护皮肤;位于消化道周围,用于保护肺部和其他需要接触不可识别成分的黏膜(图16.6)。淋巴细胞主要负责人体的免疫功能[173],一旦它接触到抗原并形成了一种特定抗体,以后就具备了生成这种特定蛋白质的能力。这个过程被称为细胞介导免疫,是获得性免疫的一部分。

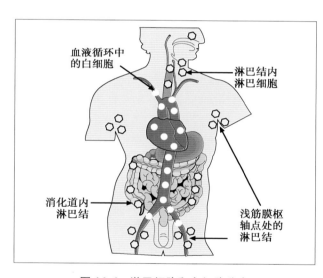

图16.6 淋巴细胞和白细胞分布

血管中的白细胞能发挥非特异性的内源性先天防御作用,是体液免疫的一部分。

淋巴整体系统运输淋巴,存在于所有脊椎动物的全身。

在进化过程中,血液和造血脏器系统的形成早于淋巴整体系统的分布(图16.7)。事实上,第一个证明淋巴管内有平滑肌的证据是在两栖动物身上。应该注意的是,这些血管形成于性腺和脂肪体附近,脂肪体是一些两栖动物生殖腺附近的脂肪组织。这说明了脂肪、腺体和淋巴整体系统之间在进化早期的密切关系。

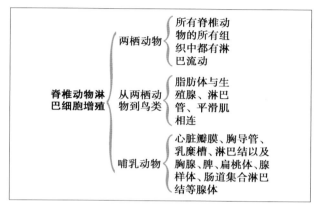

图16.7 淋巴-免疫整体系统进化过程

淋巴结是免疫整体系统中的包囊[174],它们只在哺乳动物和少数鸟类中存在。这些动物体内的免疫组织聚合成组织集群:胸腺、脾脏、扁桃体、腺体、阑尾和肠道集合淋巴结(Peyer's patches)。

在成年人体内,有三种不同的淋巴聚合体:

- 一种与皮下淋巴整体系统有关,由皮下淋巴结和淋巴管组成,参与外部免疫防御。
- 一种与呼吸系统相关,包括腺样体、扁桃体、胸部淋巴结。
- 一种与消化系统相关,包括阑尾、脾脏、肠道集合淋巴结(Peyer's patches)、腹部淋巴结,参与内部防御。

---

[172] 淋巴细胞形态相似,但功能各异。B淋巴细胞是在获得性免疫中起主要作用的免疫细胞,其主要功能是针对特定抗原产生抗体。T淋巴细胞是细胞免疫的基础。淋巴细胞主要和专门参与免疫反应,这表现在对"非我"抗原的识别上。(Kenneth K. 2005)
[173] 淋巴结、淋巴组织形成抗体和致敏淋巴细胞的机制尚不清楚。(Guyton A. 1980)

---

[174] 淋巴结是由纤维结缔组织包裹的淋巴组织构成的结节状结构。淋巴结位于淋巴管内,仅存在于哺乳动物和一些鸟类体内,在其他脊椎动物体内不存在。(Kenneth K. 2005)

淋巴结由网状结缔组织组成，与淋巴转运通道一样具有淋巴生成功能。在人类胎儿体内，淋巴整体系统是在造血系统[175]之后形成的，这表明这两种结构其实是不同的。

然而，这两种结构的功能往往是结合在一起的[176]。例如，Taber 的医学百科全书（2007）指出，在肝脏中发现的巨噬细胞是 Kupffer 细胞[177]，然而，Kupffer 细胞是一种不可移动的网状内皮细胞，而巨噬细胞是一种可移动的白细胞。另外，网状内皮细胞或 Kupffer 细胞排列于淋巴管道内，特别是肝窦[178]。

与 Kupffer 细胞一样，淋巴结的任务是在淋巴液进入血液循环之前将淋巴液中的细菌清除。

皮下淋巴整体系统聚集着许多外来物质，它们被运送到淋巴结，并在那里被淋巴细胞中和。

另一方面，巨噬细胞（白细胞）作用于血液本身。因此，巨噬细胞吞噬外来物质，而不具有真正的免疫功能。骨髓产生多能干细胞，胸腺将这些细胞转化为 T 淋巴细胞，而 T 淋巴细胞是细胞免疫的特异性细胞[179]。

淋巴-免疫整体系统功能障碍的触诊检查和治疗

如果病史表明需要对淋巴免疫系统进行治疗，则需要进行触觉检查。

水肿位置不同，触诊时会有不同的感受（表16.1）。

表16.1　从水肿到纤维化的演变

水肿部位	黏稠度	组织学
筋膜内，深筋膜	柔软、流动	成纤维细胞增殖
皮下组织，浅筋膜	增厚、有凹陷	胶原堆积
皮肤，皮肤红疹	坚硬、纤维化	组织硬化

－ 在最初阶段，深筋膜和皮下组织之间形成水肿，并呈液体状。因此，在触诊时，该组织仍然是柔软的。只是随着时间的推移，淋巴充血导致成纤维细胞增殖。

－ 在第二阶段，水肿扩散到浅筋膜，成纤维细胞产生胶原堆积，触诊时能感觉到增厚以及海绵样触感。

－ 如果在前两个阶段没有干预，那么水肿就会变得更加表浅，滞留于真皮层，这会导致发红，感染率也会增加；机体会通过皮下组织的纤维化来实现修复，触诊时感觉像硬膜。

现在来讨论淋巴-免疫整体系统触诊检查和治疗的方法：

1. 对于胸部、腰部和骨盆部节段的前-内象限和前-外象限，要通过在深筋膜上滑动皮下组织的方式进行触诊，用手指或手掌寻找粘连或增厚部位。

2. 对大腿、肱骨以及颈部等节段的枢轴象限进行触诊，判断对胸腺[180]、阑尾、肠道集合淋巴结、乳糜池和左右锁骨下干的功能是否有干扰。

3. 对四肢象限进行触诊检查，如果触诊提示象限发生致密化改变，那么就要治疗。

躯干后壁也遵循同样的检查过程。

在接下来的章节中，如果免疫整体系统对这种象限治疗没有反应，就要触诊躯干筋膜链，以刺激循环系统和造血系统的功能。

为了识别出阻碍淋巴管流出[181]或压迫淋巴结的粘连组织，用指尖对枢轴象限进行触诊（图16.8）。

---

[175] 胎儿的淋巴整体系统比心血管整体系统发育得晚，它最初是位于颈侧的几个囊。（Sadler T. W. 1990）

[176] 网状内皮细胞和白细胞是一个单一的大系统的一部分，其作用是清除血液中的杂质。（Guyton A. 1980）

[177] 50% 的巨噬细胞在肝脏中以 Kupffer 细胞的形式存在。它们在大脑中以小胶质细胞的形式存在，在皮肤中以 Langerhans 细胞的形式存在，在骨骼中以破骨细胞的形式存在。（Taber C. 2007）

[178] 大量细菌从大肠被吸收到肝门静脉的血液中，但这些细菌通过肝窦时都会被 Kupffer 细胞吞噬（吞噬作用）。（Guyton A. 1980）

[179] 骨髓间接参与免疫反应，因为它向胸腺提供多能干细胞，然后在胸腺内分化为 T 淋巴细胞（T＝胸腺）。骨髓通过产生单核细胞、巨噬细胞和 B 淋巴细胞（B＝骨）干预免疫过程。（Monesi V. 1997）

[180] 在所有脊椎动物体内，胸腺起源于咽囊不同的上皮增厚区域。起源于神经嵴和胎儿肝脏的细胞穿过上皮细胞。胸腺产生胸腺素（淋巴生成素），这是一种激素，通常会刺激淋巴器官产生淋巴细胞。（Kent C. G. 1997）

[181] 淋巴结接收来自收集器或传入管的淋巴液，然后将其排到传出管中。在最后阶段，大的导管流入锁骨下静脉。（Seidel H. 1991）

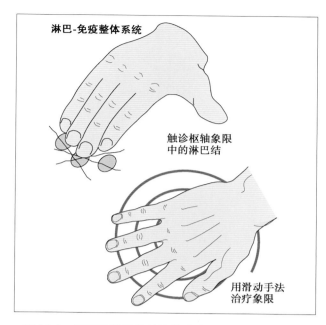

图 16.8　用不同的手法触诊并治疗淋巴-免疫整体系统

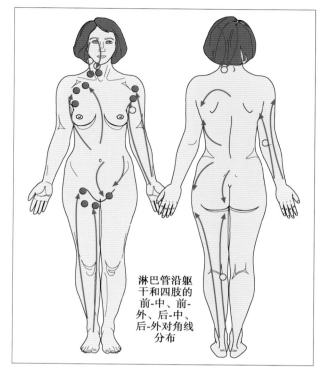

图 16.9　外周淋巴管分布线

用指尖或手掌触诊和治疗手臂、四肢以及头部象限,为的是促进象限的滑动,手掌以旋转的方式集中于阻力最大点。

当滑动象限时,治疗师要始终记得淋巴管的生理通路。淋巴管的排列几乎与筋膜链平行(图16.8,图16.9)。

皮下组织或浅筋膜僵硬时,嵌入该组织的受体会变得高度敏感,因此,这些受体会转变成伤害感受器。自主神经感受到外部整体系统(皮肤、脂肪以及淋巴整体系统)的改变,会将信息传递至椎前神经节和椎旁神经节。同样的过程或机制在纤维肌痛[182]患者中也存在,因为这种情况涉及所有整体系统,尤其是淋巴-免疫整体系统。

---

[182] 纤维肌痛被归类为风湿性疾病,意大利约有300万~400万人患此病,其中大多数患者是20~50岁的妇女。纤维肌痛可以放大强度,使疼痛在有害刺激结束后持续很长时间,远远超出原发性损伤或创伤(继发性痛觉过敏)的区域,也存在于没有发炎或损伤的组织中。(Copetti L. 2014)

淋巴-免疫整体系统功能障碍的躯干治疗（图 16.10，图 16.11）

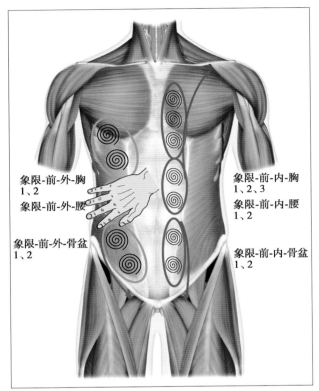

象限-前-外-胸
1、2
象限-前-外-腰

象限-前-外-骨盆
1、2

象限-前-内-胸
1、2、3
象限-前-内-腰
1、2

象限-前-内-骨盆
1、2

图 16.10　躯干前象限

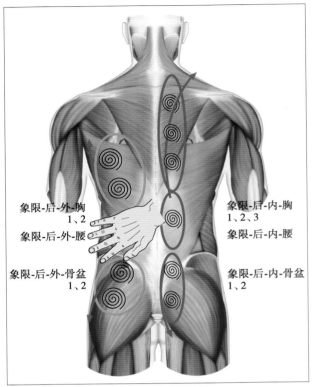

象限-后-外-胸
1、2
象限-后-外-腰

象限-后-外-骨盆
1、2

象限-后-内-胸
1、2、3
象限-后-内-腰

象限-后-内-骨盆
1、2

图 16.11　躯干后象限

　　触诊躯干的前-内和后-内象限，用指尖更容易，手掌触诊则更适用于前-外和后-外象限。

　　治疗躯干象限，要用大鱼际或小鱼际对象限内更为致密的区域进行操作，手法要稳固、旋转，直到其恢复滑利状态。

　　操作时一边旋转，一边如上图所示顺红色箭头方向施加一个轻微的力：

– 对于胸部、腰部的前-内和后-内象限，向锁骨方向施力。

– 对于骨盆区域的前-内和前-外象限，向耻骨方向施力。

– 对于骨盆后-外象限，向股骨大转子方向施力，对于骨盆后-内象限，向尾骨方向施力。

　　治疗躯干皮下组织深层有两个目的：

– 滑动皮下淋巴整体系统促进淋巴管内的淋巴液更高效地流动。

– 刺激内部淋巴整体系统产生自主神经冲动，自主神经冲动会传至椎旁神经节，然后再传至椎前神经节。

　　在以后的治疗阶段，可以对躯干的悬链进行治疗，目的是作用于胸腺、脾脏、肠道集合淋巴结、胸导管、乳糜池以及其他免疫整体系统相关器官的壁内神经节。

淋巴-免疫整体系统功能障碍治疗案例:躯干某些象限的水肿(图16.12~图16.15)

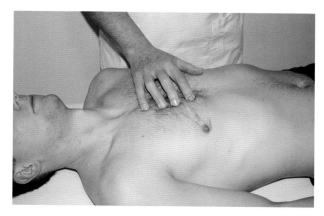

图16.12　前-内-胸1象限的触诊检查

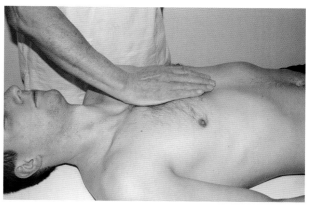

图16.13　右侧前-内-胸1、2象限的触诊检查

患者仰卧

治疗师用指尖检查皮肤相对于深筋膜的滑动情况。如果治疗师认为皮下组织有粘连或者皮下组织和深筋膜之间有淋巴积聚,那么就应该比较左右两侧前-内象限的情况。

患者仰卧

找出象限中受影响最明显的点(吸引点,attractor point),开始治疗这个区域,治疗师将大小鱼际置于该点处运用旋转手法。一旦滑动阻力减小,就达到了治疗目的。

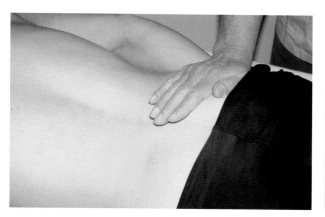

图16.14　后-内-骨盆象限的触诊检查

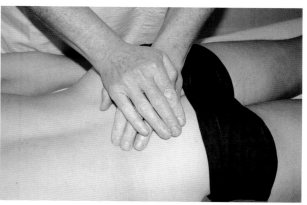

图16.15　后-内-骨盆象限的治疗

患者俯卧

在象限内以旋转手法触诊寻找最受限的滑动方向。一般使用手指触诊,对于宽一点的象限也可以用整个手掌。人体每个象限的滑利程度有轻微不同。

患者俯卧

一些患者的后-内-骨盆象限会出现肿胀或水肿。此区域内富含支持带,所以在所有部位中它的滑动受限最明显。因此,为了排出多余的淋巴液,必须用双手按压该区域,并轻微地运用旋转手法。

下肢淋巴-免疫整体系统功能障碍的治疗(图 16. 16,图 16. 17)

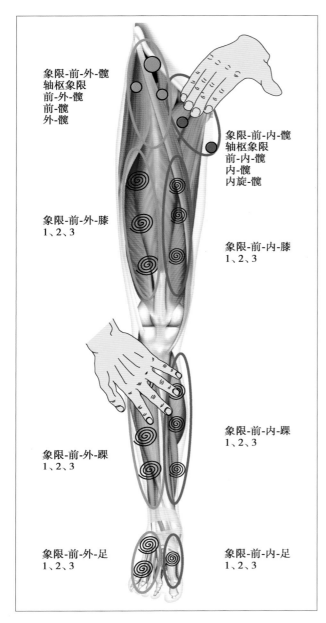
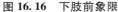

图 16. 16　下肢前象限

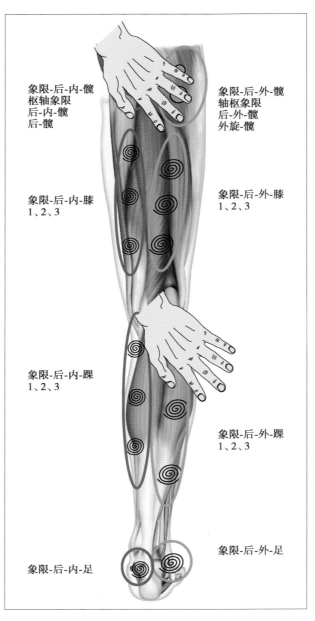

图 16. 17　下肢后象限

腹股沟淋巴结是免疫整体系统的一部分,代表着控制从下肢皮下引流的淋巴(淋巴整体系统的一部分)的前线。因此,淋巴和免疫整体系统形成了一个功能单元。如果出现水肿或下肢感染,必须先处理位于淋巴结周围的枢轴点,使局部组织保持滑利,然后再检查各个象限是否存在增厚或组织纤维化现象。

先从前象限开始触诊,了解一侧下肢前-内和前-外象限的情况,并与另一侧前象限的情况进行对比,然后使用前面所说的旋转运动手法处理黏附区域。

淋巴-免疫整体系统功能障碍治疗案例:前-内-踝象限水肿(图 16.18~图 16.21)

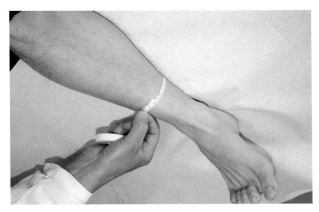

图 16.18 在踝上 7cm 处测量水肿

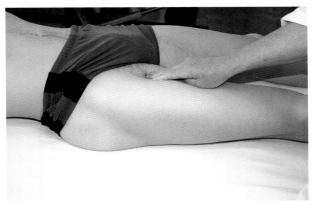

图 16.19 枢轴点内旋-髋的触诊检查

患者仰卧

测量小腿周长可以量化手法治疗的成果。下肢最常出现水肿的区域是踝关节上方,记录水肿位置离踝的距离并测量其周长。

患者仰卧

用手指触诊查找腹股沟区域淋巴结区域的粘连。这些区域(内-髋、内旋-髋)的淋巴结可能会肿大,但不会僵硬或者固定。治疗要非常深入,用指关节操作,以恢复淋巴管周围组织滑动为目标。

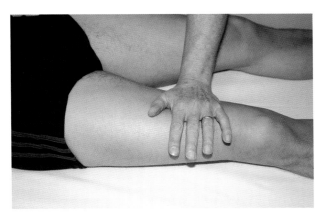

图 16.20 前-内-膝 2 象限的触诊检查

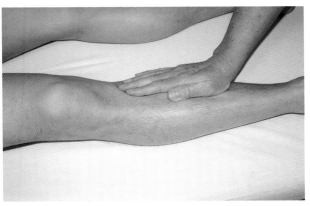

图 16.21 前-内-踝象限的治疗

患者仰卧

无论何时前-内-踝象限出现水肿,都应首先触诊枢轴象限,然后再触诊前-内-膝象限。治疗师可能会在患者完全没意识到的象限内发现皮下组织粘连,这些粘连会阻碍淋巴液向远端象限流动。

患者仰卧

对于前-内-踝象限的浅筋膜水肿,可以使用缓慢、轻柔的压力操作。与治疗前-内-踝象限过程相同,其他踝象限的治疗可以在同一治疗阶段进行,也可以在后续阶段进行。

上肢淋巴-免疫整体系统功能障碍的治疗（图 16.22，图 16.23）

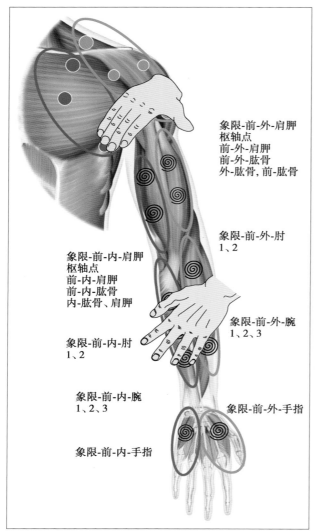

象限-前-外-肩胛
枢轴点
前-外-肩胛
前-外-肱骨
外-肱骨，前-肱骨

象限-前-外-肘
1、2

象限-前-内-肩胛
枢轴点
前-内-肩胛
前-内-肱骨
内-肱骨、肩胛

象限-前-内-肘
1、2

象限-前-外-腕
1、2、3

象限-前-内-腕
1、2、3

象限-前-外-手指

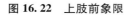

象限-前-内-手指

图 16.22　上肢前象限

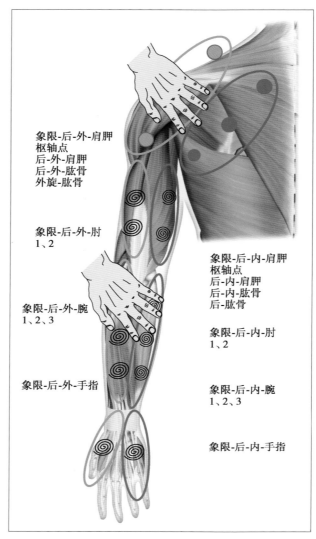

象限-后-外-肩胛
枢轴点
后-外-肩胛
后-外-肱骨
外旋-肱骨

象限-后-外-肘
1、2

象限-后-内-肩胛
枢轴点
后-内-肩胛
后-内-肱骨
后-肱骨

象限-后-外-腕
1、2、3

象限-后-内-肘
1、2

象限-后-外-手指

象限-后-内-腕
1、2、3

象限-后-内-手指

图 16.23　上肢后象限

肩胛骨的象限与肱骨的象限形成一个整体：
- 象限-前-内-肩胛也包含象限-前-内-肱骨。
- 象限-前-外-肩胛也包含象限-前-外-肱骨。
- 象限-后-内-肩胛也包含象限-后-内-肱骨。
- 象限-后-外-肩胛也包含象限-后-外-肱骨。

象限-前-内-肩胛主要作用于胸段淋巴结和淋巴管。

象限-前-内-肱骨主要作用于上肢淋巴结和淋巴管。

即使其他枢轴象限内（前-外-肩胛、后-外-肩胛、后-内-肩胛和后-内-肱骨）没有任何淋巴结，也应该首先检查它们，因为胸部和上肢的淋巴管通过这些象限。

淋巴-免疫整体系统功能障碍治疗案例：前-内-腕象限水肿（图 16.24～图 16.27）

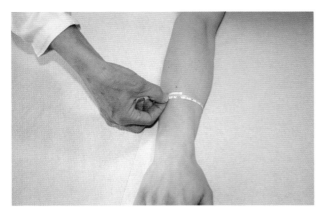

图 16.24　在桡骨茎突上 10cm 测量水肿

患者仰卧

像下肢一样，这里讨论治疗上肢前-内象限，因为这些象限对于淋巴液引流更为重要。较大的淋巴管伴随着神经血管鞘。在离手腕大约 10cm 处测量和记录前臂的周长。

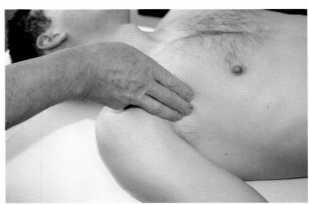

图 16.25　枢轴点前-内-肱骨的触诊检查

患者仰卧

对腋窝进行深度触诊检查，腋窝区域不仅对应于前-内-肱骨 CF 点，而且与内-肩胛 CC 点、内-肱骨 CC 点相邻近。当淋巴结肿大或与周围组织相缠绕时，可以松解周围组织，使筋膜恢复弹性。

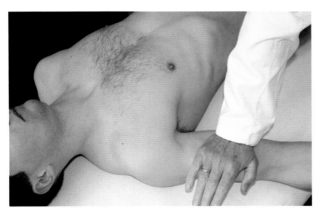

图 16.26　前-内-肘象限的治疗

患者仰卧

如果患者前臂水肿，治疗师应先观察其邻近象限，因为它可能是淋巴管阻塞的部位。在这种情况下，可以通过让患者的手臂伸展和轻度外展来恢复皮下组织的滑利性。滑动患者的浅筋膜，要用手掌而不是肘关节。

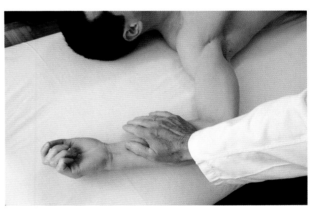

图 16.27　前-内-腕 2 象限的治疗

患者仰卧并抬高手臂

为了改善淋巴粘连，最初要以旋转手法作用于皮下组织来治疗前臂水肿，然后再用"引流压迫"法。对于前臂上的 3 个点，应从近端部分开始操作，并从远端部分开始引流。

像张力结构一样,颈部的象限可以扩展到下颌,因为从淋巴整体系统来看,其存在以下的一致性:
– 象限-前-内-颈扩展到前-内-头 3 CF 点。
– 象限-前-外-颈扩展到前-外-头 3 CF 点。
– 象限-后-内-颈扩展到后-内-头 3 CF 点。
– 象限-后-外-颈扩展到后-外-头 3 CF 点。

颈部象限是枢轴象限,它们含有丰富的淋巴结,淋巴结经常会增大,因此,治疗师必须对淋巴结周围的筋膜进行检查和操作(图 16.28)。头部象限遍布淋巴管,因此它们需要被调动起来。在头部象限,腺样体和扁桃体肥大是常见现象。治疗象过敏性哮喘这样的全身性免疫整体系统疾病,第一次治疗要针对枢轴象限,重点关注触诊过程中确定的淋巴结周围区域。第二次应治疗筋膜链、远端张量,目的是作用于腺体序列,腺体序列通常包括脾、胸腺、内淋巴结等。

颈部和头部淋巴-免疫整体系统功能障碍的治疗

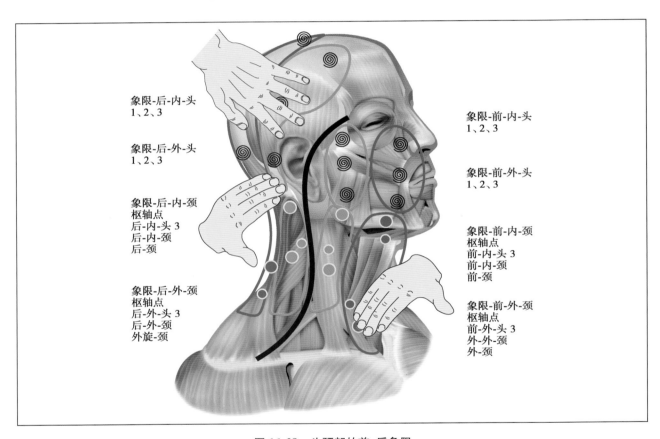

图 16.28   头颈部的前、后象限

淋巴-免疫整体系统功能障碍治疗案例：前-内-头象限水肿（图 16.29～图 16.32）

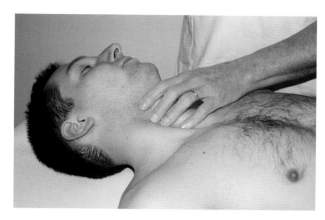

图 16.29　前-内-颈象限的触诊检查

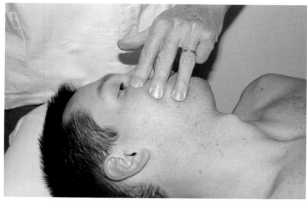

图 16.30　前-内-头象限的触诊检查

患者仰卧

检查头部时，首先应对颈部淋巴结进行触诊检查，然后是下巴以下的区域，目的是找出淋巴结周围的粘连。患者经常会主诉淋巴结肿大，但治疗师要找到其病因。

患者仰卧

用指尖触诊前-内-头象限，找到滑动范围最小的点，用示指、中指、无名指去拨动这个点，直到滑动改善。建议和对侧面部进行触诊比较。

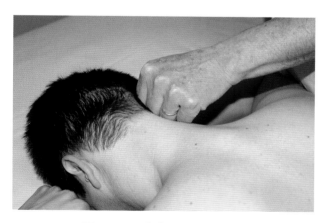

图 16.31　后-内-颈象限的治疗

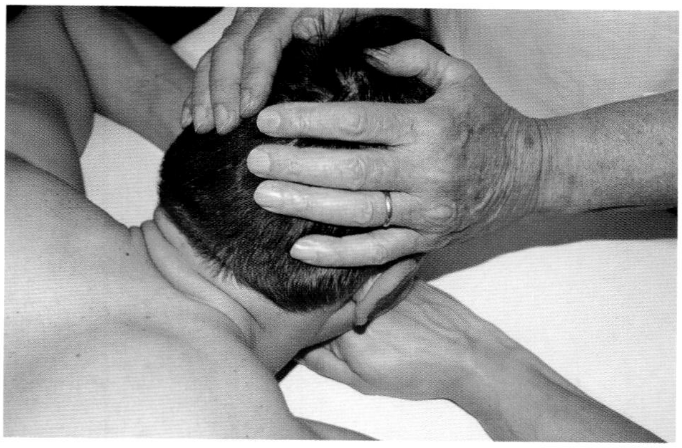

图 16.32　后-内-头象限的治疗

患者呈坐姿

对这一区域操作的目的在于改善颈后部筋膜层之间的滑动，使从头部排出淋巴的脉管得到释放。

没必要寻找淋巴整体系统的最痛点，而是要用手的 4 个指节对整个颈后区域进行操作。

患者呈坐姿或俯卧

治疗师用指尖触诊头盖骨，评估组织滑动情况。然后用一只手掌作用于最不滑利的区域，而另一只手则用来固定患者的头部。对于后-内-头象限，可以使用双手对头皮进行旋转操作。

病例报告

Adele 的左脚踝有轻微水肿,另外,她有复发性膀胱炎史。假设她是淋巴-免疫整体系统功能障碍(图 16.33),第一次触诊没有发现明显的粘连,第二次触诊下肢枢轴象限发现左侧腹股沟淋巴结肿大,接下来触诊足踝节段前象限发现存在组织增厚,其主要存在于前-外-踝节段。

开始治疗时,对枢轴象限和远端象限(前-外-

踝 1 象限)的近端部分进行交替操作。当在手法的作用下,两个区域内的皮下组织开始滑动时,可以直接向水肿象限(前-外-踝 3 象限和前-内-踝 3 象限)施加一个轻微的压力。

治疗结束时水肿症状轻微减轻,患者说腿部有轻松感。在接下来的治疗中,患者主诉膀胱炎的症状得到了改善。

淋巴-免疫整体系统的治疗流程示意图

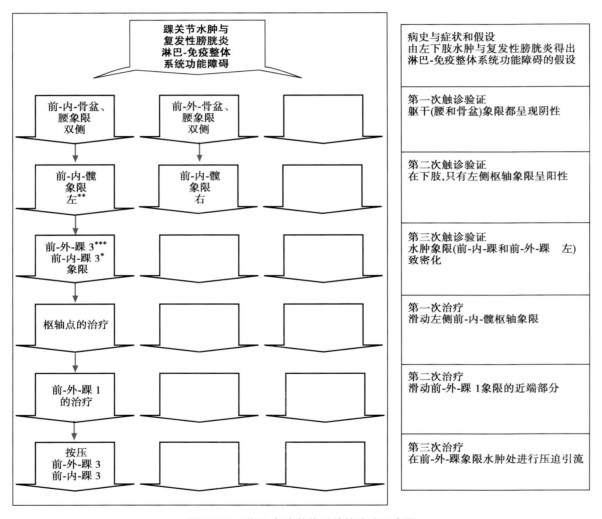

图 16.33 淋巴-免疫整体系统的治疗示意图

(杨垒 张梦雪 关玲 译)

第十七章
脂肪和代谢整体系统的治疗

市场上许多产品都是针对与超重相关的身体问题,而超重往往是新陈代谢紊乱的结果。很多食品被说成可以改善代谢整体系统的功能,而各种乳膏和软膏则声称可以消耗局部多余的脂肪组织。

脂肪组织和代谢整体系统关系密切,许多代谢疾病都有遗传倾向,例如不同类型的肥胖。然而,筋膜治疗师可以在改善这些人的健康方面发挥作用。

病史与症状:脂肪-代谢整体系统功能障碍

并不是所有患者的疼痛都起源于肌肉或关节。有时,髋部或肱部的疼痛是一种脂肪膜疼痛或者脂肪组织疼痛。为了明确诊断,治疗师需要让患者在 3 个空间平面的所有方向上移动肱骨或者髋部。如果这些运动中活动度正常并且没有疼痛,这意味着患者抱怨的疼痛可能是脂肪组织引起的。

触诊肩部或髋部的皮下组织能更进一步证实假设。如果对这些区域用提捏手法时患者感到疼痛很剧烈,那么就能明确引发肩部或髋部不适的原因是脂肪,这就是为什么睡觉压住肩膀或髋会不舒服。

身体用疼痛来提醒患者,以避免出现更多的组织功能障碍。

脂肪组织与代谢的整体系统(system)的功能有关,而代谢的整体系统又依赖于内分泌系统(apparatus)[183]。

皮下脂肪组织常见的功能障碍涉及三种类型:脂肪团、瘢痕粘连、过瘦(图 17.1)。

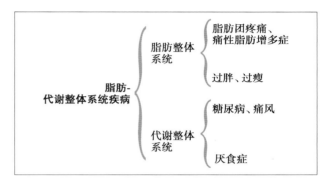

图 17.1 脂肪-代谢整体系统功能障碍的原则

以下 3 个生长阶段可区分脂肪团(也称为脂硬化症或纤维硬化性脂膜病变)和感染性蜂窝织炎:
- 水肿(小腿、大腿、肩胛以及手臂区域脂肪组织内的液体堆积)。
- 纤维化(支持带的胶原纤维增加导致"橘皮样"结构增多)。
- 硬化(脂肪小叶和支持带变得僵硬和疼痛)。

代谢形式有各种类型:

1. 合成代谢和分解代谢,包括碳水化合物(葡萄糖代谢)、蛋白质(嘌呤代谢)和脂质(脂代谢)的氧化、合成和降解。

2. 能量代谢,或产生能量的代谢反应(肌肉活动、产热作用)。

3. 电解质代谢,或钙、磷、铁、钠等矿物质在组织中的化学变化。

---

[183] 深层皮下脂肪组织与胰岛素抵抗有关,内脏或者腹内脂肪也是如此。相反,浅层皮下脂肪组织与胰岛素抵抗的关系明显减弱,但按照大腿皮下脂肪的观察,它与瘦素的关系密切。(Kelley D. 2000)

前胸的皮下结缔组织由脂肪组织构成,脂肪组织由将皮肤与下层结构[184]结合在一起的支持带支持(图17.2,图17.3)。这种结合在中线或胸骨线上更为明显。支持带增厚的区域形成并界定浅筋膜的象限。胸部象限的淋巴管分为浅分支(肋前分支)和深分支(肋间分支)。肋前淋巴管在皮下结缔组织中穿行,在中线处与另一侧的淋巴管吻合联接,所以乳腺癌可向对侧转移。深淋巴管与浅淋巴管以及胸膜淋巴管相吻合。

供应这两个胸前象限的神经主要来自肋间分支,通过前穿孔分支。

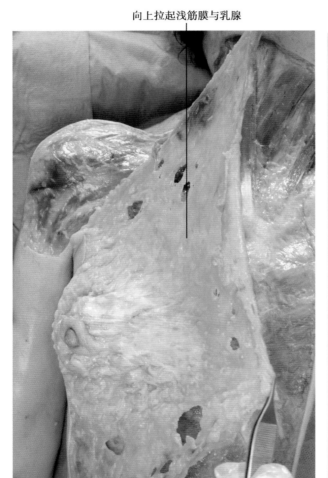

图17.2　浅筋膜:浅筋膜下可见乳腺

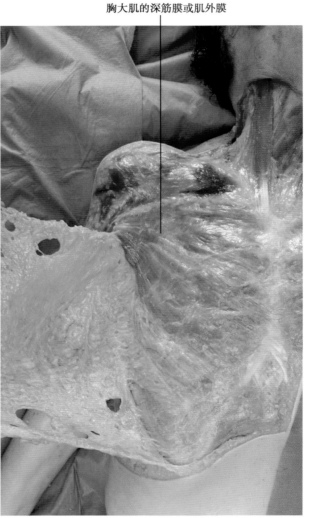

图17.3　将浅筋膜和乳腺移除

[184] 深筋膜下有三块肌肉,更准确地说,三块肌肉的肌纤维连接到胸骨上。浅表的是胸锁乳突肌的胸骨头,以锥形肌腱方式连接于胸骨中线,部分穿过肌腱连接到对侧胸骨,下方更中间的腹直肌肌束连接到剑突上,外侧是胸大肌在胸骨上的附着点。(Testut L. 1987)

贯穿腹壁的皮下结缔组织形成了一个由两层膜组成的浅筋膜,在两层膜之间有一层厚度不一的脂肪组织。这两层膜在脐部水平沿腹白线逐渐消失,皮肤紧贴在较深的层上。离耻骨更近的地方,皮下结缔组织内有黄色的片层,它们或多或少垂直排列。

这些片层是阴囊肌肉组织的一部分,中线上的片层形成阴茎或阴蒂的悬吊韧带,其他的则下降到阴囊或大阴唇(Testut. 1987)(图17.4,图17.5)。

最新研究表明,像身体的其他部分一样,腹壁的皮下结缔组织也由三层[185]构成。

皮下血管

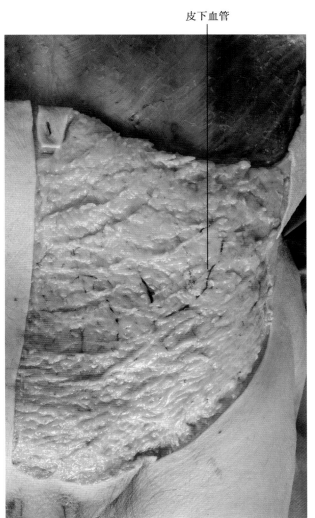

图17.4 左下腹壁的浅筋膜(皮下组织)

三种肌肉腱膜的融合线

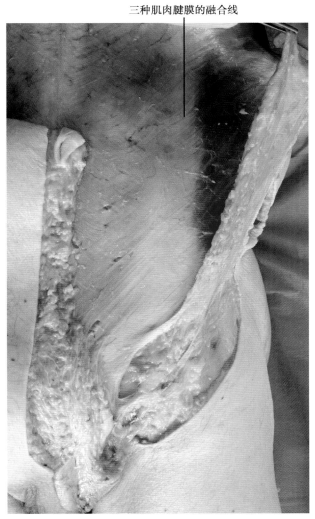

图17.5 向上、向外提起皮下组织后可见深筋膜(肌肉)

[185] 在10具尸体上的解剖研究表明,腹部的皮下组织由三层组成:浅层脂肪层、膜层和深层脂肪层。膜层是抽脂术关注的解剖结构。(Lancerotto L. 2011)

脂肪-代谢整体系统：神经支配和解剖结构

新陈代谢是有机体内发生的化学反应的总和。肝脏是食物转化和脂肪储存的中间器官之一。

任何增加能量消耗的因素（例如肌肉活动、较低的温度）都会导致新陈代谢的增加，并相应地消耗热量。

去甲肾上腺素是一种增加新陈代谢的激素，当自主神经系统被激活时，会将其释放到组织中。去甲肾上腺素激增的影响在组织中只持续很短的时间，而在肾上腺髓质的水平上持续的时间要长得多。

甲状腺激素的作用类似于去甲肾上腺素和肾上腺素，它也能提高新陈代谢率，尤其是机体产热方面。

内分泌整体系统和脂肪组织之间的精确联系也是由于脂肪组织内的激素（瘦素和脂联素）。

消化、内分泌和代谢系统之间的相互作用由外周自主神经整体系统调节，部分由丘脑整体系统调节[186]。如果外周脂肪整体系统与内部代谢整体系统之间的自主神经反馈出现问题，那么人体新陈代谢会发生以下改变：

- 过度合成代谢：其特点是脂肪组织的持续积累和代谢率减缓（图17.6）。
- 过度分解代谢：其特点是脂肪组织储备有限，很快就被消耗殆尽。

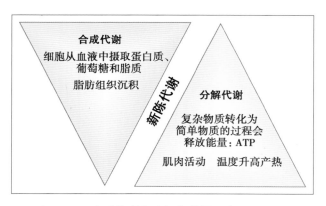

图17.6　合成代谢和分解代谢是两个互补过程

如果外周和内分泌系统之间的自主神经反馈出现问题，则人体新陈代谢会发生以下改变：

- 内分泌功能减退性肥胖：由于激素分泌减少所致，甲状腺、生殖器官或脑垂体等活动减少。
- 内分泌功能亢进性肥胖：甲状腺、肾上腺、胰腺等活动过度。

如果不同外周自主神经整体系统之间的自主神经反馈出现问题，那么淋巴液和脂肪细胞团就会发生淤积，这些物质会被束缚于僵硬的胶原中。这些将共同导致不同类型脂肪团的形成：

- 水肿型脂肪团：肩胛带、骨盆带的液体淤积会导致组织下垂，这种结构的脂肪团会伴随着肢体的疲劳感和张力感。
- 柔软型脂肪团：包括大腿和上臂的内部区域，这些区域的组织疏松而且张力低，但通常在压缩时会出现疼痛。
- 致密型脂肪团：涉及大腿外侧及臀部，这些区域的皮肤常有类似妊娠纹的痕迹，这种形式的脂肪团是僵硬和粘连的，因此它会阻碍淋巴和静脉回流。

有两种类型的肥胖（图17.7）：

- 雄性肥胖（男性型）：其特征是面部、颈部、内脏、肩部、躯干和腹部的体脂分布较多，而前臂和腿部相对较瘦，42%的男性属这类肥胖，在乳房发育后，33%的女性属这类肥胖。这些人群患心血管和代谢疾病的风险很大，他们体内产生的皮质醇和雄激素也更多。
- 女性肥胖（女性型）：男性和女性均有肥胖，其特征是大腿、臀部[187]、脐下腹部和下肢的体脂较多。这些区域的脂肪细胞转化率较慢，他们经常患有静脉功能障碍，但相对地，他们发展为心血管和代谢疾病的风险较低。

---

[186] 有些生理现象能激活交感神经整体系统的不同部分，被激活的部分可能独立于其他部分。一部分皮肤温度升高会产生脊髓反射，导致受热区域的血管扩张。如果通过下丘脑的体温调节中枢导致体温升高，那么所有的皮肤血管都会扩张。（Guyton A. 1980）

[187] 臀部皮下结缔组织有较厚的脂肪组织层。类似于手掌和脚趾，它被压缩在一个小腔系中，这个腔系由从皮肤延伸到肌筋膜内的纤维束包围形成。浅层血管和神经在皮下组织层穿行。经坐骨神经大孔，臀下细胞脂肪层与腹膜下间隙及子宫阔韧带相连。（Testut L. 1987）

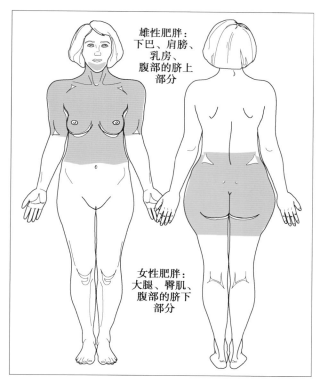

雄性肥胖：
下巴、肩膀、
乳房、
腹部的脐上
部分

女性肥胖：
大腿、臀肌、
腹部的脐下
部分

图 17.7　体脂的差异化分布

此外，还有外源性肥胖（由于热量摄取过量）以及内源性肥胖（由于代谢和内分泌系统病变）。这两种类型的肥胖经常同时出现在同一个人身上。

筋膜手法治疗作用于浅筋膜整体系统，可以促进外周自主神经受体与内部椎旁神经节[188]之间的信息传递。选择治疗点是以精确的治疗计划为依据，治疗计划从触诊检查开始。

脂肪-代谢整体系统的触诊检查和治疗

参与新陈代谢的器官（肝脏、甲状腺等）位于躯干内，因此，当出现代谢和脂肪整体系统功能障碍时，第一个触诊的区域应该是躯干前壁。

___
[188] 任何对筋膜整体系统的干预都会对自主神经整体系统产生影响，所有与之相关的器官都会受到影响。（Staubesand J. 1980）

躯干象限的触诊检查

首先触诊躯干前象限，用提捏法（图 17.8）。当治疗师感觉到最僵硬、更敏感的点（吸引点），就用大拇指和示指提起并挤压皮下组织。

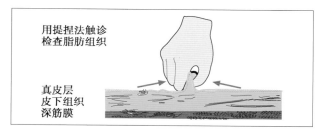

用提捏法触诊
检查脂肪组织

真皮层
皮下组织
深筋膜

图 17.8　用提捏法触诊检查，寻找脂肪组织的吸引点

一旦在象限内找到引力点，就要对它进行处理，直到消解。浅筋膜的治疗会产生神经冲动，通过自主神经传入胸腰段的椎旁神经节。

枢轴点的触诊检查

对枢轴象限进行触诊检查，就是用提捏法作用于颈部、肩胛、肱骨以及臀部等节段的象限，目的是寻找浅层支持带的致密区域，大多数脂肪组织在此堆积。提捏力度要恰好能够检查出这些区域的脂肪组织是否致密。治疗师应该始终使用一定的压力，使其不会引起健康组织的任何疼痛。实际上，这一原则在筋膜手法中始终有效。

治疗师用这种方法治疗患者不会太费力，因为能比较容易地选择引力点或焦点。如果治疗师压力太大，可能会导致疼痛。然后，敏感组织会与吸引点混淆。但敏感组织的特点是手法操作很长时间，其基质也不会发生任何改变。当深筋膜或浅筋膜致密化时，都会变得敏感，可以用下列方法来区别：

- 所有肌筋膜序列的深筋膜都会敏感，但只有 CC 点是超敏感的。

- 一个象限的整个浅筋膜都会敏感，但只有引力点会僵硬和超敏感。

远端象限的触诊检查

用提捏法触诊膝关节和肘关节象限，用滑动法触诊踝和腕-手指象限。在这些远端象限内，提起脂肪组织十分困难，因此，要用指间关节去将吸引点分离开。指间关节穿过脂肪组织,将皮肤向远端或近端牵拉,当然也能牵拉到支持带(图17.9)。

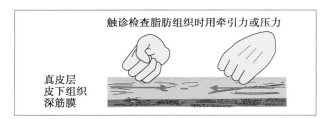

图17.9   用牵引力和压力触诊检查远端象限的脂肪组织

当指间关节穿过引力点时,治疗师手滑动可以感觉到较大的阻力,同时患者也能感觉到尖锐或针扎样的痛感。

触诊时,建议使用皮肤皱襞卡尺来测量吸引点处脂肪组织的厚度。该仪器可以显示出治疗后组织厚度会轻微减少。皮肤皱襞卡尺[189]也被称为游标卡尺,可以用来测量皮下组织的厚度,因此,可反映患者的营养状况。一般情况下,测量上臂后半部的三头肌皮肤皱襞。为了进行比较研究,用拇指和示指挤压手臂后侧的中点,皮肤和皮下脂肪被提起直到两侧皮肤平行(图17.10)。皮肤褶皱卡钳必须放置在手臂皮肤褶皱的两侧,注意不要包括肌肉。

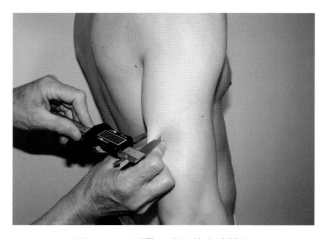

图17.10   测量三头肌的皮肤皱褶

脂肪的厚度与患者的体形有关,最重要的是,它在男性和女性之间存在差异。一般来说,25~45岁的男性皮肤皱襞为1~5cm不等,而同龄女性的皮肤皱襞在2~3cm之间。儿童很难分离出脂肪组织,而老年人脂肪组织的厚度一般会降低。

躯干象限的治疗

治疗外周脂肪组织有以下几个目的:
- 将较大的脂肪小叶化为较小的成分(脂类分解),从而促进这些脂肪小叶转化为能量。
- 恢复支持带的弹性让皮下组织更好地保持一致性,降低"橘皮样"组织的黏稠度,让组织外观更加光滑。
- 刺激自主神经末梢,促进椎旁神经节和椎前神经节的功能恢复正常,从而改善代谢整体系统的功能。治疗脂肪整体系统可以恢复周围神经末梢与中枢神经节之间的反馈。如果手法能促进周围脂肪组织内的激素-神经元的正常循环,那么患者的食欲就会下降,食物摄入自然会减少。

治疗师治疗吸引点需要持续几分钟直到感觉组织滑动更加自然,同时患者主诉那个点不像以前那样敏感了。

为了方便操作,我们建议采用多种手法。对于躯干象限,尤其是腹部象限,最好使用握紧的手的指间关节(图17.11)。引力点位于指间关节之间,手法治疗会在这个点产生摩擦力。Jarricot提出的Pincéroulé技术就是一种类似的操作,可以滑动整个皮下组织,但不会集中于一个特定点。

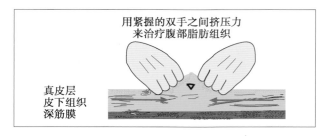

图17.11   双手紧握用指间关节治疗腹部象限的吸引点

---

[189] 资料显示皮下脂肪组织含量超过50%时,皮肤皱襞厚度与人体脂肪含量之间存在相关性。因此,测量皱襞的厚度有助于诊断肥胖。(Seidel H. 1991)

用筋膜手法治疗就是找到引力点并用手法处理，直到该点消解并开始产生炎症为止。这一过程可以恢复皮下组织的生理弹性，外周的新情况会被作为信息传送到自主神经椎旁神经节，并从这些神经节传递到椎前神经节和脏器系统。通过这种方式，恢复稳态。

这种方式不会立即起效，相反，它会刺激整体系统处于待启动状态，让身体有充足时间作出反应并恢复。

枢轴点的治疗

关于枢轴象限的治疗，有以下一些具体说明。

在下肢中，治疗大腿外侧象限需要更多的力，而对于内侧象限则需要较轻柔的提捏法。

在外侧象限，经常发现脂肪组织（前-外-髋，后-外-髋、骨盆）存在疼痛，最好使用肘部的平部（鹰嘴远端）操作，要黏附于皮肤让皮下整个组织（图17.12）滑动。

在上肢应识别出肩胛象限，在肩胛象限内，治疗乳腺悬韧带时采用提捏法。在肱骨外侧象限内，要治疗脂肪团疼痛。治疗这些象限时患者侧卧。肱骨内侧象限不受纤维化影响而是受到皮肤松弛影响，因此，在这些区域使用提捏法时应该减轻力度。颈部枢轴象限包括脂肪层和肌肉（颈阔肌），治疗时只使用提捏法。在颈部后侧区域，若发现棕色脂肪组织，必须用肘部的平部进行治疗，用旋转手法移动皮下组织。

治疗远端象限

用指背（图17.13）治疗手背和足背象限以及手腕和手掌象限。

首先，用指间关节滑动触诊该区域的整个象限，然后，一旦识别出吸引点，就用指背去处理。

这个手法与刮法相似，治疗受限区域能够比较深入，有时会引起红斑。治疗目的是牵拉皮肤与其下的支持带，治疗一般需要15个来回操作。

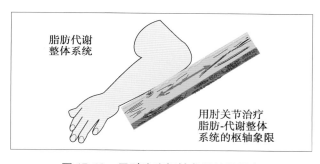

图17.12　用肘治疗枢轴象限的吸引点

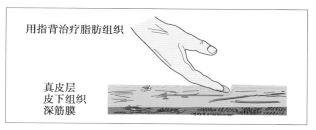

图17.13　用指背治疗前臂和小腿象限

躯干脂肪-代谢整体系统功能障碍的治疗(图 17.14,图 17.15)

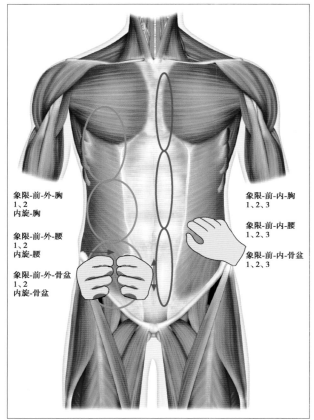

象限-前-外-胸
1、2
内旋-胸

象限-前-外-腰
1、2
内旋-腰

象限-前-外-骨盆
1、2
内旋-骨盆

象限-前-内-胸
1、2、3

象限-前-内-腰
1、2、3

象限-前-内-骨盆
1、2、3

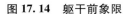

图 17.14　躯干前象限

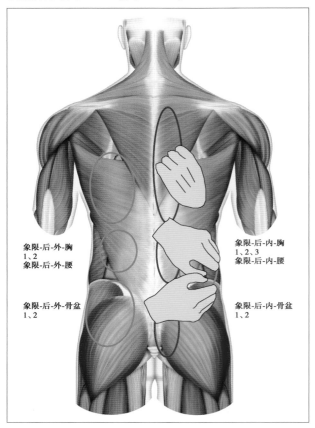

象限-后-外-胸
1、2
象限-后-外-腰

象限-后-外-骨盆
1、2

象限-后-内-胸
1、2、3
象限-后-内-腰

象限-后-内-骨盆
1、2

图 17.15　躯干后象限

　　治疗脂肪-代谢整体系统有不同的手法,治疗师可以交替使用这些手法,这样可以让手不那么疲劳。对脂肪进行操作的目的是让大的脂肪小叶脂解,但这一影响还未被证明。当然不同的手法可以更好地恢复脂肪组织下支持带的弹性,也确实可以促进皮下循环。这两个效果在治疗后能立即被证实,因为脂肪组织更容易移动了并且被治疗过的区域会变红。

　　用提捏法触诊检查躯干前壁象限,并且在治疗期间两手紧握产生摩擦。握紧手并用指间关节滑动触诊躯干后壁的后-内象限,用双手提捏法触诊后-外象限。一旦确定了引力点,就用相同的手法治疗。

脂肪-代谢整体系统的治疗病例：躯干肥胖（图 17.16～图 17.19）

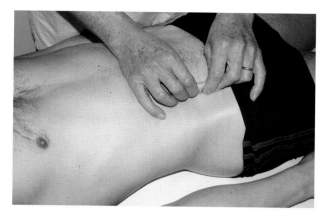

图 17.16　触诊检查腹部皮下组织（象限-前-外-骨盆）

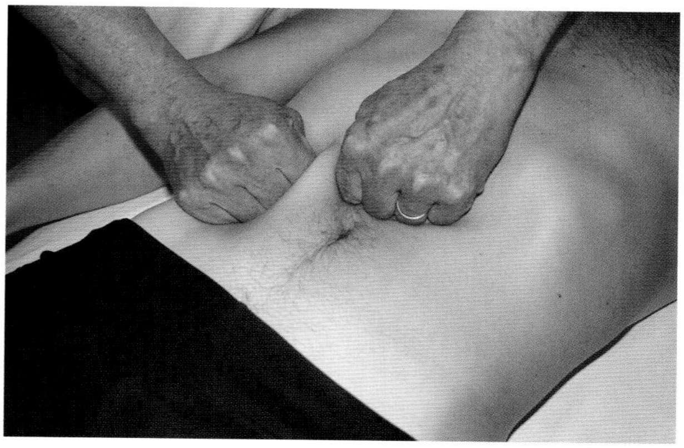

图 17.17　腹部皮下组织（象限-前-外-腰）的治疗

患者仰卧

为了评估腹部浅筋膜的致密度，需用拇指和示指提捏触诊。这种方法可以用一只手，也可以用两只手。在下一个案例中，一只手提起皮下组织，另一只手仔细探查脂肪组织。治疗师必须区分清楚是浅筋膜和白线的正常黏附，还是皮下组织的异常增厚。

患者仰卧

一旦找到引力点，治疗师就用两拳头紧紧夹住该点，用两个拳头相对摩擦。可以两个拳头向不同的方向移动，也可以一个拳头保持不动的同时另一个拳头移动使吸引点产生摩擦力，几秒之后双手交替操作。

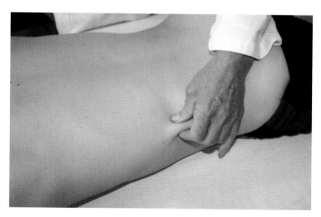

图 17.18　左侧象限-后-外-腰的触诊检查

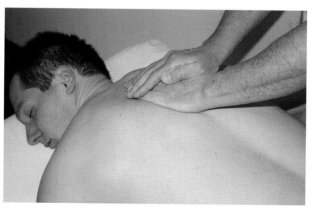

图 17.19　右侧象限-后-内-胸的治疗

患者俯卧

用之前解释过用于躯干前壁象限的手法在躯干后壁象限寻找吸引点，可用一只手提捏，也可以用两只手。一旦找出吸引点就可以治疗，不需要探查躯干后壁所有象限。通常应先触诊腰部和骨盆部象限，因为这些象限含有更大量的脂肪组织。

患者俯卧

如果触诊时发现躯干后象限的皮下组织致密化，就要开始治疗这个组织了。在这些象限中，通过施压和滑动来活动脂肪组织可以代替用拳头的提捏。手掌或指间关节必须黏附于皮肤，这样才能有选择地作用于支持带。

治疗下肢脂肪-代谢整体系统（图17.20，图17.21）

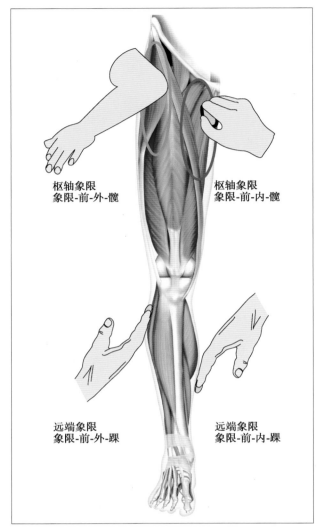

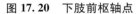

图17.20　下肢前枢轴点

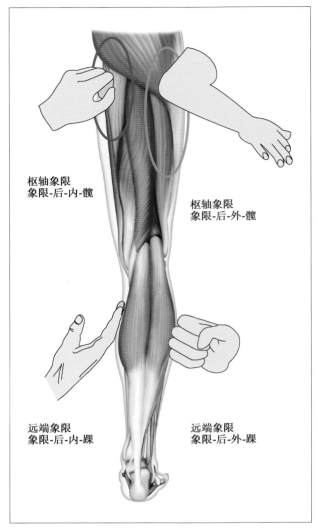

图17.21　下肢后枢轴点

一般来说，四肢外侧的皮下组织比较硬，可以用肘部治疗，而四肢内侧的皮下组织则比较柔软，应该用提捏法（拇指和示指）治疗。

对脂肪组织使用提捏法比较难操作，因此治疗师可以只在不能使用肘关节或指间关节的地方用该方法。用肘部的水平部治疗浅筋膜与深筋膜连接的区域。在这些区域，肘部操作时皮肤附着于其上，肘部移动时可以使其下的支持带受到牵拉，进而恢复弹性。

如果支持带纤维化，与支持带伴行的神经将会受到压迫。移动皮下组织的目的是使局部脂肪组织产生轻微的炎症反应，以改善周围自主神经末梢的微环境。

在踝关节和足节段的象限，采用指背或者紧握指间关节的手法可以达到相同的效果。

治疗下肢脂肪组织（图 17. 22~图 17. 25）

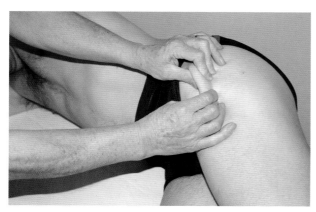

图 17. 22　前-外-髋枢轴象限的触诊检查

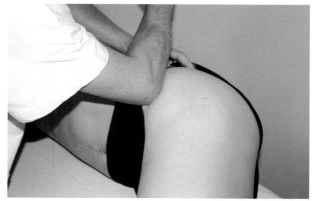

图 17. 23　前-外-髋枢轴象限的治疗

患者侧卧

在肥胖的人体内,许多象限存在大量脂肪组织。由于不可能在一次治疗中解决这个问题,最好通过触诊确认哪个象限的脂肪量更多。通过提捏法找到象限内的吸引点能进一步缩小治疗范围。

患者侧卧

治疗时使用肘部平的部分。为了在不涉及深筋膜的情况下动员脂肪组织,治疗师手的皮肤必须黏附于患者皮肤,旋转手法和加压滑动治疗一直持续,直到患者主诉疼痛减轻,并且治疗师感觉皮下的粗糙感和颗粒感消解。

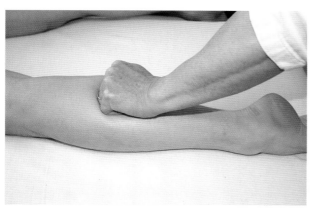

图 17. 24　后-外-踝象限的触诊

图 17. 25　后-外-踝象限的治疗

患者俯卧

指间关节滑向后-外-踝象限,可以更快地检查完象限所有表面,触诊的同时让患者说出最痛的点,治疗师感觉阻力最大的点应与患者主诉的最痛点一致。

患者俯卧

如果远端象限存在脂肪团,应该与枢轴象限一起治疗。用指背在踝象限滑动,保证手受到的阻力最大。重复这个动作,直到摩擦导致皮肤和脂肪组织充血。

治疗上肢脂肪-代谢整体系统(图17.26,图17.27)

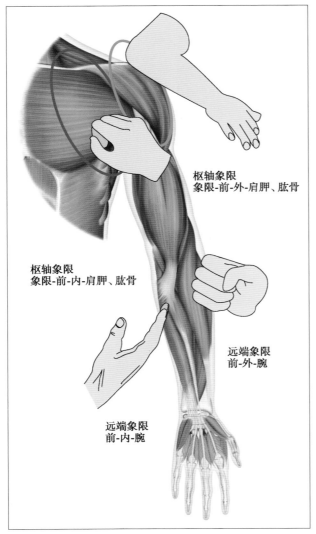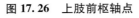

图 17.26   上肢前枢轴点

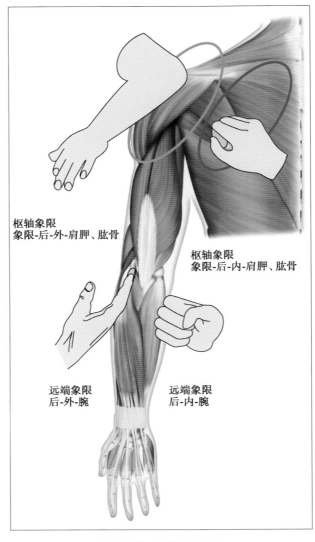

图 17.27   上肢后枢轴点

脂肪团和蜂窝组织炎像是一个硬币的两面,因为这两种都是脂肪组织的功能障碍。和深筋膜一样,治疗师治疗浅筋膜应让致密化最严重的那一点产生轻微的炎症,目的是改变透明质酸的黏稠度[190]。当脂肪-代谢整体系统发生功能障碍时,肢体远端象限的整个表面通常都需要治疗。

上图展示的是不同的触诊方式,包括提捏法、指间关节弹拨法以及其他不同手法,也包括用肘部和指背的方式。

---

[190] 透明质酸是一种普遍存在于大多数组织中的黏多糖。在稳态条件下,透明质酸作为一种高分子质量聚合物存在,在组织结构中起着重要作用。在承受压力时,例如组织损伤等应激条件下,透明质酸会发生解聚,产生较低分子量的聚合物,这一过程能促进组织修复。(Noble P. W. 2002)

治疗上肢脂肪组织（图 17.28~图 17.31）

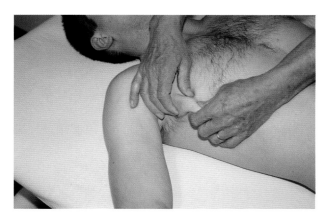

图 17.28　前-内-肱骨象限的触诊验证与治疗

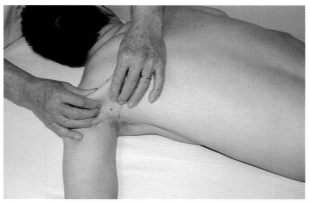

图 17.29　后-内-肱骨和后-内-肩胛枢轴象限的触诊验证

患者仰卧

淋巴组织淤积是脂肪团形成的原因之一。在前-内-肱骨象限区域，淋巴管和淋巴小结非常丰富，可使用提捏法治疗。这个象限的治疗与触诊方式相同，唯一不同的是治疗持续时间更长。

患者俯卧

这里展示的是后-内-肱骨象限的触诊检查与前-内-肱骨象限非常相似。然而，治疗后-内-肱骨象限可以使用肘关节或指间关节。如果治疗师两种手法都会，可以交替使用不同手法以减轻疲劳。

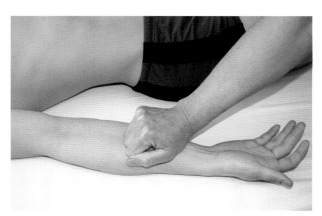

图 17.30　前-内-腕象限的触诊验证

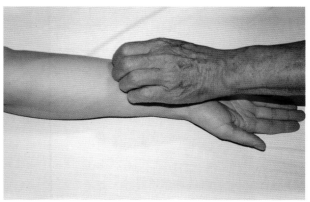

图 17.31　用指背治疗前-内-腕象限

患者仰卧

治疗部位既不是躯干象限，也不是枢轴象限，而是通过触诊确定的远端象限。例如，如果四肢区域前-内-腕发生致密化，可能会治疗躯干部的前-外-腰。因此，应对双侧腕部的前象限进行触诊验证，以治疗更多的病变点。

患者仰卧

治疗前-内-腕象限时可能会穿过前-外-腕象限，目的是刺激外周脂肪组织，使得从这些组织发出的自主传入神经冲动正常化。用手指甲从近到远、从远到近交替进行治疗，可通过双手同时进行刺激操作。

头部的帽状腱膜中脂肪组织非常有限,即使是在肥胖的人群中也是如此。面部的脂肪组织和小肌肉交织在一起,因此,在这个区域用提捏法会同时作用于这两个组织。颈部前区域的颈阔肌和浅筋膜包绕在一起,有时,在这个区域有大量的黄色脂肪组织沉积,例如有双下巴的人。颈部和肩胛部后象限含有丰富的棕色脂肪组织[191],它能与脂肪、代谢和体温调节整体系统相互作用。用于脂肪组织的提捏法也非常适用于粘连性瘢痕,粘连性瘢痕不仅关乎是否美观,还可能导致感觉和淋巴的功能障碍(图17.32)。

造成瘢痕的原因有创伤、烧伤、痤疮等,它可以是:

- 营养正常的瘢痕:一年内瘢痕自行变化使皮肤外观和稠度逐渐正常。
- 增生型瘢痕:瘢痕相对于皮肤边缘凸起、呈红色,可能发痒。
- 瘢痕瘤:形成硬化和增厚的瘢痕,绳索样,通常是慢性的。

治疗头颈部脂肪-代谢整体系统

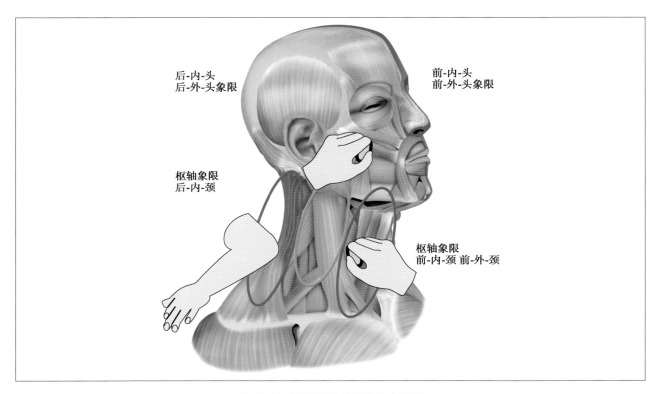

图17.32　颈部枢轴象限和头部象限

---

[191] 棕色脂肪组织能燃烧脂肪酸产生热量,以保护人体抵御寒冷。暴露在冷环境下大大加速了血浆对甘油三酯的清除效率。因此,激活棕色脂肪组织可能是降低人体甘油三酯浓度以及避免肥胖的一种方法。(Bartelt A. 2011)

治疗头颈部脂肪组织（图17.33～图17.36）

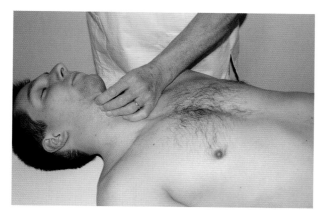

图17.33 前-内-颈象限的触诊验证

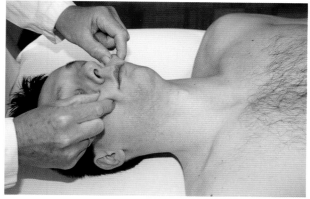

图17.34 用提捏法治疗前-内-头象限

患者仰卧

适用于颈部前象限皮下组织的提捏手法可治疗以下功能障碍或病症：
- 肥胖人群中的双下巴。
- 老年人的支持带松弛，该手法可以通过刺激促进脂肪组织形成来填充皮肤。

患者仰卧

在面部两侧同时使用提捏法，会更容易比较组织黏稠度。要在颈部和面部交替进行治疗。治疗脂肪组织的目的是刺激浅筋膜中的自主神经，通过连锁反应影响中枢神经（丘脑和脑垂体）。

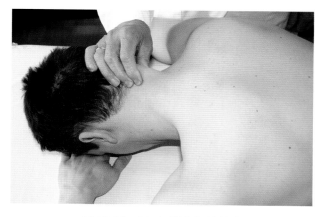

图17.35 后-内-颈象限的触诊

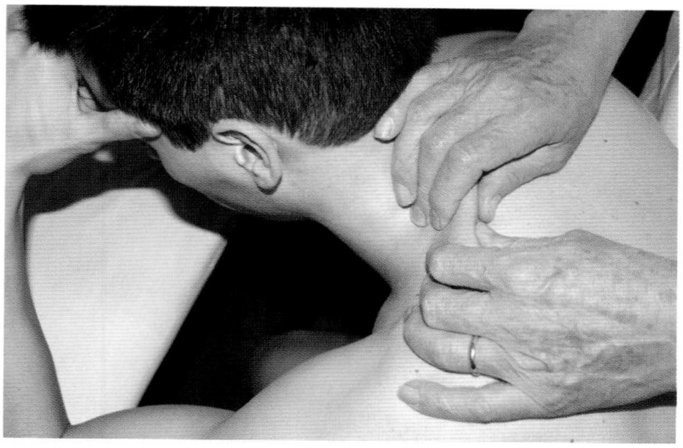

图17.36 后-内-颈象限的治疗

患者呈坐姿

颈部韧带上方有丰富的脂肪组织，可以用提捏法进行检查。脂肪组织还具有缓冲和隔热的功能。这两种功能在颈部非常重要，因为颈部持续承受压力，并对温度的快速变化非常敏感。

患者呈坐姿

颈部和肩胛间脂肪组织是棕色的。女性的这一组织可能会增厚，出现"水牛背"的症状。用肘部治疗这一组织十分有用，因为它可以控制脂肪水平并直接影响代谢[192]和温度调节。

---

[192] 研究结果表明，棕色脂肪组织会参与低温引起的全身能量消耗增加这个过程，因此它能在成年人体内控制体温和脂肪的增加。（Yoneshiro T. 2010）

病例报告

一位 49 岁的妇女左大腿疼痛已经 3 个月了（图 17.37），因为疼痛剧烈，她很少能坐着，她甚至不能平躺、不能左侧卧。一位骨科专家对这个区域进行了注射治疗，但是症状没有改善。因此，物理治疗师提出可能是坐骨神经的问题。因为患者在脂肪组织受压时感到疼痛，所以治疗师假设脂肪团发生病变。检查躯干象限时未发现任何问题，触诊检查左侧枢轴象限前-外-髋和后-外-膝时发现其高度敏感，而远端象限没有致密化。治疗师开始通过滑动治疗整个前-外-髋象限。但整个后-外-膝象限需要滑动治疗区域太大了，所以使用提捏法治疗该象限的吸引点。用这种方法可以找出象限近端的高敏点和硬化点，先治疗一个点，再治疗另外一个，交替治疗两个点直到僵硬和疼痛消失。治疗结束后，患者左侧卧时髋部已不再疼痛，而在过去的 3 个月内，这个区域非常疼痛，患者都不敢触碰。

脂肪-代谢整体系统的治疗流程示意图

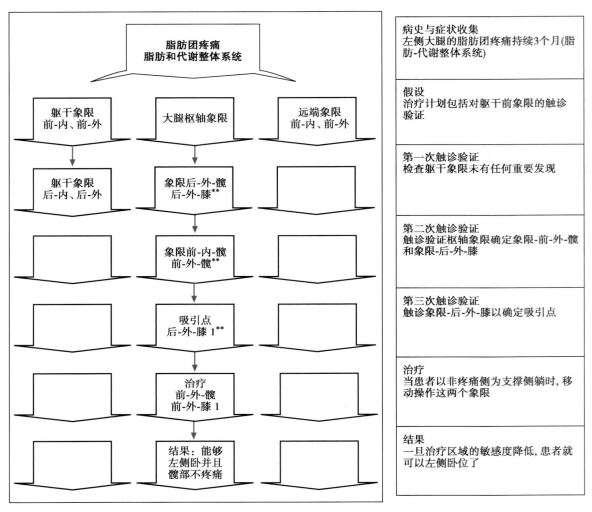

图 17.37　脂肪-代谢整体系统的治疗示意图

（杨垒　张梦雪　关玲 译）

第十八章
皮肤和体温调节整体系统的治疗

体温调节功能与皮肤整体系统有关,而皮肤整体系统又与脂肪-代谢和淋巴-免疫整体系统相联系。其实皮肤整体系统不仅会受到过敏反应(瘙痒)的影响,也会受到纤维化(由于淋巴淤积)的影响。人体六大整体系统之间的联系十分紧密,但这并不意味着,对一个整体系统采取治疗措施,其他整体系统都能得到治愈。每个整体系统都有自己的症状,需要针对性的治疗计划。

病史与症状:皮肤-体温调节整体系统的功能障碍

体温调节整体系统是人体进化最后阶段的成果之一。这个整体系统的生理机制涉及几乎所有的脏器系统以及整体系统。体温调节整体系统通过皮肤[193]进行散热或保温,因此,皮肤整体系统和体温调节整体系统之间是紧密相连的。

体温调节整体系统依赖于皮肤(真皮/表皮)和皮下组织形成的外部恒温系统和内部加热系统。如果恒温系统不能正常工作,那么加热系统产生的热量就会要么太多、要么太少。筋膜手法可以调节恒温系统,也就是说,筋膜手法可以作用于外周自主神经受体所嵌入的皮下组织。

浅筋膜和支持带一样,能像感知季节变化一样感知温度变化。对一些动物来说,这种敏感性会促进新陈代谢并使体温降低,重要活动也会随之减缓,动物会进入冬眠。动物体内褐色脂肪的增加和沉积可以为它们冬眠作准备。

皮下组织对气候变化很敏感,这解释了为什么筋膜紧张致密的人会得气象病[194]。

皮肤自主神经功能障碍(图 18.1)会造成出汗过多或汗出不足,这会导致皮肤过于潮湿或过于干燥,也会导致其他皮肤改变,例如:

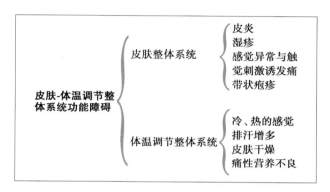

图 18.1　皮肤-体温调节整体系统的主要功能失调

- 湿疹(身体屈肌区域)。
- 银屑病(伸肌区域)。

如果患者出现皮炎,首先需要确定症状是否全身分布或是否仅分布在四肢的某一两个象限内。第一种情况说明代偿发生于内部整体系统之间,第二种情况说明功能障碍发生于外周象限(图 18.2～图 18.9)。

本章重点研究浅筋膜中的神经分布,因为皮肤神经的刺激会阻断皮肤和内部整体系统之间的交流。神经压迫会造成各种类型的皮肤功能障碍,从简单的感觉异常到更严重的自主神经营养不良,或复杂的局部疼痛综合征。

[193] 如果身体暴露在温度过高或过低的环境中,那么皮肤发出的温感信号就会引起下丘脑的反应。血管收缩、颤抖和汗毛竖起阻碍了热量的分散。(Guyton A. C. 1980)

[194] 气象病:是一个医学术语,表示由于天气条件或天气变化(温度、压力、湿度、风、暴风雨前的状况等)干扰机体造成的复杂性病变,自主神经系统不稳定的人常发此病。(Treccani. 2014)

尺骨鹰嘴浆液囊

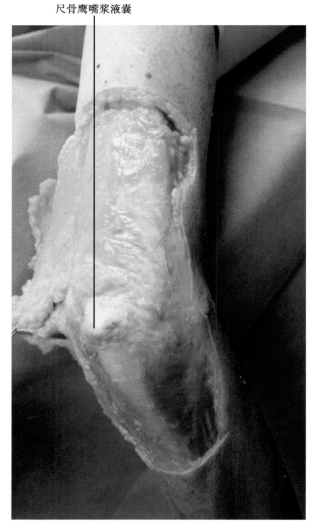

图 18.2 位于皮下组织下的尺骨鹰嘴囊

桡神经浅支

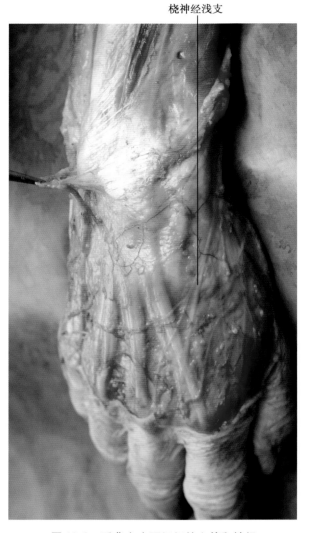

图 18.3 手背上皮下组织的血管和神经

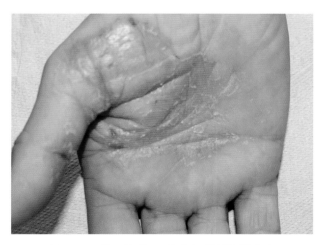

图 18.4 位于前-外-手指象限的局限性皮炎

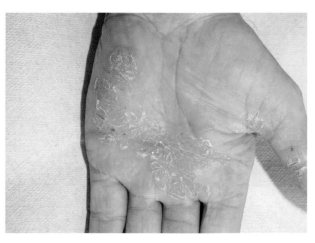

图 18.5 位于前-内-手指象限的局限性皮炎

大腿大隐静脉

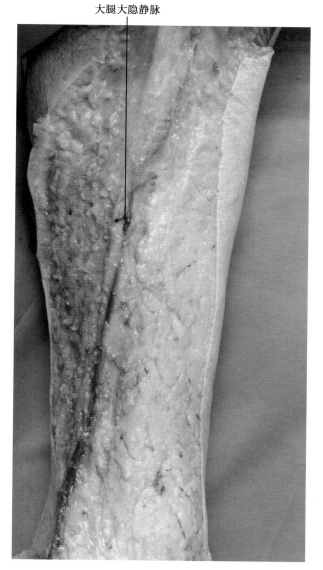

图 18.6 大腿皮下组织的隐静脉

小腿大隐静脉

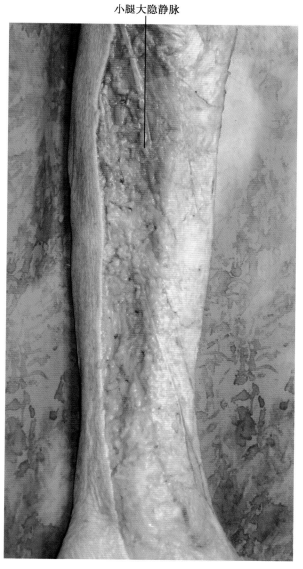

图 18.7 小腿皮下组织的隐静脉

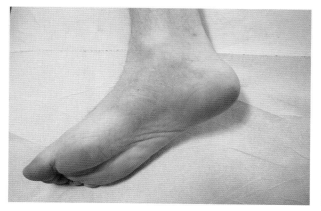

图 18.8 主要位于象限-前-内-足的皮炎

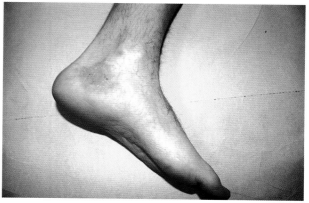

图 18.9 位于象限-后-内-足的皮炎

皮肤-体温调节整体系统:神经学和解剖学

周围神经将外部整体系统与自主神经的椎旁神经节[195]连在一起。

椎前神经节协调内部整体系统(新陈代谢[196]、体温调节和免疫)之间的相互作用。

传入自主神经纤维(间质受体接收信号)和传出自主神经纤维[197](支配血管运动和体毛纤维)构成周围神经的 80%,而周围神经也有一个来自椎旁神经节的灰色交通支(图 18.10)。周围神经到

达靶组织后,可分为浅表分支和深部运动分支。运动神经或神经的肌肉分支,包含约 60% 的运动神经纤维和 40% 的感觉和自主神经纤维。浅表分支分为皮下神经和皮肤神经,前者主要由传入和传出的自主神经纤维组成,后者几乎全部由感受外界刺激的传入纤维组成。

外周自主神经的作用之一是向浅筋膜象限传递关于任何内部系统疾病的信息。这些信息以瘙痒[198]和疼痛的形式表现出来。

疼痛或瘙痒是身体传递不适感的一种方式,不适感转移到深筋膜就表现为疼痛,转移到浅筋膜就表现为瘙痒。动物的爪或人手只能到达并作用在这些外部筋膜。仅靠抓并不能最终解决问题,抓的作用是刺激周围神经末梢,将神经冲动传递给椎旁神经节和椎前神经节。

结缔组织致密化可影响周围神经的正常滑动。致密化带来的压迫还会影响神经周围的血管和自主神经的传递,这会破坏整体系统的功能。

源自深筋膜的疼痛往往意味着运动和本体感受发生障碍。不正常的外部感觉传入会表现为感觉异常或皮肤改变。

现在将讨论周围神经[199]具体怎样在其路径上受到卡压,包括其运动和自主传出功能的改变以及其感觉和自主传入功能的改变。

神经的传入或传出结构在其路径上常常在以下部位被卡压:

– 第一个受压部位位于神经根(图 18.11,A),在这种情况下,运动神经纤维和感觉神经纤维都会受到影响,因为涉及运动神经,所以此处受到压迫会导致外周性瘫痪。

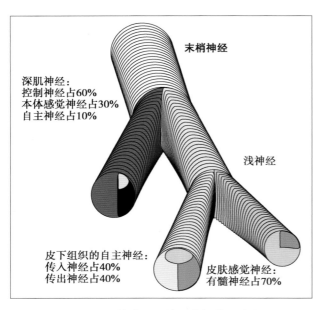

深肌神经:
控制神经占60%
本体感觉神经占30%
自主神经占10%

末梢神经

浅神经

皮下组织的自主神经:
传入神经占40%
传出神经占40%

皮肤感觉神经:
有髓神经占70%

图 18.10　构成周围神经的纤维百分比

---

[195] 皮肤与自主神经系统的传入和传出成分相连,这决定了手足出汗等情绪反应不受体温调节系统的影响。(Bordoni B. 2013)

[196] 从食物中释放出来的能量被转化为热。能量的代谢消耗是以卡路里来衡量。肌肉活动决定了新陈代谢的速率。肾上腺素和甲状腺激素的产生会促进新陈代谢,从而增加体热。(Guyton A. C.,1980 年)

[197] 即使脊髓神经被定义为皮肤神经(感觉神经)或肌肉神经(运动神经),它们也包含支配腺体、血管和竖脊肌的节后交感神经纤维,以及支配本体感觉的感觉纤维。(Benninghoff A.,Goerttler K. G. 1986)

---

[198] 瘙痒是一种感官现象,是广泛系统疾病的伴随症状,这些疾病包括血液和淋巴增殖性疾病、代谢和内分泌疾病、实体肿瘤和感染性疾病。然而瘙痒感的分子机制仍然是个谜。(Kremer A. E. 2014)

[199] 有一些自然的解剖狭窄,可引起顽固性疼痛综合征,可能伴有运动缺陷,这些解剖狭窄包括肩胛上神经通过肩胛骨横韧带下方处、桡神经穿过旋后肌处、正中神经通过横向腕骨韧带处等。(Bennghoff A.,Goerttler K. G. 1986)

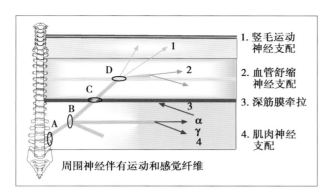

图 18.11　筋膜受卡压，可干扰传出神经纤维的运动

A. 神经根；B. 神经丛；C. 隔膜或腱膜筋膜；D. 浅表筋膜

1. 竖毛运动神经支配
2. 血管舒缩神经支配
3. 深筋膜牵拉
4. 肌肉神经支配

周围神经伴有运动和感觉纤维

- 第二个受压部位位于神经丛（图 18.11，B），最经典的例子是胸廓出口综合征[200]，其特征是神经血管束受到不同程度的压迫：在第七颈椎的横突处会因为颈肋而受压，斜角肌三角间隙、肋锁间隙或胸大肌后部也容易受压。

- 当神经穿过隔膜或腱膜筋膜时，可发生第三类卡压（图 18.11，C），在这种情况下，一个或多个象限的感觉神经纤维和自主神经纤维会受到干扰，最典型的例子是尺神经卡压在 Struthers 弓状组织[201] 中。

- 第四种类型的神经卡压常见于神经通过浅筋膜时（图 18.11，D），这种情况下，在神经鞘周围形成的致密组织会导致皮肤和皮下组织血管舒缩、体毛颤动和营养紊乱。

现在将讨论嵌入浅筋膜的外部感受神经传入纤维和嵌入深筋膜的本体感受神经纤维受到影响时会怎样。自主神经从两个筋膜延伸而来，将身体组织营养状态等信息传递到内部整体系统。

嵌入在非弹性筋膜中的受体会受到异常牵拉。

如果真皮中嵌入的神经（图 18.12，A）被以异常方式刺激，开始会感到针刺感，然后会有瘙痒感[202]，最后会出现疼痛。

如果很多淋巴或脂肪组织变得致密化，则嵌入浅筋膜的自主神经纤维（图 18.12，B）在皮肤表现出病变（如皮炎）之前就会传递肿胀感和沉重感。

如果深筋膜以异常方式牵拉本体感觉神经（图 18.12，C），那么就会沿肌筋膜序列产生随运动而加重的疼痛，这不会改变触觉的敏感性。患者在向前弯腰时感到坐骨神经受牵拉，当手臂伸开时感到正中神经受牵拉，其实受拉的是嵌入筋膜序列的神经末梢，而不是主要神经。

在椎孔处，主要神经的筋膜鞘或神经外膜与硬脑膜相接续（图 18.12，D）。如果这类膜鞘发生改变，就会引发感觉异常和弥漫性疼痛。

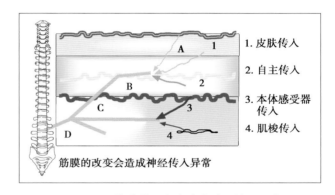

1. 皮肤传入
2. 自主传入
3. 本体感受器传入
4. 肌梭传入

筋膜的改变会造成神经传入异常

图 18.12　筋膜的改变会造成神经传入异常

外部的感觉性皮神经支配一个明确的区域（象限的区域），这使得人体能够辨别出哪里被刺激了。

相反，与深筋膜定向序列相连的本体感觉神经被一纵向神经支配，这一纵向神经特定分布在筋膜室（fasciatomere）（前、后等）的中心部位，并以混合形式分布在与运动组合（motor schemes）[203] 相关的中间部分（前-外、后-外等）。

---

[200] 下臂神经丛受卡压会导致前臂和手部内侧边缘有灼烧感、感觉异常、疼痛和运动障碍。肩关节活动范围也会缩小。（Vanti C. 2007）

[201] Struthers 的弓状组织由覆盖肱三头肌的筋膜和内侧肌间隔的腱膜组成。尺神经通过该弓状组织从手臂的前部到后部穿过。（Hammer W. 2007）

[202] 引起瘙痒的唯一原因是组胺敏感的 C 纤维，但是我们的研究表明神经性瘙痒是由于神经纤维刺激引起的，例如带状疱疹。（Ikoma A. 2013）

[203] 应区分神经根性皮区和周围神经支配皮区。只有在没有神经丛形成的情况下，例如躯干上，两者大致对应。因此，后根的感觉纤维即使在不同的神经中运行，也会在同一皮区（皮节、神经根支配区）融合。（Bennghoff A.，Goerttler K. G. 1986）

筋膜能够传输机械刺激和电脉冲[204],其实牵拉结缔组织可以通过压电效应而产生电活动。

皮肤-体温调节整体系统的触诊检查与治疗

事实上,皮肤整体系统通过可见和可触及的变化来表现其病痛,也有利于触诊和治疗。

触诊健康的皮肤时,其敏感度正常,并且光滑、温热、略有潮湿;不健康的皮肤会出现干燥或出汗、过冷或过热,还可能是麻木或过敏。

健康的皮肤有红润、营养和充盈的外观,而不健康的皮肤则会有黑色或白色的瑕点,还会肿胀或下垂。

皮肤有伤口或被烧伤后,会进入修复期[205]。皮肤增生可能向肥大发展,形成瘢痕疙瘩,也可能向萎缩[206]发展,形成皮肤溃疡。

一些皮肤病变是内在问题的外在表现,是通过自主神经传递到了皮肤表面,或是由于长的神经在其路径上的某个点被压迫而导致的。在筋膜手法治疗中,神经鞘压迫发生的区域常常对应于枢轴点。对枢轴点进行触诊的目的是检查颈部、上臂部、骶部和腰部神经血管鞘是否发生纤维性化(图18.13)。

颈部枢轴点涉及上颈神经节,与头部神经相连。

肩胛关节枢轴作用于臂丛,常见以下卡压:胸廓出口、第七颈椎的横突异常、颈肋、斜角肌肌间隙、肋锁骨间隙和胸小肌。

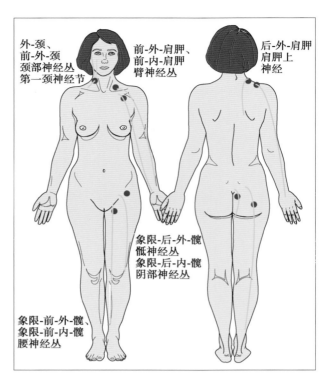

图 18.13　颈部、肩胛骨和骨盆部枢轴区域的神经丛受压点

这些解剖结构发生改变并不总会导致神经刺激,有些受试者即使出现了这些问题,也可能不呈现症状。神经刺激的真正原因往往是神经血管鞘的致密化影响了鞘的伸缩滑动。

髋节段中的枢轴点与腰部神经丛(前-外-髋和前-内-髋,腹股沟韧带)、骶部神经丛(后-外-髋,梨状肌)和阴部神经丛(后-内-髋,骶结节韧带)相互作用。

除了枢轴点,以下几点也经常需要治疗:

1. 皮神经穿过肌筋膜处的点,这一点对应于象限的远端 CF 点,该象限靠近显示出病变的象限。

2. 受累象限的一些点,在这些点上,皮下组织缠绕着触觉、温度和疼痛感受器。

治疗头部象限需要检查三叉神经的 3 个分支(图 18.14)。三叉神经感觉分支的命名可以帮助治疗师定位。

---

[204] 筋膜包围内脏,在机械刺激后,它能够传递神经冲动。(Findley T. W. 2013)

[205] 表皮是源于外胚层的表面上皮,这意味着它是机体与外界接触的结构的一部分。来自外胚层的其他结构有:中枢神经系统和外周神经系统、垂体和乳腺、角质细胞、黑素细胞和免疫细胞,如朗格汉斯细胞和 T 淋巴细胞。(BordoniB. 2013)

[206] 造成非生理瘢痕的真正原因仍不清楚,有推测说可能与淋巴系统有关。(Bordoni B. 2013)

- 三叉神经
  - 眼分支
    - 自主神经分支：副交感神经纤维和交感神经纤维
    - 感觉神经分支：额神经、泪腺神经、鼻睫神经
  - 上颌分支
    - 自主神经分支：副交感神经纤维和交感神经纤维
    - 感觉神经分支：唇神经浅支、上牙槽神经浅支、腭神经支
  - 下颌分支
    - 运动神经分支：颞肌、咬肌、翼内外肌
    - 感觉神经分支：耳颞神经、下牙齿槽神经、舌神经

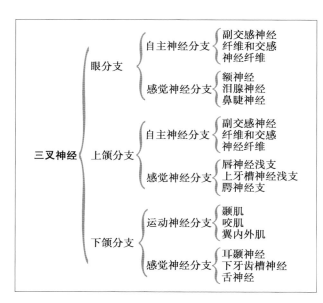

图 18.14　三叉神经的分支神经和末端神经

例如，视神经的感觉分支形成额叶神经、泪腺神经和鼻睫神经，如果患者主诉前额、同侧眼和鼻壁感觉异常或疼痛，就意味着三叉神经的视丘脑支受到压迫；如果神经痛涉及上牙和上唇，通常会怀疑上颌支受累；如果疼痛分布在下颌骨和下牙槽骨，那么就累及了下颌支；头部的每一个 CF 点都与这些分支有着特定关系，但是治疗不要总是局限于这些点。

总结

根据以上的图表（图 18.15），我们将对患者的外部和内部系统的正常功能、病理表现和治疗进行总结。

在正常情况下，淋巴整体系统让所有象限保持流体状态。当一个象限发生病变时，它会变得水肿，这就意味着该象限中淋巴管需要被动员起来。

当脂肪整体系统状态正常时，象限会变软，而当脂肪组织发生病变时，象限会变得坚硬、致密和疼痛。在这种情况下，提捏技术可以帮助恢复循环和正常的生理状态。

当皮肤组织正常时，所有象限具有相同的灵敏度和相同的外观。当神经支配发生病变时，皮肤和外部感觉都会改变。

如果内部整体系统（图 18.15）处于平衡状态，那么人一般比较健康；如果内部整体系统不平衡，有过或不及，那么就会出现各种功能障碍。

内部系统的治疗是通过到达椎旁和椎前神经节的神经的反射路径来驱动的。颈、肩胛骨和髋节的枢轴象限是治疗师直接对神经节进行治疗的区域。

免疫整体系统用抗体作为防御抗原的手段，因此，如果存在感染，机体就会动员淋巴结促进淋巴细胞的释放。

代谢整体系统制造创造脂肪堆积，作为能源短缺时期的能量补给。用提捏技术作用于吸引点，可刺激外周脂肪溶解。

体温调节整体系统保持体温恒定。周围神经的手法操作可以促进身体恒温机制与其中央加热系统之间的反馈。

外部整体系统	正常象限	发生改变的象限	象限的治疗
淋巴	流体	水肿	松解
脂肪	柔软	致密	提捏
皮肤	敏感	感觉减退	手法
内部整体系统	**正常平衡**	**改变或缺失**	**枢轴点的治疗**
免疫	抗原、抗体	炎症、感染	松解淋巴结
新陈代谢	合成代谢、分解代谢	过量、不足	提捏引力点
体温调节	热、冷	潮红、冻疮	游离神经血管鞘

图 18.15　各整体系统的治疗总结

躯干象限皮肤-体温调节整体系统功能障碍的治疗(图 18.16,图 18.17)

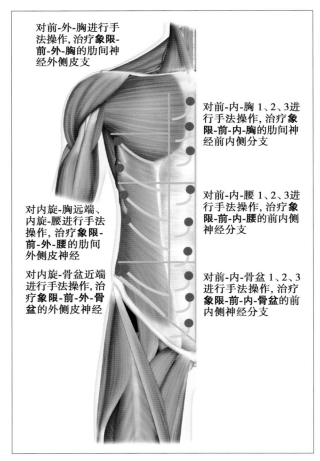

图 18.16　躯干前象限的神经支配

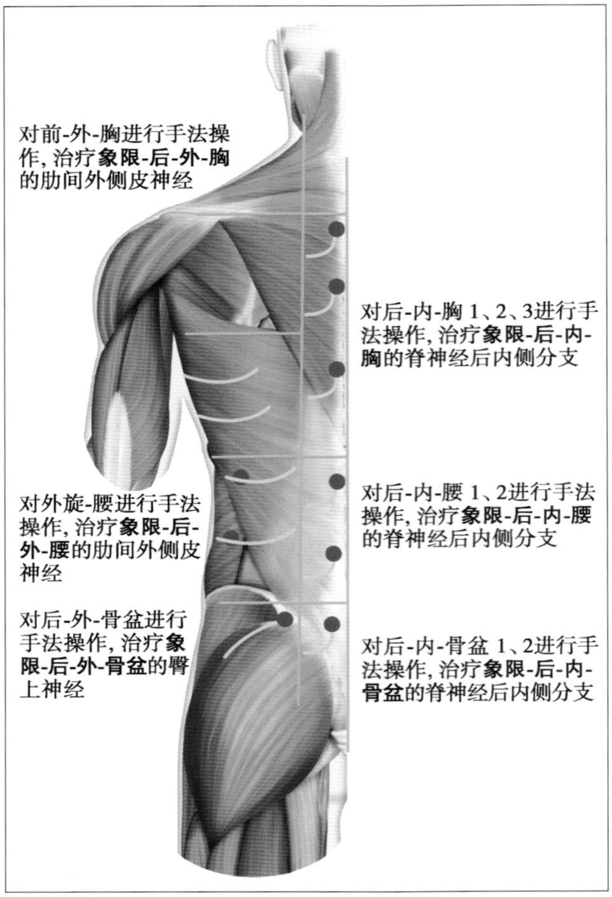

图 18.17　躯干后象限的神经支配

脊神经从椎间孔出来,分为背侧支和腹侧支(图 18.18)。背侧支的运动神经支支配椎旁肌,感觉神经支支配其上覆盖的皮肤(象限-后-内)。腹侧的运动神经分支(红线)支配所有外侧和前部肌肉组织,感觉分支(图 18.18,黄线)出现在侧面,有两个后-外象限和前-外象限的皮肤分支,同时在腹直肌鞘前面浅出,有一个前-内象限的分支。

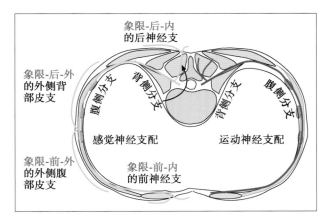

图 18.18　躯干的神经支配:切面图

躯干象限皮肤整体系统(周围神经)的治疗(图18.19~图18.22)

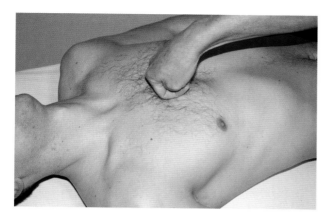

图18.19　前-内-胸 2 CF 点的治疗

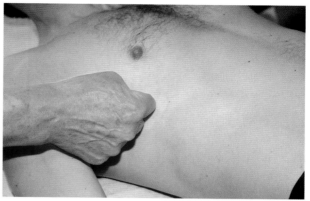

图18.20　右侧前-外-胸 2 CF 点的治疗

患者仰卧

有些受试者不得不用加热垫来温暖胸骨,因为他们晚上会感觉很冷;一些更年期妇女会胸部潮热得难以忍受。针对这种胸部温度调节功能障碍的情况,要检查胸前神经经过的点:前-内-胸 1、2、3。

患者仰卧

如果患者出现侧肋间神经痛,应检查前-外-胸 1、2 CF 点,任何点均可引起自主神经的不适,如潮热、痛性营养不良等,所以治疗单一点不会取得好效果,而要对整体系统和脏器系统进行全面治疗。

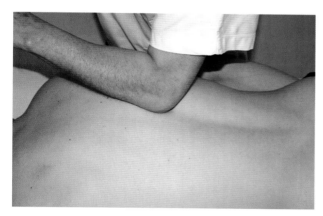

图18.21　CF 点后-内-胸 2 的治疗

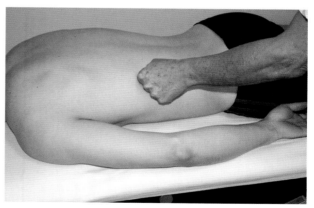

图18.22　近端 CC 点外旋-腰近端的治疗

患者俯卧

背侧分支出现在后-内-胸 CF 点附近。致密的筋膜会带来神经压迫,可以引发感觉异常或局部疼痛。如果患有带状疱疹,由于带状疱疹病毒来自椎旁自主神经节并会产生水疱,所以疼痛会涉及整个真皮层。

患者俯卧或侧卧

患者主诉一侧疼痛不随运动而加重。在这种情况下,可能存在外侧皮肤分支受压,触诊后决定是否对外旋-腰或内旋-腰 CC 点进行集中治疗。示指的按压力必须穿透深筋膜到达神经通过的部位。

下肢皮肤-体温调节整体系统功能障碍的治疗(图 18.23,图 18.24)

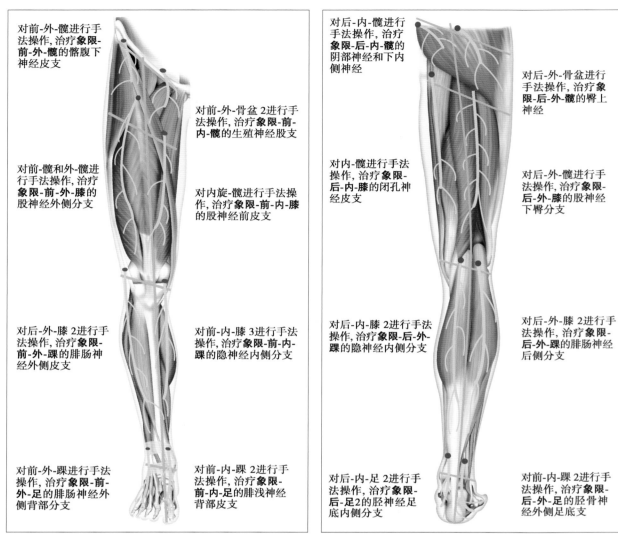

对前-外-髋进行手法操作,治疗**象限-前-外-髋**的髂腹下神经皮支

对前-外-骨盆 2进行手法操作,治疗**象限-前-内-髋**的生殖神经股支

对前-髋和外-髋进行手法操作,治疗**象限-前-外-膝**的股神经外侧分支

对内旋-髋进行手法操作,治疗**象限-前-内-膝**的股神经前皮支

对后-外-膝 2进行手法操作,治疗**象限-前-外-踝**的腓肠神经外侧皮支

对前-内-膝 3进行手法操作,治疗**象限-前-内-踝**的隐神经内侧分支

对前-外-踝进行手法操作,治疗**象限-前-外-足**的腓肠神经外侧背部分支

对前-内-踝 2进行手法操作,治疗**象限-前-内-足**的腓浅神经背部皮支

对后-内-髋进行手法操作,治疗**象限-后-内-髋**的阴部神经和下内侧神经

对后-外-骨盆进行手法操作,治疗**象限-后-外-髋**的臀上神经

对内-髋进行手法操作,治疗**象限-后-内-膝**的闭孔神经皮支

对后-外-髋进行手法操作,治疗**象限-后-外-膝**的股神经下臀分支

对后-内-膝 2进行手法操作,治疗**象限-后-外-踝**的隐神经内侧分支

对后-外-膝 2进行手法操作,治疗**象限-后-外-踝**的腓肠神经后侧分支

对后-内-足 2进行手法操作,治疗**象限-后-内-足2**的胫神经足底内侧分支

对前-内-踝 2进行手法操作,治疗**象限-后-外-足**的胫骨神经外侧足底支

图 18.23　下肢前象限的神经支配　　　　图 18.24　下肢后象限的神经支配

　　对下肢触诊检查要集中于神经通过的点,对最敏感部位进行深度治疗。例如,有一位患者前-外-膝象限感觉异常,非常疼痛,在前-外-髋[207]CF 点和外-髋 CC 点进行深度触诊检查,也可以在枢轴象限内检查腰神经丛是否存在卡压,特别是股神经的卡压。对之前的一个或全部点进行治疗。有时,为了使游离神经末梢周围的组织恢复弹性,有必要松解整个前-外-膝象限的皮下组织。

---

[207] 股后区的浅层神经分布在皮肤上,有三种不同的来源:①股外侧皮神经,支配外侧部;②闭孔神经,支配偏内侧部分;③股后皮神经的臀下支,支配中部。这是这三个神经中最重要的一个。它沿近-远方向纵向延伸,并沿其路径发出内侧和外侧支,穿透股筋膜,并分布于该区域的皮肤。(Testut L. 1987)

下肢象限皮肤整体系统（周围神经）的治疗（图 18.25～图 18.28）

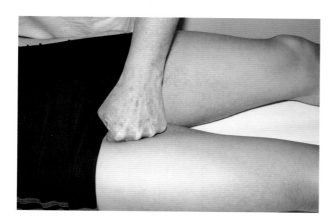

图 18.25　前-内-髋枢轴象限的治疗

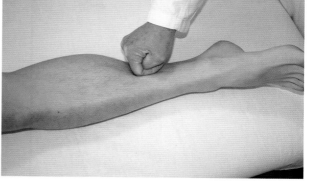

图 18.26　处理前-内-踝 1 CF 点，治疗筋膜室综合征导致的隐神经问题

患者仰卧

复杂的局部疼痛综合征可能源于股神经通过腹股沟韧带[208] 下方时的卡压，卡压点位于股管中。股神经与隐神经相连，隐神经可以传递来自自主神经纤维和感觉神经末梢的信息。

患者仰卧

足踝和足部节段的感觉异常或复杂的局部疼痛综合征可以由隐神经末端分支水平的卡压引起。触诊检查的目的是确定胫骨内侧边缘的压迫点。

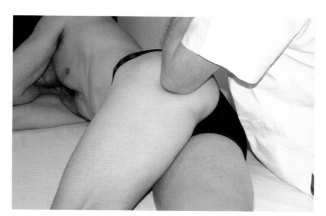

图 18.27　后-外-髋 CF 点或者枢轴点的治疗

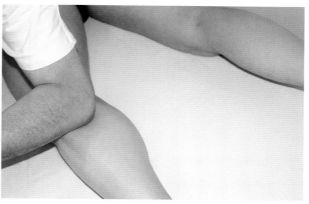

图 18.28　踝象限的后-外-膝 2 CF 点的治疗

患者侧卧

足跟部复杂的局部疼痛综合征也可由坐骨神经引起。因此，有必要对后枢轴点（骶丛神经）进行检查，以确定坐骨神经鞘是否能自由滑动并向周围传导自主神经冲动。

患者俯卧

腓总神经位于腓骨头附近，如果石膏压得太紧或外伤，这条神经可能会受到损伤。身体为修复损伤而形成的结缔组织可能过多，或附着在神经鞘上。

---

[208] 股骨骨折后瘢痕组织所造成的卡压会使股神经受损。股四头肌麻痹可能会发生，更常见的是髌骨反射消失和前部感觉缺失，大腿前表面和小腿内侧面（隐神经）的反射和感觉缺陷。如果隐神经的髌下支在阔筋膜下通过时受到压迫，也会发生髌骨神经病。闭孔神经可以在闭孔管中压缩。疼痛也可能出现在大腿和膝盖的内表面，这种疼痛通常与膝关节疼痛类似。（Benninghoff A.，Goerttler K. G. 1986）

上肢皮肤-体温调节整体系统功能障碍的治疗（图18.29，图18.30）

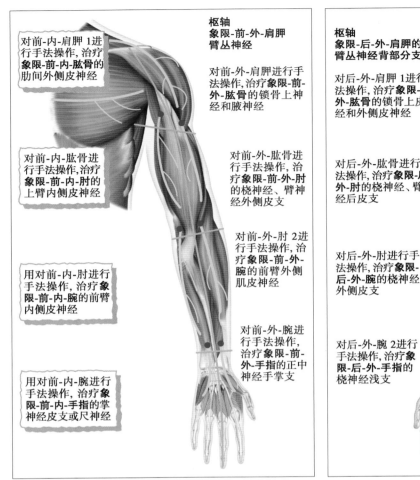

枢轴
象限-前-外-肩胛
臂丛神经

对前-内-肩胛1进行手法操作，治疗**象限-前-内-肱骨**的肋间外侧皮神经

对前-外-肩胛进行手法操作，治疗**象限-前-外-肱骨**的锁骨上神经和腋神经

对前-内-肱骨进行手法操作，治疗**象限-前-内-肘**的上臂内侧皮神经

对前-外-肱骨进行手法操作，治疗**象限-前-外-肘**的桡神经、臂神经外侧皮支

用对前-内-肘进行手法操作，治疗**象限-前-内-腕**的前臂内侧皮神经

对前-外-肘2进行手法操作，治疗**象限-前-外-腕**的前臂外侧肌皮神经

用对前-内-腕进行手法操作，治疗**象限-前-内-手指**的掌神经皮支或尺神经

对前-外-腕进行手法操作，治疗**象限-前-外-手指**的正中神经手掌支

图18.29　前象限的神经支配

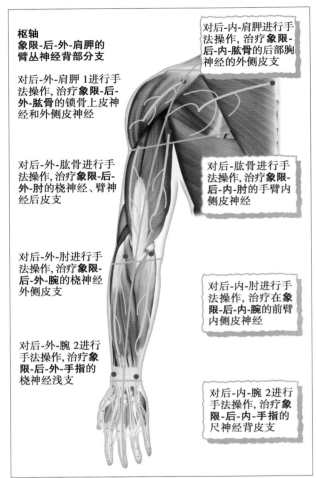

枢轴
象限-后-外-肩胛的
臂丛神经背部分支

对后-内-肩胛进行手法操作，治疗**象限-后-内-肱骨**的后部胸神经的外侧皮支

对后-外-肩胛1进行手法操作，治疗**象限-后-外-肱骨**的锁骨上皮神经和外侧皮神经

对后-外-肱骨进行手法操作，治疗**象限-后-外-肘**的桡神经、臂神经后皮支

对后-肱骨进行手法操作，治疗**象限-后-内-肘**的手臂内侧皮神经

对后-外-肘进行手法操作，治疗**象限-后-外-腕**的桡神经外侧皮支

对后-内-肘进行手法操作，治疗在**象限-后-内-腕**的前臂内侧皮神经

对后-外-腕2进行手法操作，治疗**象限-后-外-手指**的桡神经浅支

对后-内-腕2进行手法操作，治疗**象限-后-内-手指**的尺神经背皮支

图18.30　后象限的神经支配

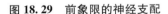

　　临床上最常见的神经卡压涉及正中神经（腕管综合征）、肘尺神经和肩胛上神经[209]。较大的神经纤维通常被不同层次的、松散的胶原组织包围，以保护神经不受筋膜牵拉的影响（Macchi V. 2007）。

即使通过治疗近端象限的CF点已经解决了一个象限的特定皮神经卡压，同时检查枢轴象限也是有用的，因为神经丛可能同时受到刺激。

---

[209] 在病理和创伤后的情况下，筋膜可以收缩或增厚，肩胛上神经可能沿其在冈上窝的方向被卡在肩胛上切迹和棘突切口之间。（Duparc F. 2010）

上肢象限皮肤整体系统(周围神经)的治疗(图 18.31~图 18.34)

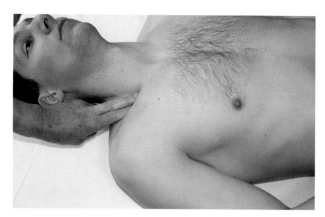

图 18.31 枢轴点前-外-肩胛 2 的触诊验证

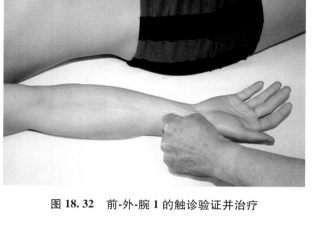

图 18.32 前-外-腕 1 的触诊验证并治疗

患者仰卧或呈坐姿

检查臂丛神经周围的筋膜,这些筋膜由颈中段和下颈椎旁神经节的分支支配。肢端青紫症的特征是手、脚、头发绀并体温过低。这些原始状态的机制与自主神经纤维刺激引发的毛细血管张力改变有关。

患者仰卧

检查正中神经[210]周围的神经血管鞘。肢端青紫症可能是外周血管舒缩性疾病如雷诺病的表现形式。任何感觉或自主神经紊乱都可能与神经丛根和周围神经的卡压有关。

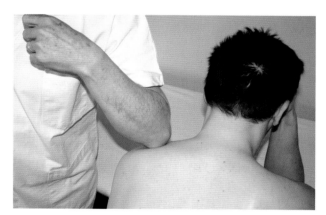

图 18.33 后-外-肩胛 CF 点的治疗

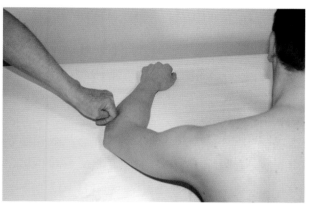

图 18.34 腕节段后-外-肘 CF 点的治疗

患者坐位

胸背神经来源于颈 5 和颈 6,支配菱形肌、前锯肌、斜角肌、提肩胛肌等。桡神经是臂丛神经后干的直接延续。这意味着肩胛上筋膜内的任何致密化都可能影响这些神经。

患者坐位

支配着后-外-腕和后-外-手指象限的浅表皮神经来源于桡神经。当这些象限出现感觉异常时,就要对 CF 点后-外-肘进行手法治疗。冬季时,冷空气刺激桡皮神经的自主成分可引发伴有湿疹和频繁冻疮的肢端皮炎。

---

[210] 正中神经掌支是一根感觉神经,穿过桡腕关节水平的筋膜,它支配着鱼际隆起的皮肤和手掌桡侧。手指分支支配着第一和第二根手指的皮肤,这两根手指的蚓状肌与尺神经的浅支相连。真正的指神经支配着前四指掌侧和背侧的皮肤。(Bennghoff A.,Goerttler K. G. 1986)

头颈部皮肤-体温调节整体系统功能障碍的治疗（图 18.35）

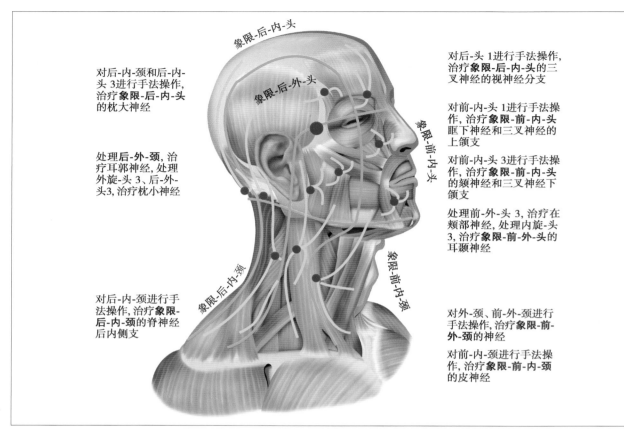

图 18.35   头部前后象限的神经支配

头部的每个象限都有两个神经出现的地方：

- 在象限-前-内-头中，口腔上方有眶下神经，下方有下颌神经。
- 在象限-前-外-头中，颧骨下方有颊神经，腮腺上方有耳颞神经。
- 在象限-后-内-头中，前额有额叶神经，后额有枕大神经。
- 在象限-后-外-头的前部，前额有泪腺神经，在乳突区域后面有枕小神经。

在颈象限中，胸锁乳突肌附近的神经点（Erb点）起源于：

- 前皮神经，支配前-中-颈，部分支配前-内-颈 3 象限。
- 耳郭神经，支配前-外-颈，部分支配前-外-头 3 象限。

- 脊神经内侧支，支配后-内-颈象限。
- 肩胛上神经，支配后-外-颈，部分支配后-外-头 3 和后-外-肩胛象限。

因此，头端也部分被近心端象限的神经分支支配。

下颌骨被从颈部向上和从面部向下的神经支配，它参与了：

- 吞咽和说话，由咽喉控制的功能。
- 咀嚼和微笑，这些功能由下颌骨（第五对脑神经[211]）和脸部控制。

---

[211] 三叉神经的外周分支接收来自面神经和舌咽神经的副交感神经纤维。（Bennghoff A.，Goerttler K. G. 1985）

头、颈象限皮肤系统(周围神经)的治疗(图 18.36~图 18.39)

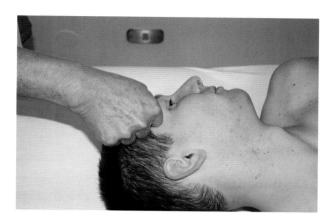

图 18.36　外-头-2 CC 点的治疗

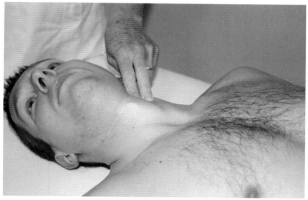

图 18.37　前-外-颈 CF 点的治疗

患者仰卧

三叉神经[212] 支配三种咀嚼肌(颞肌、咬肌和翼状肌),并支配皮肤和面部黏膜的感觉神经。当出现三叉神经痛时,应避免刺激感觉神经。尽管如此,治疗颞肌筋膜对三叉神经的感觉神经成分和自主神经成分会产生有益的反射作用。

患者仰卧

与躯干上的所有皮神经一样,颈部的皮神经支配着它们所占据的象限。它们还支配头部象限的远端(前-内-头 3、前-外-头 3、后-内-头 3、后-外-头 3)。因此,在下颌骨或颈部有发麻或针刺感的情况下,治疗颈象限的 CC 点或 CF 点会非常有效。

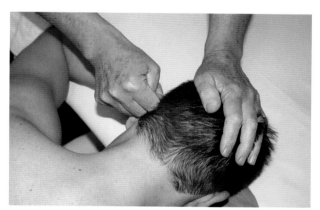

图 18.38　后-外-头 3 CF 点的触诊与治疗

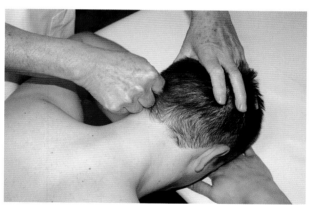

图 18.39　后-内-头 3 CF 点的触诊与治疗

患者呈坐姿,将额头置于手背

如果患者主诉颅骨外侧感觉异常,那么就要检查枕下神经(外旋-头 3)和耳大神经(后-外-头 3)所在区域。在治疗这些点的过程中,患者经常会感到剧烈疼痛。

患者呈坐姿,将额头置于手背

颅部浅筋膜对应于帽状腱膜。筋膜张力正常,其感知功能才能正常。后-内-头 3 CF 点可以平衡枕肌的张力,后-头 3 CC 点可以控制颈部肌肉的张力,而颈部肌肉的张力反过来又能向后拉紧帽状腱膜。

---

[212] 第五对脑神经(三叉神经)有支配面部皮肤的感觉神经纤维(眶上神经等),支配黏膜的感觉纤维(眼和鼻窦的眼神经),支配咀嚼肌(颞肌、咬肌)和内脏运动肌(软腭张肌、鼓膜张肌)的运动和本体感觉纤维。第七对脑神经(面神经)具有包含在浅筋膜内的肌肉运动纤维和二腹肌、茎突肌和颈阔肌的颈运动纤维,它为舌神经提供辨别味道所需的神经纤维,也有支配内脏运动和内脏分泌(泪腺和鼻腺)的神经纤维。(Bennghoff A., Goerttler K. G. 1985)

病例报告

Silvia 主诉右前臂和手的疼痛麻木感已经持续几个月了（图 18.40）。磁共振成像显示存在颈椎间盘突出，她被诊断为颈肩痛。神经外科医生认为这类颈椎间盘突出不需要手术。另外，病史显示，三年前患者曾从自行车上摔下来，右锁骨骨折了。

假设可能刺激到了臂丛神经或者前臂前皮神经。由于右臂在运动检查时没有任何疼痛，因此排除了上肢前部的张力异常。颈部过伸能加重前臂的感觉异常，这可以证明臂丛神经刺激的假设。对 CF 点前-外-肩胛 2 和前-外-肘的触诊检查可以进一步证实这一假设。在治疗完神经丛（前-外-肩胛 2）后，患者说，她的右前臂（不是手）当即就有一种轻松舒适感。触诊检查 CF 点前-外-肘 2，其为阴性，而 CF 点前-外-腕 2 非常敏感。治疗这一点解决了其余症状。

皮肤-体温调节整体系统的治疗流程示意图

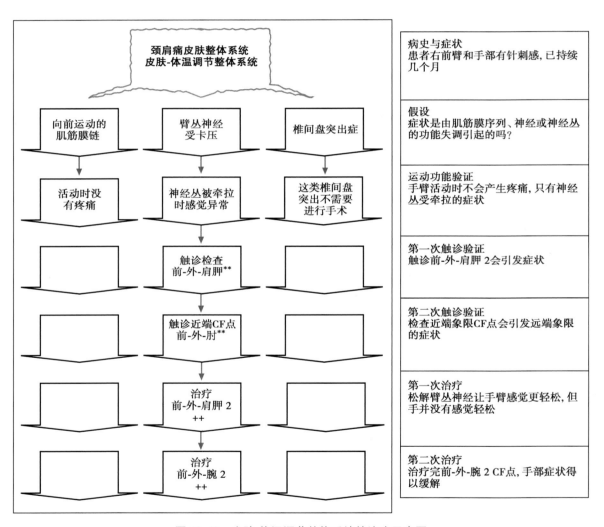

图 18.40   皮肤-体温调节整体系统的治疗示意图

（杨垒   张梦雪   关玲   译）

第十九章
神经-心理整体系统的治疗

本章将对中枢神经系统和心理整体系统进行阐释。

大脑和脊髓形成中枢神经系统。大脑在颅腔内,被脑膜包裹。脊髓在脊柱腔内。

现代神经生理学认为心理能力[213] 主要是特定脑区(皮质、丘脑等)的功能。

本章将重点介绍思维与自主神经系统之间的联系。

病史与症状:中枢神经系统和心理整体系统的功能障碍

治疗中枢神经系统病变是康复医学的主要领域之一。许多中枢神经系统的功能障碍(图 19.1)都可以用筋膜手法治疗。

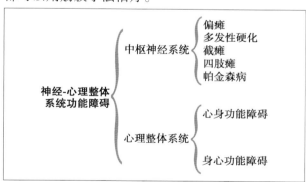

图 19.1　中枢神经系统和心理整体系统最常见的功能障碍

如果治疗师处理协调中心(CC)和融合中心(CF)时将患者的注意力引到他们的身体感觉上,从而促进患者渐进放松,那么,心理整体系统功能障碍就可以从筋膜手法中受益。治疗师可以通过

---

[213] 心理或精神能力颇为复杂,它包括思考过程、对事实和行为的理解或解释、对现实抽象的阐述或重新阐述以及与他人交流的能力、判断能力和适应环境的能力。(Treccani. 2014)

释放体现心身记忆的致密筋膜,间接作用于心因性疾病。

中枢神经系统

中枢神经系统病变在肌肉骨骼系统中表现为麻痹、虚弱、痉挛、疼痛、震颤等。皮质脊髓束(也称为锥体束)的损伤可造成身体对侧的偏瘫。偏瘫是最常见的运动障碍形式,因此将其作为一个例子来说明筋膜手法在中枢神经系统疾病中的作用。

偏瘫基本上分为 3 个阶段:
- 急性期,以松弛性麻痹为主要表现,这一阶段平均持续 2~6 周。
- 亚急性期,多表现为痉挛性麻痹,并随着时间趋于稳定。
- 慢性期或预后期,这时可能会发生营养不良性疼痛综合征,如肩手综合征。

根据不同康复阶段(急性、亚急性或预后期),有三种不同的治疗方法。

先前的理论性文章(Stecco 和 Stecco,2014)已经涉及急性期上肢的康复。

本章将给出下肢的治疗指征,从急性期开始,直到恢复行走。在急性期,筋膜手法可以与其他方法结合使用。

在亚急性(痉挛)期,对于偏瘫或因行动不便导致的疼痛,最好单独使用筋膜手法来治疗。

在下肢运动康复过程中,很重要的一点是要避免引起与病理运动模式相关的联合反应(如上肢共同屈曲、下肢共同伸展)。但是,必须施加定向刺激才能促使神经系统将参与所需运动的肌筋膜单位募集起来。

主要的感觉器官在头部,头盖骨(galea capitis)也应算在这些感觉器官中,因为它负责将三维感觉传入脑干。维持头盖骨基底部张力的小张肌证实了这一假设(图 19.2,图 19.3)。

生理学文献把大脑称为原动力。然而,通过研究进化[214],我们可以确定脏器系统和整体系统连同它们的自主神经是最先形成的,脊髓和大脑的不同部分是后续形成的。

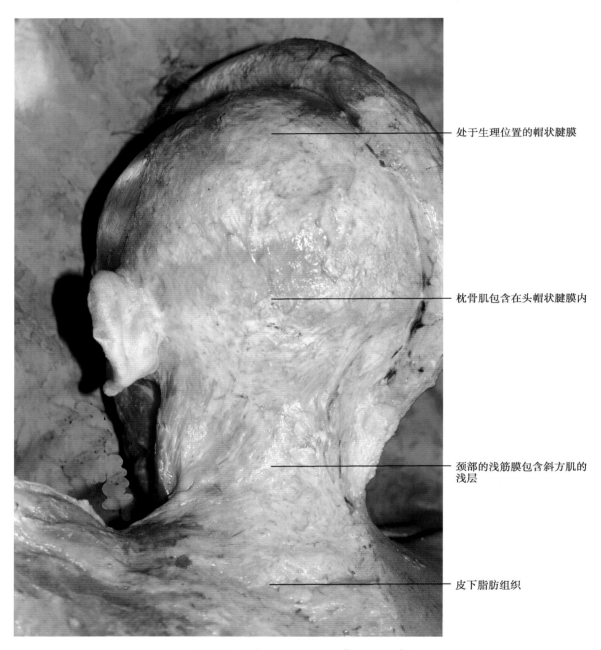

处于生理位置的帽状腱膜

枕骨肌包含在头帽状腱膜内

颈部的浅筋膜包含斜方肌的浅层

皮下脂肪组织

图 19.2　颈部和头部的浅筋膜(帽状腱膜)

---

[214] 神经系统的形态在不同的动物类型中是不同的:在昆虫和节肢动物中有一个肠下腹侧神经节(sub-intestinal ventral ganglia)的同分异构链(metameric chain),通过食膜带连接到食管上神经节。在软体动物中,有耦合神经节(食管上、内脏、胸膜)通过结缔组织系带彼此连接。(Treccani 2014)

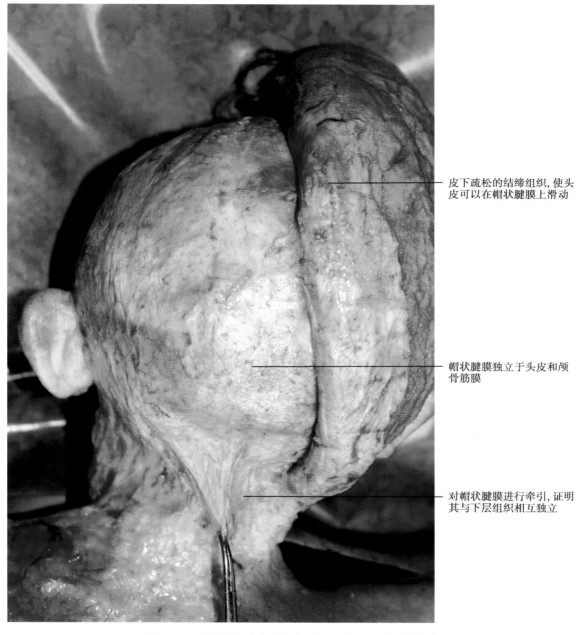

皮下疏松的结缔组织,使头皮可以在帽状腱膜上滑动

帽状腱膜独立于头皮和颅骨筋膜

对帽状腱膜进行牵引,证明其与下层组织相互独立

图 19.3　对头帽状腱膜进行牵引证明其独立于颅骨筋膜

　　心理学认为大脑是所有心理过程的原动力。然而,我们观察进化程度较高的动物就会发现,它们也能产生一些情感[215],并且它们有记忆和学习能力等。这些能力中有一部分与大脑结构无关,而是由自主神经系统决定。人类还发展了推理的能力,这增加了人脑的容量。

---

[215] 在心理学中,"情绪"一词通常是指一种复杂的反应,在这种反应中,从内稳态的基本状态开始,一部分是由生理变化和不同定义(感觉)的主观体验形成的,通常伴随着模仿行为。(Treccani 2014)

急性偏瘫的治疗

对成年人来说,偏瘫可能是由于脑部损伤(也称为脑卒中)引起的,可能有不同的原因,例如:

- 血管(血栓形成、栓塞、出血)。
- 外伤。
- 肿瘤。
- 退行性病变。
- 传染性疾病等。

由血管问题引起的脑卒中症状和体征既可能突然出现(出血),也可能逐渐出现(血栓形成、栓子)。在急性期,患者首先在床上接受康复治疗,然后坐着康复锻炼,最后是站立康复。

床旁康复

患者侧卧时,让骨盆带前后移动,以刺激前-骨盆、前-髋、后-骨盆和后-髋肌筋膜单元上的CC点。

接下来,让肩带与骨盆发生关联运动,以刺激前-肩胛和后-肩胛CC点。最后,让肩胛骨和骨盆带向相反方向运动。

当患者仰卧时,治疗师先让患者将健侧肢体从床上抬起,然后再让他们把患侧肢体抬起。同理,健侧肩膀先抬起,患侧肩膀再抬起,最后,要求患者将一条腿与对侧手臂一起抬起。做这些运动时应避免出现联动。

坐位康复

当偏瘫患者呈坐姿时,他们必须均匀分配其体重。而且,他们必须重新获得姿势平衡,才能不靠椅背而呈自主坐姿。

从坐姿到站立的运动需要激活臀大肌(后-髋)、股四头肌(前-膝)和肱三头肌(后-踝),这样才能将患侧脚固定在地面上。这种协调运动需要激活相反方向的肌筋膜单元。对于偏瘫患者,肌群的大动作往往占优势[216],因此,有必要刺激将这些肌筋膜单元连接在一起的肌筋膜螺旋,这样传入信息便可以通过正确的关联促进脉冲的传递。

在从坐姿到直立姿势(反之亦然)的过程中,要注意避免让偏瘫患者只用健侧肢体承受重量。

站立康复

当偏瘫患者站立不动时,他们通常会更加注意自己的健侧肢体,这会增加他们的安全感。如果他们感觉不到并控制不了患侧肢体,那么就无法要求他们把重心转移到患侧肢体。Kabat提出,抗阻运动可能有助于患者在额状面上转移重量。然而,在进行抗阻运动之前,建议刺激整个外侧和内侧肌筋膜序列(图19.4)。

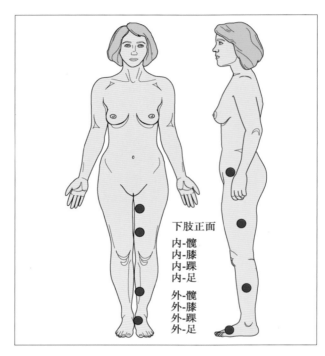

下肢正面
内-髋
内-膝
内-踝
内-足

外-髋
外-膝
外-踝
外-足

图19.4　额状面刺激点

沿着位于同一平面上的肌筋膜序列的点进行刺激,可以促进运动神经冲动[217]从大脑传递到相应的肌肉组织。

例如,要让偏瘫患者恢复步态,就要刺激前向运动和后向运动肌筋膜序列,使其能够产生传入信号,这是至关重要的(图19.5)。

步态康复

对于偏瘫患者,最初行走速度较慢,安全性较差,一个摆动时相较短,另一个摆动时相较快。因此,步态的空间和时间参数应尽快控制:

- 一条腿摆动的速度应与另一条腿相同。
- 每一步的长度应相同。

---

[216] 在制订痉挛性患者的治疗方法时,肌筋膜力学传递的知识与临床相关。脑卒中后或脑瘫患者出现的痉挛和肌肉挛缩症通常会限制正常的关节活动。针对这种运动限制的手术包括纵向切开肌内腱膜。(Yucesoy C. 2010)

[217] 在脑血管疾病,用手刺激身体特定区域,同时手动的关节摆位,唤起运动传出神经的特定表现,有助于中枢神经系统恢复生理运动模式。(Oppelt M. 2014)

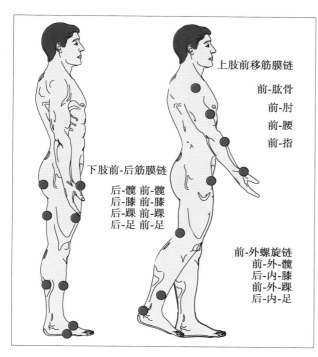

图 19.5　矢状面刺激点

上肢前移筋膜链
前-肱骨
前-肘
前-腰
前-指

下肢前-后筋膜链
后-髋　前-髋
后-膝　前-膝
后-踝　前-踝
后-足　前-足

前-外螺旋链
前-外-髋
后-内-膝
前-外-踝
后-内-足

患侧肢体撑地和摆动时,治疗师应观察是否存在弱或高张力的肌筋膜单元(图 19.6)。

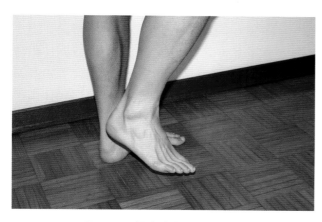

图 19.6　偏瘫肢体的摆动周期

在下肢摆动的同时,上肢通常会向相反方向运动,因此建议从步态康复的初始阶段就训练这种同步运动。

上下楼梯

上下楼梯需要协同激活下肢和躯干的肌筋膜螺旋链。治疗师应观察运动时躯干与负重肢体之间的对线是否正确。

上下楼梯对于偏瘫患者来说是一个挑战,因为他们很难维持下肢 3 个关节之间的正确角度。在下楼梯过程中,髋关节闭锁的变化必须与膝关节和踝关节的闭锁同步;在上楼梯过程中,3 个关节的

开放必须始终协同。

肌筋膜螺旋链可以协调 3 个下肢关节的开放和关闭,因为它们激活了相互拮抗的肌筋膜单元。

治疗亚急性偏瘫

亚急性期通常与出现痉挛[218] 的时期相吻合。实际上,大约20%的脑卒中患者会在前 3 个月内出现痉挛,一年内这一比例会上升到40%。

虽然有一些研究结果表明痉挛可能与筋膜[219]改变有关,但其实痉挛的具体发病机制尚不清楚。

痉挛是常见的运动障碍,这类障碍缺乏自主控制(图 19.7),它的特征是肌张力增加,在中枢神经损伤后出现,而在周围神经损伤中不出现。

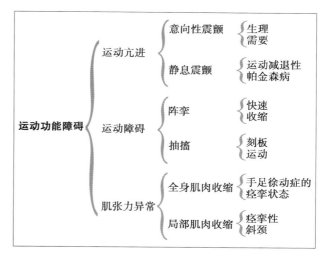

图 19.7　不自主的肌肉收缩

例如,发生臂丛撕脱伤(周围神经损伤)后,由于与周围神经一起走行的自主神经纤维不能再支配这些组织,手臂肌肉就失去张力并萎缩。

其实,中枢神经发生病变(偏瘫)时,起源于椎旁神经节并与周围神经一起走行的自主神经冲动并没有中断。由于椎旁神经节继续通过周围神经传递冲动,脊髓损伤也会发生痉挛,例如截瘫。

---

[218] 痉挛是一种运动障碍,其特征是紧张性牵张反射的速度依赖性增加,肌腱反射亢进。痉挛影响约 70% 的脊柱病变患者和 35% 的脑卒中患者,让他们长期处于偏瘫状态。(Sommerfeld D. K. 2004)
[219] 组织病理学研究表明:痉挛肌肉细胞外结缔组织普遍增多。众所周知,在固定和收缩的肌肉中结缔组织增加会降低其顺应性,并可能降低肌肉中肌梭接受刺激的阈值。(Stecco A. 2014)

对偏瘫或截瘫患者的周围神经感受器施加刺激[220]可诱导自主神经传入椎旁神经节,神经冲动从这些神经节传递到脊髓。在那里,伴随下运动神经元的自主传出神经传递着增加肌肉胶原的信号[221]。如果把自主神经系统考虑进去,那就无法解释为什么痉挛只发生在上运动神经元病变中。

正如最近研究(Stecco A. 2014；Vendramin G. 2014)显示,肌肉痉挛会受到机械和结构变化[222]的影响。这些变化是由自主系统引起的,会导致以下结果:
- 肌内膜的肥大,可以刺激发生痉挛肌肉[223]的肌梭。
- 肌纤维厚度和分布的非正常改变。
- 发生致密化的筋膜细胞外基质与痉挛的肌肉连在一起。

筋膜是一种柔韧组织,经过反复运动[224],它的胶原纤维网会得到加强。当偏瘫患者活动肢体时,所有的肌肉都一起收缩,这就有可能导致过度使用综合征,会影响整个胶原蛋白骨架[225]。此外,筋膜通常会干预主动肌和拮抗肌的抑制,但当其结构发生改变时,筋膜就无法再发挥这一功能,这时外周运动调节功能也会发生改变。

筋膜也有可塑性,因为它有这个特征,所以手法治疗可以通过作用于致密点来解除肌肉的高张力(图19.8)。通过重塑筋膜弹性,筋膜手法可以中断对肌梭的持续刺激,恢复周围运动的协调性。

慢性偏瘫的治疗

慢性偏瘫的结果可包括:
- 与深部肌肉筋膜相关的并发症(肌筋膜疼痛、关节僵硬、半脱位等)。
- 与浅筋膜相关的并发症(反射性痛觉异常或复杂性局部疼痛综合征、肩-手综合征)。

第一种并发症的治疗方法与治疗肌肉骨骼疾病的筋膜手法相同。

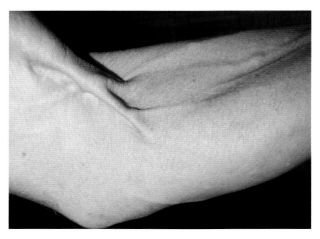

图19.8　该图展示偏瘫患者的左上肢。可观察到肱二头肌的痉挛以及嵌入前臂内侧筋膜的纤维带的张力

即使是健康人,在疼痛[226]存在的情况下,对运动的感知也会发生变化,同时,运动控制也会发生变化。

身体会无意识地避免使用疼痛的肢体,这会使运动模式发生变化,从而建立起代偿机制。对偏瘫患者来说,运动控制已经很困难了,肌筋膜疼痛又会引起一系列代偿行为,在这种情况下是无法训练肌肉、建立新的运动模式的,除非涉及病因的问题得到解决。

偏瘫患者的关节僵硬与肌肉功能缺失是相关的。因此,治疗师与其被动地活动关节,不如去关注有活动障碍的肌筋膜单元的CC点。有时,比较弱的神经冲动会因为肌内膜和肌外膜非常致密而不能引发肌肉收缩,一旦筋膜致密化消解,肌肉能够有力收缩,那么偏瘫患者关节活动受限[227]也会缓解。

在第二类并发症中,浅筋膜纤维化可导致:
- 皮肤与深筋膜之间的粘连,导致自主运动困难[228]。
- 削弱自主神经功能以及淋巴和皮肤整体系统的功能,导致复杂性局部疼痛综合征。

肩手综合征是偏瘫患者最常见的一类复杂性局部疼痛综合征。自主神经系统功能失调是导致

---

[220] 肌肉感受器周围的结缔组织包膜与周围结缔组织具有相同的胚胎发育起源,因此可当作筋膜的一个部分。(Sommerfield D. K. 2004)

[221] 研究表明,在偏瘫的慢性期,痉挛肌肉中的结缔组织会普遍增多。长期卧床的患者也有这种问题。(Stecco C. 2010)

[222] 各类实验研究表明,痉挛性肌肉在组织结构和形态上存在可变性,与长期慢性刺激或失用造成的简单改变是不一样的。(Foran J. R. 2005)

[223] 有三种机制解释痉挛肌肉的"牵拉时阻力增加":细胞外基质黏度增加、肌梭功能障碍和胶原纤维沉积(纤维化)。(Stecco A. 2014)

[224] 对于偏瘫患者,某些运动和姿势导致肌肉和软组织变化是常见的。(Sommerfield D. K. 2004)

[225] 脑卒中后,痉挛性肌纤维的厚度和细胞外基质的增殖会发生很大变化。(Dalla Mora N. 2013)

[226] 本实验研究证明,小腿三头肌的疼痛刺激会引起腓胫关节运动知觉的明显改变。(Matre D. 2002)

[227] 筋膜传递张力,可能会导致疼痛和关节受限。(Hammer W. 2000)

[228] 伤口或炎症过程形成的瘢痕会使筋膜附着在皮肤上。考虑到筋膜和肌肉组织之间的紧密附着关系,单侧肌群的限制可能随后发生。例如,前臂上的小瘢痕会导致手的位置发生实质性变化。(Lang J. 1978)

这一疾病的重要原因,所以它也被称为反射性交感神经营养不良。在这种情况下,肌肉痉挛不是最棘手的问题,皮肤感觉障碍、水肿和蔓延至整个肢体的疼痛等症状才最难解决(图19.9)。

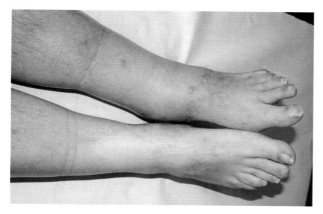

图19.9 慢性偏瘫患者左下肢水肿并伴有痛性肌营养不良症

因此,面对这些情况,治疗师应先治疗浅筋膜象限,疼痛减轻时,再对致密的深筋膜点进行操作。只要深筋膜点没有得到充分治疗,症状就可能会持续。

如果水肿是普遍症状,那么治疗可以从松解枢轴象限的淋巴管开始,然后对水肿更严重的远端象限进行按压。

如果有其他伴随功能障碍,那么治疗师可以遵循先前介绍的针对其他整体系统的治疗方案。

心理整体系统

许多研究人员(Ernst Kretschmer, Mar tiny, Pende 和 William H. Sheldon)已经注意到一个人的身体状况与他们的行为之间存在相关性。希波克拉底确定了四种气质:乐观、冷静、易怒和忧郁。

Kretschmer(1921)区分了三种体质类型(图19.10):

a. 矮壮型或内脏强健型,身材矮小而结实健壮。

b. 运动型或躯体发达型,骨骼较大并且肌肉发达。

c. 虚弱型或大脑紧张型,通常身材高瘦。

Sheldon(1940)认为人体可以以3个胚层为依据进行分类:

– 与内胚层相连或从内胚层发育而来的消化系统和呼吸系统。

– 与中胚层相连或起源于中胚层的肌肉、心脏和血管。

– 与外胚层相连或起源于外胚层的皮肤整体系统和神经整体系统(图19.10)。

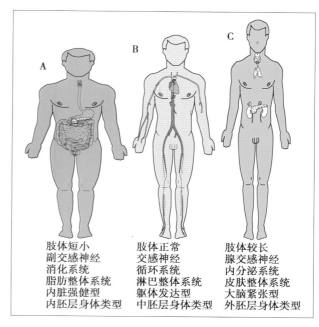

图19.10 身体类型与性格特征的关系

这3个胚层发育而构成了人体,所以每个人的身体结构都可以以这3个胚层为依据来划分。

在人类体内,每个胚层所衍生出来的脏器系统都由一个特定自主系统支配:

– 呼吸和消化系统(内脏序列)来源于内胚层,由壁内和壁外神经节支配,迷走神经的主要分支延伸到这些神经节。

– 肌肉和循环系统(脉管序列)来源于中胚层,由壁内和壁外神经节支配,内脏神经的主要分支延伸到这些神经节。

– 内分泌和造血系统(腺序列)来源于外胚层,由壁内和壁外神经节支配,膈神经的主要分支延伸到该神经节。

整体系统和人类先天本能也与三种身体类型有关(表19.1):

– 内胚层身体类型,肢体短小:代谢-脂肪整体系统,生存和自我保护的本能[229]占主导。

---

[229] 有机体生活在一个有时有利、有时敌对、很少中立的环境中。一个有利的环境允许动物找到食物,以及可与之交配繁殖的伴侣,以及躲避敌人的避难所。(Kent G. 1997)

表 19.1　身体类型和身材之间的相关性

胚层	内胚层	中胚层	外胚层
身体类型	内脏强健型	体力旺盛型	大脑紧张型
生物型	肢体短小	肢体正常	肢体较长
自主神经系统	内脏序列神经节	脉管序列神经节	腺体序列神经节
神经本能	迷走神经生存本能	内脏神经领土意识	膈神经保护本能
系统和序列	消化系统呼吸系统	循环系统泌尿系统	内分泌系统造血系统
整体系统	脂肪-代谢整理系统	淋巴-免疫整体系统	皮肤-温度调节系统
针灸经络	荣气	卫气	元气
	肺经-大肠经-胃经-脾经	心经-小肠经-膀胱经-肾经	心包-三焦-胆-肝
筋膜	脏筋膜	肌筋膜	浅筋膜
治疗	悬链和张量	肌筋膜序列	传入象限

- 中胚层身体类型,肢体正常:淋巴-免疫整体系统(肌肉循环),领土意识或自我肯定的本能占主导。
- 外胚层身体类型,肢体较长:皮肤-温度调节系统(发汗和内分泌腺),繁殖或保存物种的本能占主导。

针灸理论认为,能量在人体中以三种不同的方式循环:

a. 营养能量(荣气)在与呼吸系统(肺经)和消化系统(胃经、大肠经)相连的经络中流动,因此也在内脏筋膜(胸膜和腹膜)中流动。

b. 防御能量(卫气)主要流入与泌尿系统(肾经、膀胱经)和循环系统(心经、外周循环)相关的经络,因此在肌筋膜(深筋膜)中流动。

c. 染色体或遗传能量(元气)在所有经络中流动,特别是在与内分泌系统(肝经、心包经)和皮肤-温度调节系统相连的经络中流动,因此也在浅筋膜中流动。

本能是每种动物的先天行为[230],在进化过程中首先形成。由自主神经系统的传入所产生的情绪则是后来形成的[231]。

生存本能促进了幸福和快乐情感的形成,领土意识形成了权威感和自尊心,而自我保护的本能则促成了爱情和友谊情感的形成。

以这些为基础,再加上推理和抽象思维,一起构成了人类的思想或心理。

心身功能障碍

很难确定一种精神疾病最初是源自躯体(身心疾病)还是源自心理(心身疾病),因为这两个因素往往互相影响,一开始是身体功能紊乱,身体的不适会给人带来困扰,他们为自己的健康而焦虑,这种焦虑又会进一步给身体状态带来消极影响。我们首先分析心身疾病,再阐释身心疾病。

迷走神经、内脏神经和膈神经将神经冲动从大脑传到脏器系统[232]。

在人类体内,这些从大脑传到身体的神经冲动(心身性)可以强化上文提及的三种类型的性格特征(图 19.11):

- 如果迷走神经过度兴奋,会促进内脏序列的活动,让人吃得更多,体重增加,然后人就会因过度肥胖而抑郁和自我怀疑。
- 如果内脏神经将兴奋刺激传递到血管和肌肉神经节,就会造成人体肌肉痉挛,助长人的支配意识,进而产生支配和战胜他人的欲望。
- 如果膈神经持续刺激胸腺、心包和腹腔神经节,人就会变得腺体功能亢进,从而改变他们的社会行为和社会关系,影响爱情和友谊。

这些相互作用属于 Pavlov 发现的条件反射弧[233]。

条件反射或条件反应是由重复的外部刺激引起的后天习惯,它会改变特定的本能、气质以及身体类型或身体结构。

可能存在与张力结构功能障碍类似的节段性身心功能障碍:

- 颈部张力异常可产生如鲠在喉的感觉,这通常被认为是心身疾病。
- 胸肌收缩会产生心动过速和不安感,时间长了,这种不安感会导致疑虑症。

---

[230] 自我保护的本能(或营养本能)保证了个体生命的维持。群居本能(或社会本能)是人类和动物的常见本能,它驱使同一个物种同居在一起。性本能带来性冲动,与母性共同保证了物种的维持和存续。(Treccani. 2014)

[231] 作者假设,欲望、本能(如饥饿、口渴、性冲动)和情绪等内在因素活动影响自我认知和行为。一旦这些和其他内脏因素达到足够的强度,它们就会诱导个体为了自己的利益而行动。(Loewenstein G. 1996)

---

[232] 内生因素是情绪因素,如快乐、愤怒、忧郁、困扰、悲伤、恐惧、惊讶和震惊。这些因素引起的疾病称为内源性疾病。(Manuale di agopuntura. 1979)

[233] 在神经生理学中,条件反射是由反复与自然刺激相关的非特异性刺激引起的,是由 I. P. Pavlov 发现的。(Treccani. 2014)

- 腰部张力结构的改变可引起胃下垂感,经常伴有焦虑[234]。

也可能存在与某种特殊身体类型相关的整体心身功能障碍:

- 焦虑可能首先影响内脏序列,导致哮喘和结肠炎,内胚层身体类型常有此改变。
- 焦虑累及肌肉组织,常伴有震颤或肌张力亢进,常见于中胚层身体类型。
- 焦虑引起皮肤出汗、发红或皮炎,多发于外胚层身体类型。

采集病史要特别询问患者,当有强烈焦虑感时,他们是否会感到呼吸受迫、肌肉震颤或面部发红。根据症状所涉及的身体类型来选择恰当的治疗方法。

身心功能障碍

内部自主神经的传入和浅筋膜神经的传入形成了人的情感和性格要素。研究证明,向皮下组织注射高渗盐溶液会引起与情感相关的疼痛[235]。

心理神经内分泌免疫学研究心灵/心理与大脑/身体之间的关系,心理学则研究心理如何导致躯体功能障碍(心身功能障碍)(图19.11)。

筋膜手法更关注身体对心理的反作用力,即躯体障碍在心理记忆中延续的方式(身心功能障碍)。

例如,躯干或四肢的肌肉紧张会改变大脑传入并影响思想和决定。阳性或阴性传入可以强化或弱化人的情绪感觉。某种刺激长期、普遍存在会造成特定身体类型的身心功能障碍。

对于身心功能障碍患者,筋膜手法作用于身体,可以打断干扰正常情绪状态的传入信号,从而对心理进行治疗。

患者常常将他们缺乏信心、尴尬、恐惧、愤怒和沮丧[236]情绪与最近的身体或情绪压力联系起来,如人际冲突、丧亲、暴力、事故或自然灾难。然而,为什么有些人可以克服压力,而有些人就会在压力下身心分离?身心分离状态好发于筋膜中存有诱发记忆的人群。如果一个人持续处于被攻击状态

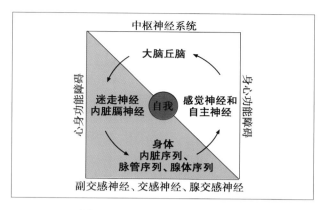

图19.11 心身和身心功能障碍

并始终保持肌肉紧张,那么筋膜就会因为过度使用而发生致密化。身体处于这种状态的人就很容易患上心身功能障碍,即使他们面对的压力并不大。

"筋膜记忆"能让机体产生无法控制的行为障碍,属神经症(neuroses)[237]的范畴,患者能意识到但无法控制这些行为。筋膜手法治疗可以通过关闭传导回路来减轻压力症状[238]。

Wilhelm Reich[239]坚信要治疗心理疾病不能忽视对身体的治疗。一些研究已经证明推拿可以缓解抑郁症的症状[240]。

曾经历过内脏、脉管和腺体序列功能失调的人也更容易患上抑郁症和焦虑症。

在采集病史时,治疗师要有意识地了解患者的功能障碍是仅关乎身体还是也涉及心理因素。除了观察患者的应答情况,还可以通过观察患者的态度来推断[241],比如,一个食管反流并伴有抑郁的患者,往往会面部表情缺乏。

与人类情绪[242]相关的自主反应会在丘脑中有详细的阐述,并通过脑神经的自主纤维传递到面部:

---

[234] 胃酸和焦虑之间的联系使人们相信溃疡病理上是一种心身疾病。相反,焦虑可能是大多数溃疡的结果,而不是原因。(Gershon M. D. 2003)

[235] 如果将高渗溶液注射到肌肉筋膜或皮下,疼痛的性质是不同的。肌肉筋膜注射产生刺痛或灼痛,而皮下注射则产生痛苦、沉重和非常剧烈的疼痛,这些描述疼痛的术语与情感成分有关。(Schilder A. 2014)

[236] 由于抑郁症给患有这种疾病的人的健康带来了复杂的负担,它被认为是第四大疾病。实际上,抑郁症患者会受到很多病理因素的影响。(Taber C. 2007)

[237] 神经症会干扰情感,但不会影响智力,它是一种心因性疾病,其特征是患者意识清楚但无法控制的异常行为。精神病是一种精神障碍,其特征是人格的严重分裂,伴随着知觉、推理和行为的紊乱,而患者对此一无所知。(Treccani. 2014)

[238] 磁共振成像表明,用针刺激皮肤上某些点会使杏仁核、海马体以及其他与恐惧有关的大脑区域活动减少。(Hui et al. 2000)

[239] 如果总是有同样的想法,那么受试者的肌肉就会保持一种夸张的特点。躯体会很"僵硬",并且不会根据个人的发育而发展。(Reich W. 1957)

[240] PubMed、EMBASE、PsycINFO 和 CINAHL 电子数据库发表的研究对2008年7月以前的抑郁症患者的按摩治疗随机对照试验进行了荟萃分析。这项研究表明,按摩能够有效减轻抑郁症状。(Hou W. H. 2010)

[241] 在一小时的玩耍中,你会比在一年的交谈中更了解一个人(柏拉图)。

[242] 大量研究表明,情绪系统可以通过激活心血管、骨骼肌、神经内分泌和自主神经系统来帮助我们应对环境中遇到的挑战。(Nummenmaa L. 2013)

- 当人生气时,来自颈上神经节的交感神经纤维会增加头部的血液循环,而当害怕时,交感神经纤维会使血液循环减少(面部苍白)。
- 当人高兴时,面部神经的副交感神经纤维会刺激面部的小肌肉,而当不高兴时就不会有这种反应。
- 当人悲伤时,舌咽神经中的腺交感纤维会刺激所有腺体的开口,引发流泪、唾液分泌增多和鼻塞的感觉,而当人惊讶时,这些纤维会使腺管关闭,引发喉咙干燥和眼鼻闭合。

治疗身心功能障碍疗程会更长,因为它们涉及筋膜代偿的第三阶段:
- 筋膜代偿的第一阶段是过度使用(外部张力)导致的肌肉筋膜致密化。
- 第二阶段为滑动障碍(内部功能障碍)。
- 第三阶段是内部紊乱向丘脑和大脑皮质的转移(身心功能障碍)。

治疗内胚层功能障碍

个人成长环境可通过不同方式与三种本能相互作用,起到促进或抑制效应。通过条件反射或获得性反射弧,与本能相关的自主传入神经可以强化某些情绪[243]和躯体特征。

例如,出于生存本能,婴儿生来就会哺乳(图19.12)。在母乳喂养前,婴儿会感到饥饿和不适,而在喂养后,婴儿就有满足感和幸福感。饥饿感产生了不安,这种情绪会被意识阐述为痛苦,而饱腹感则意味着幸福感,这是一种被意识转出来的快乐情感。生来具备的生存本能有助于婴儿和母亲之间形成依赖关系。

如果婴儿在一个充满爱的家庭环境中成长,那么他们的各种情绪就会在生理方式的主导下形成,否则就会出现不正常、不自觉的反应。

一个小孩可能会用拒绝吃饭来表达他们的情感不安。这种态度给父母带来了困扰,这种反馈会强化孩子的某种信念:"拒绝吃饭能引起父母的注意"。于是,这个孩子在成年以后,可能仍会利用他们的内脏问题来吸引别人的注意,他不是有意识地这样做,其实他才是受害者。但他们对内脏功能的过分关注会产生刺激迷走神经,进而干扰正常的肠

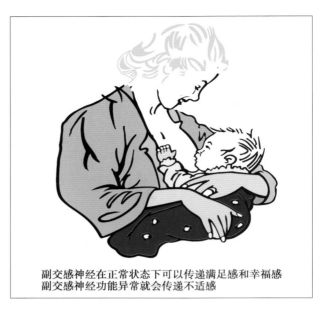

副交感神经在正常状态下可以传递满足感和幸福感
副交感神经功能异常就会传递不适感

图19.12　与生存本能相关的情绪

道功能。当这个人咨询筋膜治疗师时,治疗师会发现他的确有肠功能障碍,但治疗时不应只关注腹部,还要关注心理因素。

在这种情况下,治疗师如果告诉患者他的肠道问题跟心理因素有关,患者可能会拒绝治疗。所以,治疗师不必跟他说这些,而是要通过手法作用于悬链张力来阻断已经建立的条件反射。随着时间的推移,内脏蠕动情况和外部肌肉组织的紧张度都是患者对其内部功能的关注程度所决定的,治疗师改善了躯干悬链、远端张量和控制悬链的弹性(位于消化管的开始处),能中断外围刺激,从而可以分散患者对特定部位的注意力。

总结

当和内胚层相关的组织结构发生改变时,呼吸困难、哮喘、消化不良等疾病就会在内脏筋膜中形成。

这些呼吸系统和消化系统病变能改变高压人群的性情。内胚层身体类型的性格通常是善于社交、放松、宽容、外向和愉悦,会被疾病改变为不合群、易激动、不宽容、内向和疑虑症。

筋膜治疗师注意到这些心理表现,就会将治疗重点放在躯体上,特别是躯干和头部的3个悬链以及远端张量。

在操作过程中,治疗师应该通过询问患者来吸引患者对自己身体的注意力,这种方法有助于患者意识到身体功能的改善。

---

[243] 心理生理学是研究生理和心理过程之间关系的科学,例如,与情绪相关的自主系统反应。(Stedman. 1995)

治疗中胚层功能障碍

交感神经系统负责协调循环功能,肌肉系统是与循环功能相关的最为重要部分。领土意识是许多动物的天性。人类的这种本能已不再体现在对特定领域的维护上(图19.13),而是表现为自信或对社会地位、工作、住所和家庭的捍卫。

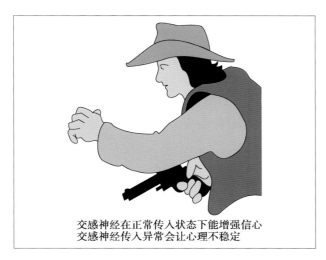

交感神经在正常传入状态下能增强信心
交感神经传入异常会让心理不稳定

图 19.13　与领土意识有关的情绪

对于孩子,领土意识通常受到父亲或家庭负责人的影响。

能够取得良好社会地位或工作岗位的人往往充满自信和自豪。

相反,由于压抑或柔弱而无法实现自我价值的人往往缺乏安全感和胆怯。交感神经系统功能缺陷会滋生恐惧感,导致流向四肢和面部的血液不足,出现"因恐惧而苍白"[244]。需要特别注意的是,治疗与交感神经系统有关的身心功能障碍[245] 要从治疗肌肉组织入手。

首先触诊躯干和四肢的后肌筋膜序列,然后对深筋膜致密点进行手法操作。

只要筋膜致密化得到缓解,造成肌肉维持收缩和报警状态的因素就被移除了。

举个例子,如果一个刚参加工作的年轻人发现自己的老板要求很高,他就会因害怕失败而感到焦虑,从而导致肩部和背部肌肉紧张。几个月后,虽

然他的工作已经取得了一定成绩并得到认可,但当见到老板时,他可能仍会感到焦虑。

筋膜治疗师可以通过改变肌肉筋膜的弹性来阻断这种条件反射。实际上,维持焦虑记忆的不是肌肉,而是致密的筋膜。在持续几个月的压力下,发生致密化的筋膜维持了最初的条件反射。只有解决了筋膜致密化的问题,患者才能从这种反常的焦虑中解脱出来。

总结

当与中胚层有关的组织结构发生改变时,肌肉和关节会疼痛,深筋膜中也会普遍存在高张力。这些肌肉骨骼系统的病变会让承受压力的人改变性情。与中胚层有关的组织结构通常能为人提供自信,在疾病的影响下,人会缺乏自信、焦虑或有攻击性。

筋膜治疗师注意到这些心理表现,他们要把工作重点放在躯体上,特别是肢体和躯干的 3 个肌筋膜序列。

在对这些点进行操作的过程中,治疗师应提醒患者注意感觉肌肉的状况,询问他们是否能感到放松。这种方法能强化从身体传递到丘脑和大脑的本体感受传入。唤醒对身体感知才能阻断之前建立的条件反射,使得中胚层特征恢复正常。

治疗外胚层功能障碍

腺交感系统形成调节内分泌腺和外分泌腺功能的组织结构。性腺是部分内分泌腺(分泌睾酮和雌激素)、部分外分泌腺(分泌精子和卵子),这与物种自我保护的本能有关。通过血液循环和腺体序列筋膜的连续性,性腺与肾上腺、垂体相连。繁衍物种的天性是生殖冲动的一个独特部分。这种天性与人类灵魂所具有的众多情感有关,如爱、情感、创造的动力、探索等。

心包由膈神经[246] 支配,因此,男女相悦之时的心悸反应主要由膈神经感知(图19.14)。

"phrenic"一词来源于希腊语"phren",意思是"思想"。因此,几千年来它一直与许多情感联系在一起[247]。例如,甲状腺功能亢进患者的腺交感系

---

[244] 由于人体皮层体感网络的几个子区域包含身体的体感表征,体感和内脏传入输入的特定组合可能在建立情感感觉方面发挥核心作用。(Nummenmaa l. 2013)
[245] 躯体化呈现出多种类型,潜意识过程中的躯体化就是把潜意识中形成的情绪障碍转移到躯体上来。(Rachlin E. 2002)

[246] 在颈部,每根膈神经都有来自颈交感神经节的吻合支。在胸段,每根膈神经都向纵隔胸膜、纤维性心包和浆液性心包壁层发送感觉分支。(Gray H. 1994)
[247] 大多数基本的情绪都与上胸部活动增强的感觉有关,比如呼吸和心率的变化。同样的,面部区域的变化(即面部肌肉组织的激活、皮肤温度、流泪)都与情绪变化有关。(Nummenmaa L. 2013)

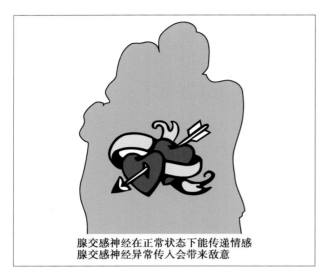

腺交感神经在正常状态下能传递情感
腺交感神经异常传入会带来敌意

图 19.14　与生殖本能有关的情绪

统异常活跃,患者总是焦躁、紧张、易怒,患有失眠和四肢震颤。胸腺和扁桃体等其他腺体则负责通过免疫系统保护整个身体。

腺交感神经系统还调节外分泌腺的功能,外分泌腺是嵌入皮肤和皮下组织的腺体。泪腺分泌眼泪可以表达一个人的情绪;当一个人处于危险中时,汗腺会分泌汗液,俗称"发冷汗";面部皮肤会因情绪变化而改变颜色。

因此,腺交感系统将个人的内心感受传达给外界。这种原始的社会交流方式存在于所有"高级"动物中。在人类中,它逐渐被文字所取代,发挥的是大脑的阐述功能。如果大脑的某部分出现功能障碍,那么这个人就特别多嘴和有侵入性,或者与外界隔绝。

治疗腺交感神经系统功能障碍要从浅筋膜入手,它是体内与体外的屏障。浅筋膜致密化常见于外胚层身心功能障碍,儿童为多发人群。一般来说,小孩子容易受到压力,这种压力会影响到他们的亲情关系(例如与父母关系淡漠),但其实成年人同样会受到人际关系的影响。

例如,当一个孩子开始上幼儿园或小学时,融入课堂可能会有困难,他们的自尊心又不允许他们被拒绝,所以他们可能会采取一种咄咄逼人的态度,以表明是他们不愿意接受别人,而不是用合适的方法。时间长了,这种持续的压力会增强孩子的攻击性和多动症反应,或者让孩子更加自我孤立,表现为活动不足、思维混乱、注意力不集中和阅读困难。这样的患者在触诊检查和治疗过程中,往往会很有防御性,不想被触摸。

治疗浅筋膜不需要深层次的操作,轻微的松解手法就够了。将手掌放在更易接近的区域并施加轻微的旋转运动来治疗。

在某些情况下,特别对儿童进行治疗时,为了引起患者注意以确定触摸到了确切部位,可以从手指或脚趾开始操作,在手和脚之间交替进行,这是为了阻止患者心猿意马,让他们感受自己的身体。

总结

当与外胚层有关的组织结构发生改变时,人体与外界就隔绝了,浅筋膜会表现出发红、皮炎、出汗过多等。皮肤和体温调节系统的这些变化会在承受压力的人身上体现出来,通常会有触觉传入改变,进而出现针扎感、四肢发冷、出汗等现象。

与外胚层相关的组织结构有助于提升谨慎、保密和感性的特质,若一个人受到干扰出现功能障碍,可能会变得古怪和过度热情,或冷漠和麻木不仁。情绪障碍会引发社交障碍,也会使一些神经递质(如多巴胺、去甲肾上腺素和血清素)浓度发生变化。这些神经递质与内部腺体、自主神经系统有关,而自主神经系统能影响人的情感。

对于这类患者,筋膜治疗师治疗时要更关注身体,尤其是浅筋膜。

用手法对浅筋膜象限进行操作时,治疗师应通过询问患者是否能感觉到被触摸的身体部位来吸引他们的注意力。这有助于强化外部感受传入,并使其与外界关系变得正常。重新激活人对触觉的感知可以阻断随时间推移而发展起来的反射,调节人体的无意识行为,使外胚层特征得以重建。

心理整体系统的治疗：改变与内胚层相关的组织结构（图 19.15～图 19.18）

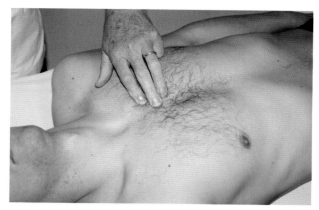

图 19.15　触诊 CF 点前-内-胸 2

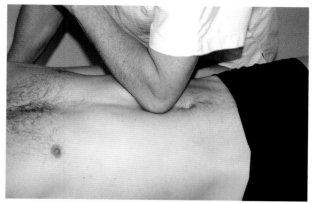

图 19.16　治疗 CF 点前-内-腰 2

患者仰卧

这里借一个例子介绍内胚层功能障碍的治疗。患者用很夸张的方式描述与肠道便秘相关的症状，很像疑病症。

假设内胚层相关组织结构发生功能障碍，就要对躯干前方的悬链进行触诊检查。

患者仰卧

触诊检查发现 CF 点前-内-胸 2[**] 和前-内-腰-2[***] 非常敏感，还有远端张量中 CF 点前-内-踝 1 右侧[**] 敏感。治疗这些点时，患者说感觉更焦虑了，这是他接受了多年的治疗却没有好转的一个症状。

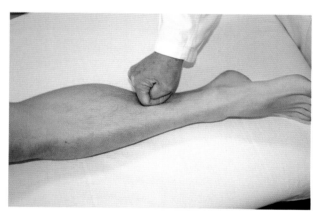

图 19.17　治疗前-内-踝张量

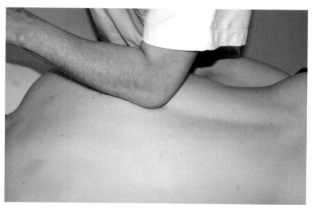

图 19.18　治疗 CF 点后-内-胸 3

患者仰卧

治疗右侧 CF 点前-内-踝 1 时，患者很惊奇地感到腿部有相当轻微的疼痛，之前这个区域没有这种感觉，而触诊左腿上的对应点却不觉疼痛，这让患者更加惊奇。在胸部、腰部和足踝 3 个点之间交替进行手法操作。

患者俯卧

在治疗完前点之后，检查躯干后筋膜链，只有 CF 点后-内-胸 3[**] 这个点比较敏感。在治疗结束时，患者说："我很神奇地发现肩膀轻松了，我已经有好几年没有这种舒服的感觉了。"

案例报告

一名 30 岁的足球运动员有耻骨炎,疼痛持续了约 8 个月(图 19.19)。根据病史描述,他的疼痛从他父亲突然死亡时就开始了。进一步交流获知,父亲去世后,这个年轻人的睡眠受到了影响,而且他很难做到深呼吸,总觉得胸骨部闷重。在过去的 3 个月里,他全身都感到疲惫。分析结果(如心电图)均为阴性。考虑到这些症状都是在情绪创伤后开始的,所以治疗计划也是针对心理因素。假设与内胚层相关的组织结构(呼吸困难)和与中胚层相关的组织结构(耻骨炎和疲劳)发生了代偿。首先对躯干悬链进行触诊验证,发现前-中悬链较为敏感性(前-内-腰2***),下肢上的相应枢轴点也很敏感(内旋-髋**)。对后筋膜链的检查暂时推迟,治疗前面的点,对前-内-腰 2 和内旋-髋进行操作。患者说,治疗这些点时,能感到胸部和耻骨区的深部有一种温暖和放松的感觉。第二次治疗针对后肌筋膜序列(后-颈 双侧**,后-腰 双侧**)。治疗结束后,患者非常兴奋,他觉得自己的问题从整体角度得到了确诊和解决。

心理整体系统的治疗流程示意图

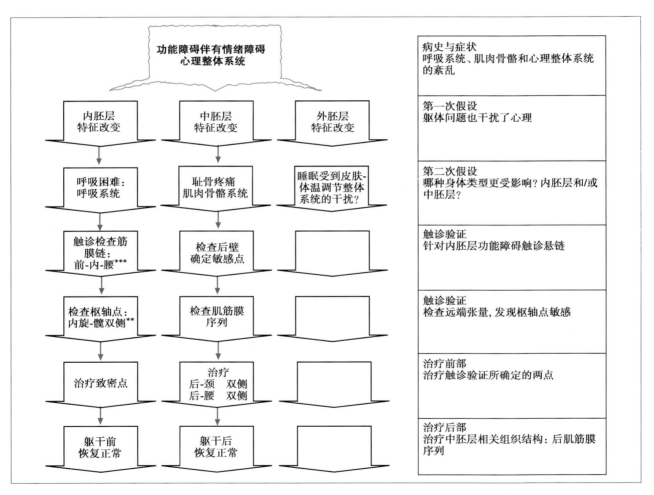

图 19.19　心理整体系统治疗示意图

(杨垒　张梦雪　关玲　译)

第二十章
概　要　表

为了让不熟悉筋膜手法的读者更加清楚明了，本章将提供协调中心点（以下简称 CC 点）和融合中心点（以下简称 CF 点）的总图。

因为点与点之间是相关联的，所以每个点都会涉及多种功能（图 20.1）。

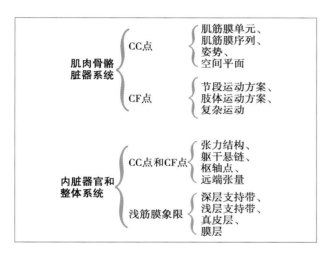

图 20.1　根据其关联，CC 点和 CF 点的不同功能图

CC 点在肌肉骨骼系统（腱筋膜）中的作用可归纳如下：

- 单独看 CC 点，它是构成肌筋膜单元的运动单元产生的向量中心。
- 如果一个 CC 点与沿着相同肌筋膜序列（前或后、外或内、内旋或外旋）的近端或远端 CC 点相关，那么它就能影响肢体或躯干在一个方向上的运动。
- 如果一个 CC 点与一个拮抗 CC 点在同一节段中协同工作，那么它将对身体在一个空间平面维持姿势稳定有帮助。

CF 点在肌肉骨骼系统（筋膜）中的作用概括如下：

- 如果单独看 CF 点，它可以协调单个关节在两个方向之间的中间运动。
- 如果一个 CF 点与沿着相同肌筋膜对角线的近端和远端 CF 点相关，那么它就能影响肢体的运动模式（如前-内、前-外等）。
- 如果 CF 点与相邻节段的拮抗点 CF 点相关，那么它将助力协调复杂运动模式。

CF 点和 CC 点以张量形式控制和影响内脏器官蠕动可归纳如下：

- 如果一个 CF 点与沿着同节段张量的其他 CF 点共同作用，那么它可以参与张力结构的形成。
- 如果一个 CF 点及相关 CC 点，与整个躯干张量上的其他 CF 点共同作用，那么它就能影响躯干悬链的形成。
- 如果一个 CF 点与头部、四肢的 CF 点共同作用，则它就能控制内部筋膜和远端张量之间的张力平衡。

浅筋膜或皮下组织象限在整体系统生理学中的作用可归纳如下：

- 象限深筋膜支持带参与控制淋巴循环。
- 象限浅筋膜支持带参与调控脂肪或脂肪沉积物。
- 象限内的真皮层和膜质层（membranous）参与调控自主神经和触觉神经支配。

用筋膜手法治疗肌肉骨骼、内脏器官和整体系统的功能障碍，其适应证有很多，流程图中（图 20.10）总结了比较常见的指征。

总结假设和治疗方案制订的过程（图 20.11）。

治疗肌肉骨骼整体系统功能障碍需要进行的运动检查步骤（图 20.12），以及治疗脏器系统和整体系统功能障碍需要进行的触诊验证步骤，都总结在示意图中（图 20.13、20.14）。

由于人类心理整体系统与肌肉骨骼整体系统、内部器官之间相互作用、相互影响，所以本章也列出了心理障碍患者的适应证（图 20.15，图 20.16）。

用绿色标出的 CC 点位于正面;用淡蓝色标出的 CC 点位于矢状平面;用黄色标出的 CC 点位于水平面上。黑线表示每个 CF 点在解剖图上的定位(图 20.2)。

头颈部的 CC 点和 CF 点

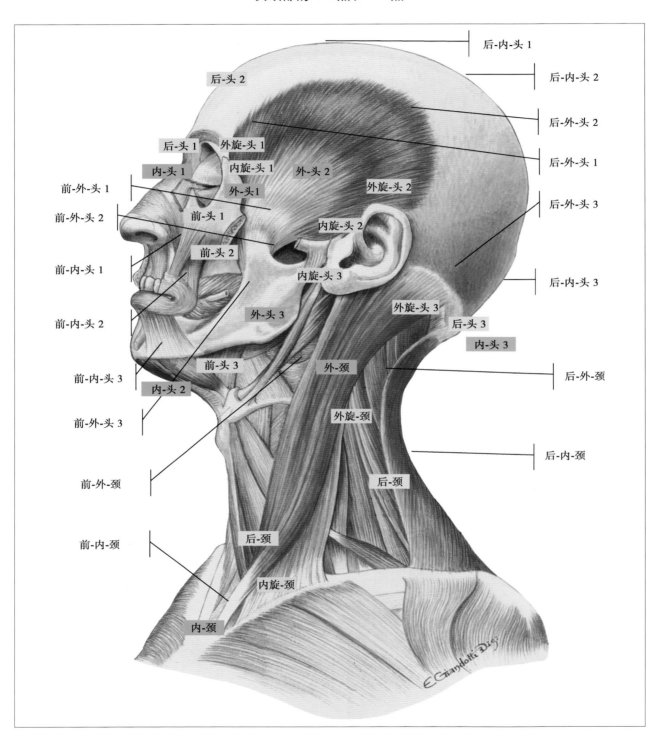

图 20.2　头颈部的 CC 点和 CF 点(摘编自 G. Chiarugi and L. Bucciante, Istituzioni di anatomia dell'uomo, vol. 2, Piccin Nuova Libraria, 1983)

胸部、腰部、骨盆部前后壁上的 CC 点和 CF 点（图 20.3，图 20.4）

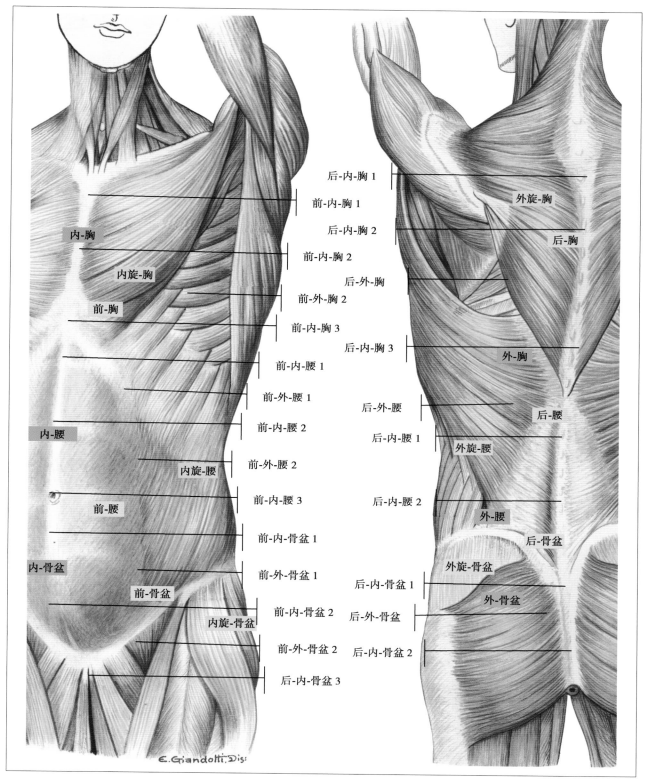

图 20.3　躯干前壁的 CC 点和 CF 点（摘编自 G. Chiarugi and L. Bucciante, op. cit. ）

图 20.4　躯干后壁的 CC 点和 CF 点（摘编自 G. Chiarugi and L. Bucciante, op. cit. ）

上肢的 CC 点和 CF 点(图 20.5,图 20.6)

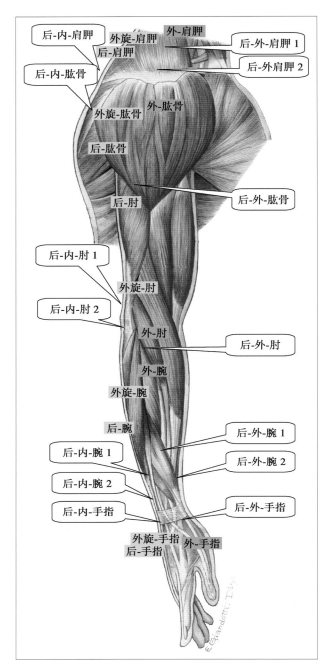 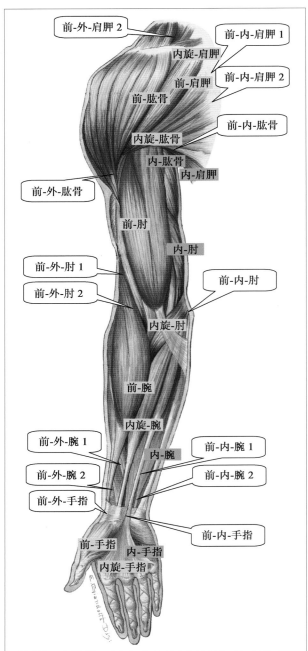

图 20.5　上肢外侧的 CC 点和 CF 点(摘编自 G. Chiarugi and L. Bucciante,op. cit.)

图 20.6　上肢前面的 CC 点和 CF 点(摘编自 G. Chiarugi and L. Bucciante,op. cit.)

下肢的 CC 点和 CF 点（图 20.7,图 20.8）

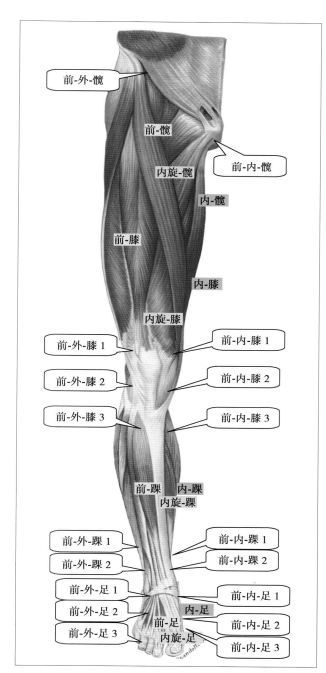

图 20.7 下肢前面的 CC 点和 CF 点（改编自 G. Chiarugi 和 L. Bu CC 点 iante, op. cit. ）

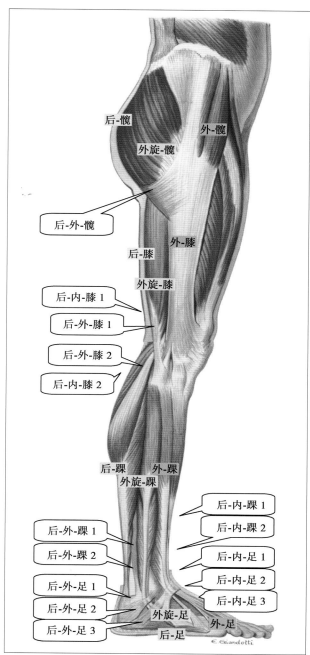

图 20.8 下肢外侧的 CC 点和 CF 点（摘编自 G. Chiarugi and L. Bucciante, op. cit. ）

过度使用综合征会影响肌肉筋膜,过度使用带来的应力变化会导致基质致密化,反过来,基质致密化又会改变肌肉骨骼整体系统的功能,同时也会影响脏器系统的功能(图20.9)。

在后一种情况下,患者首先会感到张力结构有肿胀或沉重感。如果没有意识到并治疗这个症状,那么外部张力的干扰会压缩其下器官的生理空间。生理空间的减少会限制器官向外部移动,同时也限制了它向内移动。器官活动度与其蠕动有关,这由自主神经冲动决定。自主神经节只有在被封套筋膜牵拉时才会刺激不随意肌。封套筋膜和插入筋膜只有在有足够空间时才能产生牵拉。

筋膜致密化和代偿机制

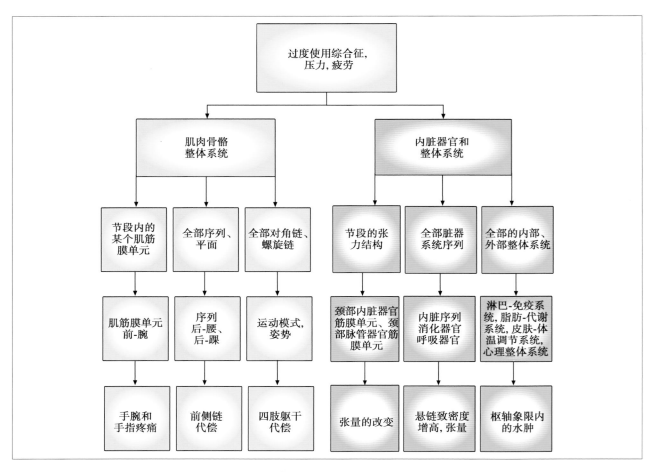

图20.9　筋膜致密化后可能产生的代偿图示

资料

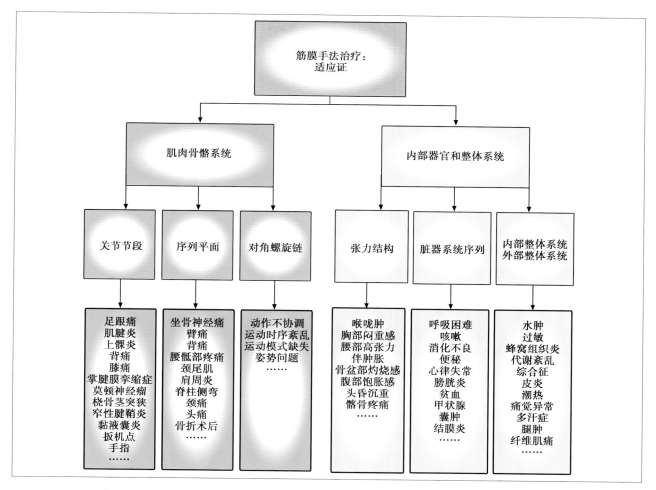

图 20.10　肌肉骨骼整体系统、内部器官以及内部和外部整体系统更常见的适应证图示

患者通常仅在肌肉骨骼整体系统中表现出疼痛,例如,颈部、背部、腰部和骶尾部疼痛。

筋膜治疗师必须通过检查确定疼痛是节段性还是整体性(涉及筋膜链和螺旋链),或者张力结构、脏器系统是否存在感觉异常(喉咙肿块、沉重感)。如果存在内部疼痛或感觉异常,那么首先对 3 个躯干壁张量进行触诊。时间长了,一个过于紧张或过于松弛的张量会损害其下器官-筋膜单元的功能。器官-筋膜单元的功能障碍又可以延伸到它所属的整个脏器系统。功能失调的脏器系统又会影响到与其协同作用的内部整体系统。内部整体系统功能障碍又能通过自主神经传递到浅筋膜象限,自主神经穿过椎旁和椎前神经节并与之形成突触。

从假设到治疗方案

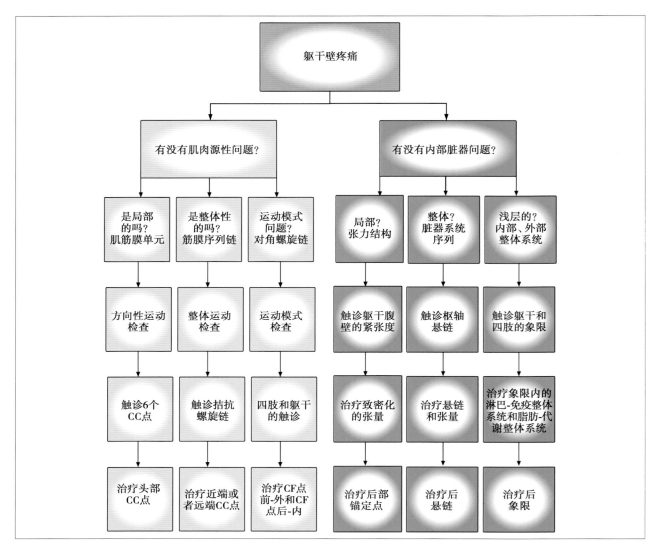

图 20.11　治疗肌肉骨骼整体系统或内脏器官的流程示意图

在完成评估表的过程中,假设可以为治疗师提供指导,在每次治疗过程中,它也是一个参考。记录病史或收集资料时,筋膜治疗师应该问自己:

–"这个患者想从我这里得到什么?"

–"问哪些问题有助于解决他们的病症?"

–"导致这类功能失调的时间顺序是什么?"

治疗师按照这个思路,可以根据患者的具体情况作假设,如果假设进行不下去就再回到预定方案重新开始。

肌肉骨骼系统的运动检查

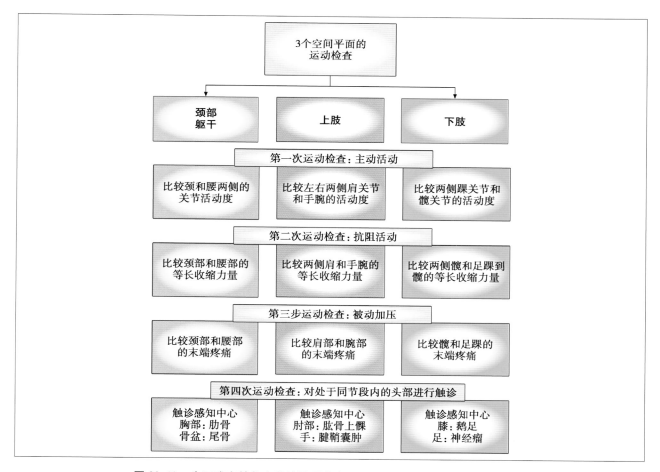

图 20.12　为了确定某些症状涉及哪些序列和空间平面而做的整体运动检查

　　没必要使用特定的运动检查来测试每个节段和单个肌筋膜单元,因为每个区域中 2 个以上的运动节段可以提供足够的信息:

- 在躯干,检查颈部,因为它与头部、胸部、腰部相连,可以提供有关骨盆运动的有用信息。
- 在上肢,检查肩膀,因为它能提供肩胛骨和手腕的信息,同时它又连接着肘部和手指。
- 在下肢,检查臀部,因为它能提供有关膝关节和

脚踝的有用信息。

　　第一次检查要确定主动运动的范围,第二次检查是给予一定拮抗力测试强度,第三次检查让四肢末端被动承受压力,第四次检查要触诊感知中心或患者感觉疼痛的区域,以评估治疗后的变化。

　　对于内部功能障碍,触诊检查是选择需要治疗的张量、悬链或象限的基础。

内部筋膜链的触诊检查

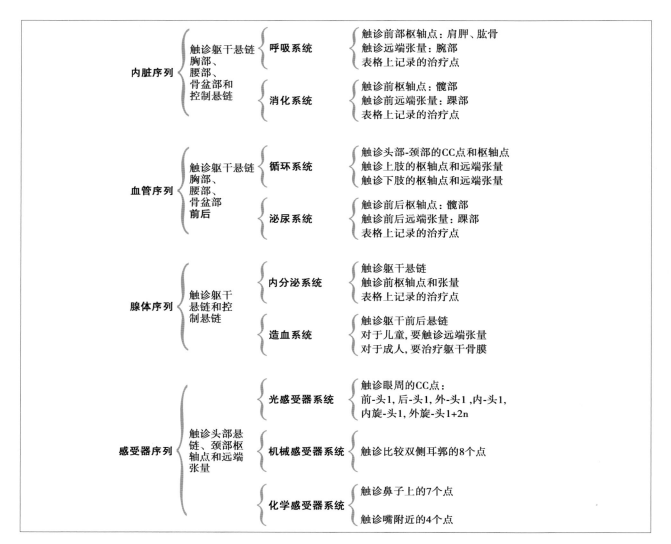

图 20.13   躯干悬链及相关脏器系统-筋膜序列的触诊检查

用筋膜手法治疗内部功能障碍,治疗脏器系统最为常见。一般情况下,触诊从 3 个躯干壁前悬链开始。对于内脏序列,下一步要触诊检查控制悬链。如果躯干壁悬链和控制悬链同时发生改变,那么也要关注远端张量。但是,如果躯干壁悬链和控制悬链不同时发生改变,那么就要检查远端张量,用检查结果去印证是哪个悬链的问题,然后再确定治疗方案。如果躯干壁前悬链有弹性,那么就要检查躯干壁后悬链。

触诊验证的表格

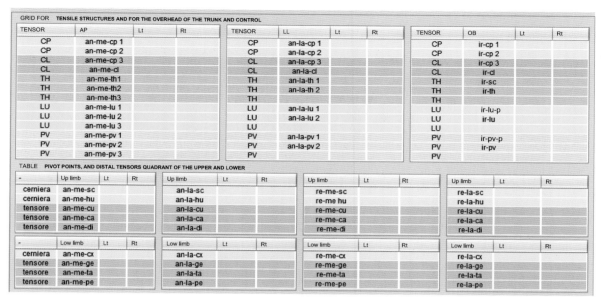

图 20.14　触诊验证的表格如数字评估表中所示

触诊验证的表格

		前后	右侧	左侧	侧向	右侧	左侧	斜向	右侧	左侧
控制悬链	头	前-内-头 1			前-外-头 1			内旋-头 1		
		前-内-头 2			前-外-头 2			内旋-头 2		
	颈	前-内-头 3			前-外-头 3			内旋-头 3		
		前-内-颈			前-外-颈			内旋-颈		
张力结构 躯干悬链	胸	前-内-胸 1			前-外-胸 1			内旋-肩胛		
		前-内-胸 2			前-外-胸 2			内旋-胸		
		前-内-胸 3								
	腰	前-内-腰 1			前-外-腰 1			内旋-胸远端		
		前-内-腰 2			前-外-腰 2			内旋-腰		
		前-内-腰 3								
	骨盆	前-内-骨盆 1			前-外-骨盆 1			内旋-腰远端		
		前-内-骨盆 2			前-外-骨盆 2			内旋-骨盆		
		前-内-骨盆 3								

		右侧	左侧		右侧	左侧		右侧	左侧		右侧	左侧
枢轴点	前-内-肩胛			前-外-肩胛			后-内-肩胛			后-外-肩胛		
枢轴点	前-内-肱骨			前-外-肱骨			后-内-肱骨			后-外-肱骨		
张量	前-内-肘			前-外-肘			后-内-肘			后-外-肘		
张量	前-内-腕			前-外-腕			后-内-腕			后-外-腕		
张量	前-内-手指			前-外-手指			后-内-手指			后-外-手指		

枢轴点	前-内-髋		前-外-髋		后-内-髋		后-外-髋
张量	前-内-膝		前-外-膝		后-内-膝		后-外-膝
张量	前-内-踝		前-外-踝		后-内-踝		后-外-踝
张量	前-内-足		前-外-足		后-内-足		后-外-足

整体系统的治疗示意图
淋巴-免疫整体系统
躯干

触诊验证:淋巴-免疫整体系统	躯干象限	用指尖—→ 用手掌—→	象限-前-内-胸、腰、骨盆 1-3;象限-后-内;象限-前-外-胸、腰、骨盆 1-2;象限-后-外……
治疗	释放淋巴管 排出多余的淋巴液	用4个指关节—→ 用手掌—→	象限-前-内-胸、腰、骨盆 1-3;象限-后-内;象限-前-外-胸、腰、骨盆 1-2;象限-后-外……

松解躯干和四肢的皮下组织具有双重作用:松解皮下淋巴管,并且促进自主神经冲动传递至椎旁和椎前神经节以刺激免疫整体系统。触诊前后象限。

随后,治疗躯干悬链,进而影响胸腺、脾脏、淋巴结、胸导管、乳糜池和其他与免疫系统相关器官的壁外神经节。

下肢

触诊验证:淋巴-免疫整体系统	枢轴象限	腹股沟淋巴结—→ 用指尖	象限-前-内-髋,象限-前-外-髋
治疗	浅筋膜的松解和治疗	用指关节—→	淋巴结:前-髋,内旋-髋 和 内-髋 淋巴管:后-外-髋,后-内-髋

触诊验证:淋巴整体系统	远端象限	手掌,手指—→	象限-前-内-膝、踝,足 1-3 对侧 象限-前-外-膝、踝,足 1-3 患侧
治疗	释放淋巴管 排出多余的淋巴液	手掌—→	象限-前-内-膝、踝,足 1-3 对侧 象限-前-外-膝、踝,足 1-3 患侧

在触诊检查和治疗期间,治疗师会发现更容易从对侧治疗前-内象限和从同侧治疗后-外象限。

上肢

触诊验证:淋巴-免疫整体系统	枢轴象限	腋窝淋巴结—→ 用指尖	象限-前-内-肩胛,象限-前-内-肩;象限-后
治疗	用手法松解和治疗浅筋膜	用指关节—→	象限-前-内-肱骨,象限-前-内-肩胛 象限-前-外-肩胛,象限-前-外-肱骨

触诊验证:淋巴整体系统	远端象限	手掌,指尖—→	象限-前-内-肘、腕部、手 1-2 肢体抬高 象限-前-外-肘、腕部、手 1-2-3,一侧
治疗	释放淋巴管 排出多余的淋巴液	手掌,指关节—→	象限-前-内-肘、腕部、手 1-2 抬高 象限-前-外-肘、腕、手 1-2-3,一侧

头、颈

触诊验证:淋巴-免疫整体系统	枢轴象限	腋窝淋巴结——扁桃体,用指尖	象限-前-内-颈,象限-前-内-头 3 象限-前-外-颈,象限-前-外-头 3
治疗	手法松解和治疗浅筋膜	指关节指尖——	象限-前-内-颈,象限-前-内-头 3 象限-前-外-颈,象限-前-外-头 3

触诊验证:淋巴整体系统	头颅象限	手掌,手指——	象限-前-内-头 1-2,象限-后-内-头 象限-前-外-头 1-2,象限-后-外-头
治疗	释放淋巴管 排出多余的淋巴液	用双侧手掌——	象限-前-内-头 1-2,象限-后-内-头, 象限-前-外-头 1-2,象限-后-外-头 1-2

脂肪-代谢整体系统
躯干

触诊验证:脂肪-代谢整体系统	躯干象限	吸引点,——用提捏手法	象限-前-内-胸、腰、骨盆 1-3;象限-前-外-胸、腰、骨盆 1-2;象限-后
治疗	松解支持带	用指关节或推动——吸引点——	象限-前-内-胸、腰、骨盆 1-3;象限-前-外-胸、腰、骨盆 1-2;象限-后

对躯干和四肢的皮下组织进行操作时,提捏技术有双重目的:促进脂肪小叶的脂肪分解,并且使自主冲动传递到椎旁和椎前神经节,以刺激代谢整体系统。

随后,治疗躯干悬链,作用于肝脏、胰腺、肠和其他与代谢整体系统相关器官的壁外神经节。对于腹壁的脂肪组织,可以用双手指关节在相反方向上操作,而对于躯干的其他部分,可在另一点上持续发力。

下肢

触诊验证:脂肪-代谢整体系统	枢轴象限	用提捏方法——	象限-前-内-髋,象限-前-外-髋 象限-后-内-髋,象限-后-外-髋
治疗	提捏浅筋膜	用对侧指关节——用肘关节——	象限-前-内-髋,患者仰卧 象限-前-外-髋,象限-后-外-髋,侧躺 象限-后-内髋,俯卧

触诊验证:脂肪-代谢整体系统	远端象限	用指关节在象限内滑动——	象限-前-内-膝、踝、足 1-3;象限-前-外-膝、踝、足 1-3;象限-后……
治疗	松解浅筋膜的支持带	用指关节滑动——用指甲滑动——	象限-前-内-膝、踝、足 1-3;象限-前-外-膝、踝、足 1-3;象限-后……

上肢

触诊验证:脂肪-代谢整体系统	枢轴象限	用提捏手法——	象限-前-内-肩胛、肱骨,象限-后-内……象限-前-外-肩胛、肱骨 象限-后-外-肩胛
治疗	提捏浅筋膜	用对侧指关节——用肘关节——	象限-前-内-肩胛、肱骨,象限-后-内……象限-前-外-肩胛、肱骨,象限-后-外-肩胛、肱骨

触诊验证:脂肪-代谢整体系统	远端象限	用指关节在象限内滑动—→	象限-前-内-肘、腕、手,象限-后-内,象限-前-外-肘、腕、手 1-3,象限-后-外
治疗	松解吸引点的支持带	用指关节滑动—→ 用指甲滑动—→	象限-前-内-肘、腕、手 1-3 象限-后,象限-前-外-肘、腕、手 1-3,象限-后-外

头、颈

触诊验证:脂肪-代谢整体系统	枢轴象限	在颈 1 神经节处用提捏手法—→	象限-前-内-颈,象限-前-内-头 3,象限-前-外-颈,象限-前-外-头 3
治疗	提捏浅筋膜	用提捏法—→	象限-前-内-颈,象限-前-内-头 3,象限-前-外-颈,象限-前-外-头 3

触诊验证:脂肪-代谢整体系统	头部象限	对双颊脂肪用提捏法—→	象限-前-内-头 1-2(吮吸相关),象限-前-外-头 1-2
治疗	使脂肪垫液化,如颈后的富贵包	用提捏法—→ 用肘关节—→	象限-前-内-头 1-2,象限-前-外-头,象限-后-内-颈、肩胛

皮肤-体温调节整体系统
躯干

触诊验证:皮肤-体温调节整体系统	躯干象限	用指尖刺激皮肤神经—→	象限-前-内-胸、腰、骨盆 1-3;象限-前-外-胸、腰、骨盆 1-2;象限-后-内-胸、腰、骨盆;象限-后-外……
治疗	释放前、外、后神经	用指关节刺激神经穿过筋膜的地方—→	象限-前-内-胸、腰、骨盆 1-3,象限-前-外-胸,内旋-腰,内旋-骨盆近端,象限-后-内-胸、腰、骨盆,象限-后-外

　　对躯干和四肢筋膜进行手法治疗有两个目的:释放皮肤神经,并且促进神经冲动传递到椎旁和椎前神经节,以调节体温调节整体系统。

　　随后,治疗躯干悬链,作用于甲状腺、肝脏、肾上腺和其他与体温调节整体系统相关器官的壁外神经节。为了释放四肢的皮肤神经,治疗师将他们的指关节或肘部作用于象限内的 CF 点上,该象限邻近受刺激的皮肤神经所在的象限。

下肢

触诊验证:皮肤-体温调节整体系统	枢轴象限	整条腿感觉冷,用指关节松解—→	象限-前-内-髋,前-髋,内旋-髋,象限-后-外-髋
治疗	用手法松解腰骶神经丛鞘	指关节或肘关节—→	象限-前-内-髋,前-骨盆,前-髋,象限-后-外-髋,外旋-髋

触诊验证:皮肤-体温调节整体系统	外周象限	用手指感觉象限内的异常—→	象限-前-内-踝内的前-内-膝 3 象限-前-外-踝内的 CF 点前-外-膝 3
治疗	释放从筋膜穿出的皮肤神经	肘关节、指关节—→	象限-前-内-足内的前-内-踝 2 象限-前-外-足内的前-外-踝 2……

上肢

触诊验证:皮肤-体温调节整体系统	枢轴象限	用指尖使整个上臂有针刺感——	象限-前-内-肩胛,内旋-肩胛,象限-前-外-肩胛 1、2,象限-后-外-肩胛
治疗	手法松解臂丛神经鞘	用指尖—— 用指关节——	象限-前-内-肩胛,内旋-肩胛,前-肩胛,象限-前-外-肩胛

触诊验证:皮肤-体温调节整体系统	外周象限	湿疹,用指尖——	象限-前-内-腕中的前-内-肘 CF 点 象限-前-外-腕中的前-外-肘 CF 点
治疗	释放周围神经鞘	用指关节——	象限-前-内-腕中的 前-内-肘 CF 点 象限-前-外-腕中的前-外-肘 CF 点

头、颈

触诊验证:皮肤-体温调节整体系统	枢轴象限	用手指——	象限-前-内-颈,前-颈,象限-前-外-颈,外-颈;象限-后-内-颈
治疗	颈丛神经紧张点(Erb 点)	用指关节——	象限-前-内-颈、头中的前-内-颈 CF 点 象限-前-外-颈、头 3 中的外-颈 CC 点

触诊验证:皮肤-体温调节整体系统	头部象限	用指尖——	脑神经(三叉神经,面部)的 CC 点和 CF 点
治疗	松解浅筋膜的神经	指关节,指尖——	脑神经(三叉神经,面部)的 CC 点和 CF 点

心理整体系统治疗概要

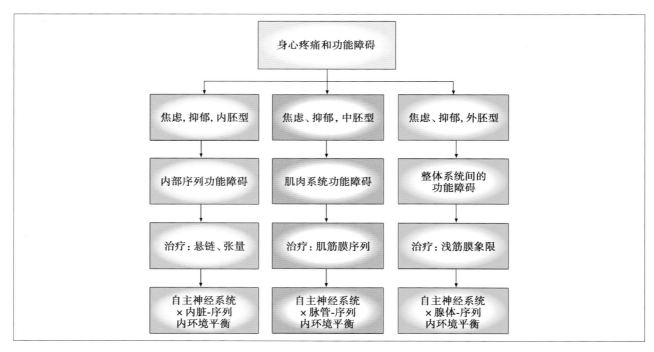

图 20.15　心理整体系统功能障碍的治疗示意图

如果患者出现背痛等躯体问题,并伴有焦虑,那么治疗师必须搞清楚这些症状与哪些躯体部分有关,只有如此,治疗才能同时对背部疼痛和心理障碍起作用。

第一栏:如果出现胃痛等身体问题时焦虑和背痛加重,治疗就要侧重于悬链和张量,让内脏序列恢复正常蠕动。

第二栏:如果肌肉紧张时焦虑和背痛加重,那么治疗要集中在肌筋膜序列上,让脉管序列的脉动恢复正常。

第三栏:当人受到情绪压力时(例如受到周围环境或人际关系的影响),治疗应侧重于浅筋膜象限,让体内腺体序列恢复平衡。

身心疾病的治疗案例

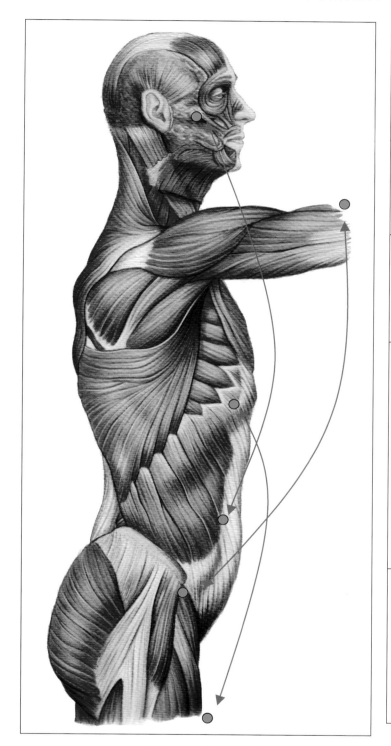

| 病史与症状 |
| 患者有消化不良的症状(副交感神经或内胚层成分功能障碍)，并伴有过度专注或焦虑 |

| 假设 |
| 焦虑可能会因悬链的紧张而加重,悬链紧张又会扰乱患者的消化功能而进一步增加焦虑 |

| 触诊验证 |
| 触诊躯干悬链、头部控制悬链和远端张量,发现有明显的侧向不平衡 |

| 治疗 |
| 患者仰卧 |
| 对前-外-头 2 CF点与前-外-骨盆 1交替进行治疗。治疗约1分钟后,处理前-外-髋CF点和前-外-肘CF点,注意需要治疗的点可以是同侧也可以是对侧。 |
| 大约1分钟后,融合中心的相关性发生了改变(转移到下肢),就要对前-外-腰 1CF点与前-外-膝 3 CF点交替进行操作。 |
| 这里提到的治疗点仅适用于这一个病例,对其他患者进行触诊检查可能确定其他点和其他悬链。 |

| 结果 |
| 身心功能障碍的治疗方法似乎与肌肉骨骼整体系统、内脏器官或整体系统功能失调的治疗方法相同。 |
| 然而,每个治疗师的治疗方法又完全不同,只要能把刺激患者焦虑的筋膜记忆消除就达到了治疗目的。这种方法可以提高患者的本体感受。 |

图 20.16　治疗实例:伴随消化不良涉及生存本能的身心功能障碍

（杨垒　张梦雪　陈星达 译）

结　　论

筋膜手法治疗可以被认定为一种运动疗法,因为它通过运动来治疗功能障碍。实际上,筋膜手法治疗内部功能障碍,正是治疗师用手来恢复内部器官的运动(蠕动)功能。

医学关注组织改变、解剖结构改变以及人体内部的化学变化,但却忽略了力学因素也是导致内部功能障碍的原因之一。医生有各种各样检测疾病的仪器,但却没有一种仪器可以检测出早期的蠕动功能障碍。心电图或肌电图可以显示明显的运动改变,但不能揭示由肌层间神经节引起的蠕动变化。如果患者经常感到胸骨后疼痛并伴有轻度心律不齐,通常首先由心脏病科专家进行心电图检查,然后由肠胃科医生进行胃镜检查、骨科医生进行 X 射线检查、神经科医生进行肌电图检查,还会有一系列的血液检查和生化分析。在所有检查完成后,诊断可能是"未见明显异常"。但是,疼痛持续存在并困扰着患者。患者的身体会继续传递疼痛信号,因为时间长了,躯干的张力可能会干扰内部器官的蠕动。

根据筋膜手法治疗理论,疼痛或不适处一般不是功能障碍的根源。例如,胸骨后疼痛可能是由于椎旁肌肉僵硬,或者从腹部发展而来的张力代偿,或者颈部张力导致的下行张力代偿,或者纵隔内器官功能障碍所致。

筋膜治疗师必须从以往的病史中了解可能的代偿途径,因为患者表现出来的症状常常造成误导。患者通常会忘记以前的其他功能异常,只有当治疗师的手法作用于致密点时,他们才会记起那些功能障碍。

张力结构或悬链的致密化不会自发显现出来,要找到致密点,就需要深度和准确的触诊。治疗师必须知道触诊哪里才能找到经常被身体伪装和忽略的致密点。

一个人的注意力会被万千琐事所干扰,功能障碍的最初迹象往往被忽视,这就使得身体有时间进行代偿。经过一系列的代偿,当身体把筋膜的潜在弹性全部耗尽时,疼痛就突然显现出来,令人无法忍受。在这个阶段,患者可以咨询筋膜治疗师,描述代偿的最后一个环节。治疗师进行触诊检查不应局限于最终症状所在区域,他们应该尝试将以前的不同症状联系在一起,通过收集的资料和信息分析功能障碍是怎样发生的。只有这样,治疗师才能确信他们用手的敏感度就能确定内部蠕动功能障碍的实际原因。

致密点得到松解,治疗就结束了。要想治疗效果良好,必须基于每个患者具体的症状和体征制订合适的治疗计划,而不是去执行预定的治疗方案。

筋膜手法治疗的目的在于重建脏器和系统的动态平衡,这需要费心分析,而不仅仅是付出劳力。

(杨垒　张梦雪　关玲 译)

术　语　表

系统筋膜序列（a-f sequence）	包含内脏、脉管和腺体器官-筋膜单元的内部筋膜
引力点（Attractor point）	在浅筋膜的象限内最坚硬、最敏感和最致密的点
控制性悬链	头颈张量的连续结构，可通过垂体、丘脑等控制身体脏器
深筋膜	躯干肌筋膜，由三层膜（浅层、中层和深层）构成
深层膜（Deep lamina）	环绕躯干深层肌肉的深层肌筋膜
诊断点	位于腕部和踝部（远端点）附近、可用于定义病变张量的点
远端张量	躯干壁上运动牵引力形成的各张力构成的合力
外胚层相关组织结构	由外胚层衍生而来的脏器，决定理性、反思等特征
内胚层相关组织结构	由内胚层衍生而来的脏器，决定社交、快乐等特征
外部系统	能够感知外界刺激的真皮和皮下结构（外部感受器）
皮下组织	真皮（浅筋膜）下的脂肪、膜质和疏松结缔组织
内部筋膜	内脏筋膜：胸膜、腹膜
	脉管筋膜：腹膜后筋膜
	腺体筋膜：腹横筋膜
内部系统	内部脏器相互作用形成的系统，由脊椎前神经节控制对外部刺激的反应
中胚层相关组织结构	由中胚层衍生而来的脏器，决定控制力等性格特征
肌筋膜	与自主性肌纤维相连的筋膜：肌内膜、肌束膜和肌外膜、腱膜
神经网络	拉伸时会激活的壁内自主神经或肠内神经网络
节点（Node point）	器官-筋膜单元和肌筋膜的各方向（前后、侧向、斜向）胶原纤维的汇合点
器官-筋膜单元	器官、筋膜和自主神经节组成节段，可执行特定功能
提捏技术（Pincement）	一种可以分离深筋膜与浅筋膜的手法，用于组织质感的评估和治疗
枢轴（Pivot）	连接躯干和四肢的肩胛骨和骨盆带，连接躯干和头部的项部
枢轴点	四肢和颈部的近端点，对应于 CF 点前-内、前-外、后-内和后-外
体态	肌筋膜序列与重力之间相互作用保持的直立姿势
关键点（Principal point）	治疗张力结构和悬链时必须首先处理的点
近端点（Proximal point）	张力结构中对应于主要点，并与其一起被触诊的点
象限	浅筋膜的一部分，对应于血管和皮肤神经的分布区域
筋膜受体	与头部脏器相连的筋膜：球筋膜、鼓膜筋膜、咽筋膜
浅筋膜	皮下浅层支持带和深层支持带之间的膜层
张力结构	适用于人体的工程模型，对应于躯干腔的外壁
躯干壁张量	形成节段张力结构或躯干整体悬链的张量

横筋膜（Transversalis fascia）　　源自横膈的内筋膜，连接膈肌中央腱和性腺

腹横筋膜（Transversus fascia）　　环绕腹横肌和腹横肌的肌筋膜，与腰方肌相连

躯干悬链　　　　　　　　　　　在肩胛骨和骨盆束带之间、沿前后躯干壁排列的链状结构

（杨垒　张梦雪　关玲　译）

参 考 文 献

1. Alexandrescu V., Söderström M. Venermo Angiosome theory: fact or fiction? M. Scand. J. Surg. 2012; 101(2):125-31.

2. Awad E. Pathological changes in fibromyalgia, 1st International Symposium on Myofascial Pain and Fibromyalgia. May 8-10, 1989, Minneapolis.

3. Baldissera F. Fisiologia e biofisica medica, Poletto ed., Milano, 1996.

4. Barral J.P., Mercier P. Manipolazione viscerale 1, 2, Castello ed., Milano, 1998.

5. Bartelt A. et al. Brown adipose tissue activity controls triglyceride clearance. Nat. Med. 2011;17 (2):200-5.

6. Basmajian J.V. Anatomia regionale del Grant. Liviana ed., Padova, 1984.

7. Benninghoff A., Goerttler K., Trattato di anatomia umana, Piccin, Padova, 1986.

8. Bianchi L. Mechanotransduction: touch and feel at the molecular level as modeled in Caenorhabditis elegans. Mol Neurobiol. 2007; 36(3):254-71.

9. Bordoni B, Zanier E. Skin, fascias, and scars: symptoms and systemic connections. J. Multidiscip. Healthc. 2013; 28;7:11-24.

10. Bortolami R. et al. Anatomia e fisiologia degli animali domestici. Edagricole, Bologna, 2004.

11. Bossy J. et al. Semeiotica agopunturistica. Marrapese Editore, Roma, 1981.

12. Carpi A. et al. Subclinical hyperthyrodism and cardiovascular manifestations: a reevaluation of the association. Intern. Emerg. Med. 2013;8:75-7.

13. Chaudhry H., Bukiet B., Roman M., Stecco A., Findley T. Squeeze film lubrication for non-Newtonian fluids with application to manual medicine. Biorheology 2013;50(3-4):191-2.

14. Chaudhry H., Smith K., Zalos G., Miller B.V. 3rd., Chen K.Y., Remaley A.T., Waclawiw M.A., Sumner A.E., Cannon R.O. Insulin and extremity muscle mass in overweight and obese women. Int. J. Obes. (Lond.) 2013;37(12):1560-4.

15. Chen B., Pei G.X., Jin D., Wei K.H., Qin Y., Liu Q.S. Distribution and property of nerve fibers in human long bone tissue. Chin. J. Traumatol. 2007;10(1):3-9.

16. Chiarugi G., Bucciante L. Istituzioni di anatomia dell'uomo. Piccin-Vallardi, Padova, 1975.

17. Chusid J.G. McDonald J.J. Neuroanatomia correlazionistica e neurologia funzionale, Piccin, Padova, 1968.

18. Copetti L. Heidrich R. Manipolazione fasciale nella sindrome fibromialgica. Studio pilota. Atti del VI Convegno sulla Manipolazione Fasciale. Bologna, 7 giugno 2014.

19. Corrao S.L., Argano C., Colomba D., Ippolito C., Gargano V., Arcoraci V., Licata G. Information management and complementary alternative medicine: the anatomy of information about CAMs through PubMed. Intern. Emerg. Med. 2013;8(7):627-34.

20. Dalla Mora N. Possibili applicazioni in campo neurologico della manipolazione fasciale secondo Stecco: analisi della letteratura e case report. Tesi di Laurea, Padova, 2013.

21. Duparc F., Coquerel D., Ozeel J., Noyon M., Gerometta A., Michot C. Anatomical basis of the suprascapular nerve entrapment, and clinical relevance of the supraspinatus fascia. Surg. Radiol. Anat. 2010;32(3):277-84.

22. Duron B, Jung-Caillol MC, Marlot D. Myelinated nerve fiber supply and muscle spindles in the respiratory muscles of cat: quantitative study. Anat Embryol(Berl). 1978 Feb 20; 152(2):171-92

23. El Ters M., Patel S.M., Norby S.M. Hypothyroidi- sm and reversible kidney dysfunction: an essential relationship to recognize. Endocr. Pract. 2013; 10:1-33.

24. Elias H., Pauly J.E., Burns R.E. Istologia. Piccin, Padova, 1983.

25. Esposito V. et al. Anatomia umana, Piccin Nuova Libraria, Padova, 2009.

26. Faglia G. Malattie del sistema endocrino e del metabolismo. McGraw-Hill, Milano, 1997.

27. Findley T.W., Shalwala M. Fascia Research Congress, Evidence from 100 year perspective of Andrew Still. J. Bodyw. Mov. Ther. 2013;17(3): 356-64.

28. Foran J.R., Steinman S., Barash I., Chambers H.G., Lieber Rs.L. Structural and mechanical alterations in spastic skeletal muscle. Dev. Med. Child. Neurol. 2005;47(10):713.

29. Gackowski A. et. al. Intrapericardial ectopic thyroid gland. Int. J. Cardiol. 2012;26:158.

30. Gershon M.D. Il secondo cervello. UTET, Torino, 2003.

31. Gray H. Anatomia, Zanichelli, Bologna 1993.

32. Grinnell F. Fibroblast mechanics in three-dimensional collagen matrices. J Bodyw Mov Ther. 2008 Jul; 12(3):191-3.

33. Guyton A. Elementi di fisiologia umana. Piccin, Padova, 1980.

34. Hammer W. Functional soft-tissue examination and treatment by manual methods. J. Barlett, Massachussetts, 2007.

35. Hammer W. Integrative fascial release and functional testing. Australas Chiropr. Osteopathy 2000;9(1):13-6.

36. Helmut L. Anatomia umana, splancnologia. Ed. Ambrosiana, Milano, 1987.

37. Henry M. Atlante dell'esame fisico del paziente. Mediserve, Milano, 1991.

38. Hou W.H., Chiang P.T., Hsu T.Y., Yen Y.C. Treatment effects of massage therapy in depressed people: a meta-analysis. J. Clin. Psychiatry 2010; 71 (7):894-901.

39. Ikoma A. Updated neurophysiology of itch. Biol. Pharm. Bull. 2013; 36(8):1235-40.

40. Imamura M., David A.C., Fregni F., Fibromyalgia: from treatment to rehabilitation. Eur. J. Pain 2009;3(2):117-22.

41. Jiang Y., Bhargava V., Mittal R.K. Mechanism of stretch-activated excitatory and inhibitory responses in the lower esophageal sphincter. Am. J. Physiol. Gastrointest. Liver Physiol. 2009;297(2):G397-405.

42. Kahle W. Anatomia umana. Sistema nervoso. Casa Ed. Ambrosiana, Milano, 1987.

43. Kelley D. et al. Subdivisions of subcutaneous abdominal adipose tissue and insulin resistance. American Journal of Physiology Endocrinology and M. 2000; 278(5):941-8.

44. Kenneth V.K. Vertebrati – Anatomia comparata. McGraw-Hill, Milano, 2005.

45. Kent C.G. Anatomia comparata dei vertebrati. Piccin, Padova, 1997.

46. Kremer A.E., Feramisco J., Reeh PW., Beuers U., Oude Elferink RP. Receptors, cells and circuits involved in pruritus of systemic disorders. Biochim. Biophys. Act. 2014;1842(7):869-92.

47. Kretschmer E. Körperbau und Charakter. Berlin. Springer. 1921.

48. Kullmann PH, Horn JP. Vasomotor sympathetic neurons are more excitable than secretomotor sympathetic neurons in bullfrog paravertebral ganglia. Auton Neurosci. 2010 24;155(1-2):19-24.

49. Kunze WA, Clerc N, Furness JB, Gola M. The soma and neurites of primary afferent neurons in the guinea-pig intestine respond differentially to deformation. J Physiol. 2000; 15; 526 :375-85.

50. Lancerotto L., Stecco C., Macchi V., Porzionato A., Stecco A., De Caro R. Layers of the abdominal wall: anatomical investigation of subcutaneous tissue and superficial fascia. Surg. Radiol. Anat. 2011;33(10):835-42.

51. Lang J, Wachsmuth W. Anatomia Pratica, Piccin ed., Padova 1978.

52. Langford L.A., Schmidt R.F. An electron microscopic analysis of the left phrenic nerve in the rat. Anat. Rec. 1983;205(2):207-13.

53. Leonhardt H. Anatomia umana. Splancnologia, Ed. Ambrosiana, Milano, 1987.

54. Loewenstein G. Out of control: visceral influences on behavior. Organiz. Behavior and Human D.P. 1996; 65(5):770-7.

55. Ma L., Zhang D., Li N., Cai Y., Zuo W., Wang K. Iris-based medical analysis by geometric deformation features. J. Biomed. Health. Inform. 2013;17(1):223-31.

56. Macchi V., Tiengo C., Stecco C. et al. Musculocutaneous nerve: histotopographic study and clinical implications. Clin. Anat. 2007;20(4):400-6.

57. Manuale di agopuntura, Accademia di Medicina Cinese di Pechino, Città del Sole, Roma, 1979.

58. Marcelli S. Agopuntura in tasca. IPSA ed., Palermo, 1995.

59. Markhus C.E. et al. Increased interstitial protein because of impaired lymph drainage does not induce fibrosis and inflammation in lymphedema. Arterioscler. Thromb. Vasc. Biol. 2013;33(2):266-74.

60. Martynova M. et al. Immunolocalization of ANP in mast cells of rat and human pericardium. Tsitologia 2008;50(3):237-42.

61. Matteini P, Dei L, Carretti E, Volpi N, Goti A, Pini R. Structural behavior of highly concentrated hyaluronan. Biomacromolecules. 2009 8;10(6):1516-22.

62. Matre D., Arendt-Neilsen L., Knardahl S. Effects of localization and intensity of experimental muscle pain on ankle joint proprioception. Eur. J. Pain 2002;6(4):245-60.

63. Mezösi E., Bainok L., Toth K. The heart as an endocrine organ. Orv. Hetil. 2012, 23(153(51):2041-7.

64. Monesi V., Istologia, Piccin, Padova, 1997.

65. Myers Thomas W. Meridiani miofasciali. Tecniche Nuove, Milano, 2006.

66. Noble P.W. Hyaluronan and its catabolic products in tissue injury and repair. Matrix Biol. 2002; 21(1):25-9.

67. Nummenmaa L. et al. Bodily maps of emotions. PNAS, 2014;111(2):646-51.

68. Olsen H., Lanne T. Reduced venous compliance in lower limbs of aging humans and its importance for capacitance function. Am. Journ. Physiology, 1998;275.

69. Oppelt M. et al. A case study utilizing spinal manipulation and dynamic neuromuscular stabilization car to enhance function of a post cerebrovascular accident patient. Journ. Body Mov. Ther. 2014; 18:17-22.

70. Pickering M, Jones JF. The diaphragm: two physiological muscles in one. J Anat. 2002 Oct;201(4):305-12. Review.

71. Porges SW The polyvagal perspective. Biol Psychol. 2007 Feb; 74(2):116-43.

72. Rachlin E. Myofascial pain and fibromyalgia, Mosby, St. Louis, 2002.

73. Rebuffé-Scrive M. et al. Fat cell metabolism in different regions in women. Effect of menstrual cycle, pregnancy, and lactation. J. Clin. Invest. 1985;75 (6):1973-6.

74. Reich W. Il carattere pulsionale, tr. Ettore Zelioli, SugarCo, Milano, 1982.

75. Riou N. Massage therapy for essential tremor. Journ. Bodyw. Mov. Ther. 2013;17:488-94.

76. Schilder A. et al. Sensory findings after stimulation of the thoracolumbar fascia with hypertonic saline suggest its contribution to low back pain. Pain 2014;155 (2):222-31.

77. Schleip R., Duerselen L., Vleeming A., Naylor I.L., Lehmann-Horn F., Zorn A., Jaeger H., Klingler W. Strain hardening of fascia: static stretching of dense fibrous connective tissues can induce a temporary stiffness increase accompanied by enhanced matrix hydration. J. Bodyw. Mov. Ther. 2012;16 (1):94-100.

78. Seem M.D. Acupuncture imaging. Healing Arts Press, Rochester (Vermont), 2004.

79. Seidel H. et al. Atlante dell'esame fisico del paziente, Mediserve, Milano, 1991.

80. Sheldon, William H. The Varieties of Human Physique (An Introduction to Constitutional Psychology) Harper & Brothers, 1940.

81. Sommerfeld D.K., von Arbin MH. The impact of somatosensory function on activity performance and length of hospital stay in geriatric patients with stroke. Clin. Rehabil. 2004;18(2):149-55.

82. Staubesand J., Fischer N. The ultrastructural characteristics of abnormal collagen fibrils in various organs. Connect Tissue Res. 1980;7(4):213-7.

83. Stecco A., Gesi M., Stecco C., Stern R. Fascial components of the myofascial pain syndrome. Curr. Pain Headache Rep. 2013; 17 (8):352.

84. Stecco A. et al. Peripheral mechanisms contributing to spasticity and implications for treatment. Curr. Phys. Med. Rehabil. Rep. 2014;2:121-7.

85. Stecco C., Cappellari A., Macchi V., Porzionato A., Morra A., Berizzi A., De Caro R. The paratendineous tissues: an anatomical study of their role in the pathogenesis of tendinopathy. Surg. Radiol. Anat. 2014; 36/6:561-72.

86. Stecco C. et al. The ankle retinacula: morphological evidence of the proprioceptive role of the fascial system. Cells Tissues Organs 2010; 192 (3):200-10.

87. Stecco C., Stern R., Porzionato A., Macchi V., Masiero S., Stecco A., De Caro R. Hyaluronan within fascia in the etiology of myofascial pain. Surg. Radiol. Anat. 2011;33(10):891-6.

88. Stecco L. Fascial Manipulation. Practical part. Piccin, Padova, 2009.

89. Stecco L. Stecco C. Fascial Manipulation for internal dysfunctions. Piccin, Padova, 2014.

90. Stedman's Medical dictionary, 26th ed. Williams & Wilkins, Baltimore, 1995.

91. Taber C. Dizionario medico enciclopedico, Delfino editore, Roma, 2007.

92. Takakura N, Yajima H. Analgesic effect of acupuncture needle penetration: a double-blind cross-over study. Open Med. 2009 May 19;3(2):54-61.

93. Taranu T. et al. Pruritus in the elderly. Pathophysiological, clinical, laboratory and therapeutic approach. Rev. Med. Chir. Soc. 2014;118 (1):33-8.

94. Testut L., Jacob O., Trattato di anatomia topografica. UTET, Firenze, 1987.

95. Thornton S.J. et al. Effects of forced diving on the spleen and hepatic sinus in northern elephant seal pups. Proc. Natl. Acad. Sci USA 2001;98(16):9413-8.

96. Treccani. Enciclopedia italiana on-line, 2014.

97. Vanti C. Natalini L. Romeo A., Tosarelli D. Pillastrini P. Conservative treatment of thoracic outlet syndrome. Eur. Medicophy. 2007;43:55-70.

98. Vendramin G. Il sistema fasciale nel paziente neurologico: analisi della letteratura e applicazione della manipolazione fasciale. Atti del VI Convegno sulla Manipolazione Fasciale. Bologna, 7 giugno 2014.

99. Vleeming A., Pool-Goudzwaard A.L., Stoeckart R., van Wingerden J.P., Snijders C.J. The posterior layer of the thoracolumbar fascia. Its function in load transfer from spine to legs. Spine (Phila Pa 1976). 1995;20(7):753-8.

100. Waldenström A. et al. Accumulation of hyaluronan and tissue edema in experimental myocardial infarction. J. Clin. Invest. 1991;88(5):1622-8.

101. Wen S.J. A study of immunocompetence of peptide hormones in human pericardium. Zhonghua Xin Xue Guan Bing Za Zhi., 1992, Aug. 20-4.

102. Yoneshiro T. et al. Brown adipose tissue, whole-body energy expenditure, and thermogenesis in healthy adult men. Obesity (Silver Spring) 2011; 19(1):13-6.

103. Yucesoy C.A. Epimuscular myofacial force transmission. Novel principles for muscular mechanics. Exercise and Sport Sciences Reviews 2010;38 (3):128-34.